Georges Darnel

Couronné par l'Académie

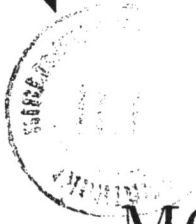

NEUILLY

(Sur Seine)

3046

MONOGRAPHIE

(1re Édition)

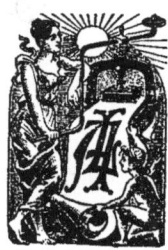

AUXERRE

IMPRIMERIE ALBERT LANIER, RUE DE PARIS, 43

Avril 1900

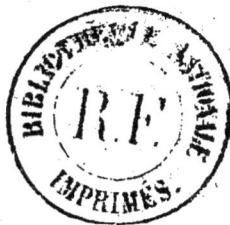

Georges Darney

NEUILLY

(Sur Seine)

MONOGRAPHIE

(1ʳᵉ Édition)

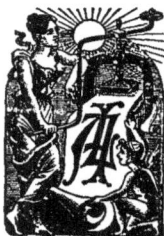

AUXERRE

IMPRIMERIE ALBERT LANIER, RUE DE PARIS, 43

Avril 1900

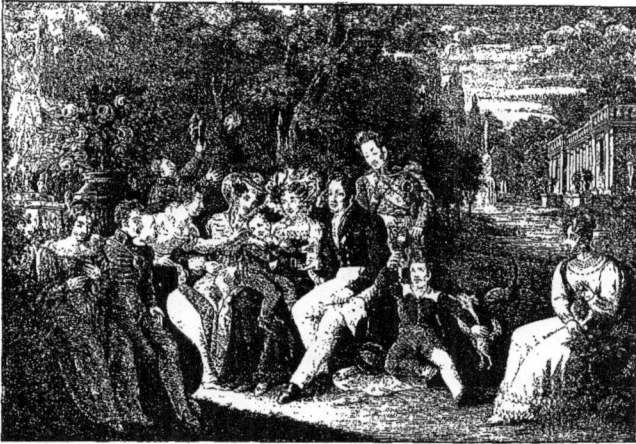

Le Roi Citoyen entouré de sa famille.

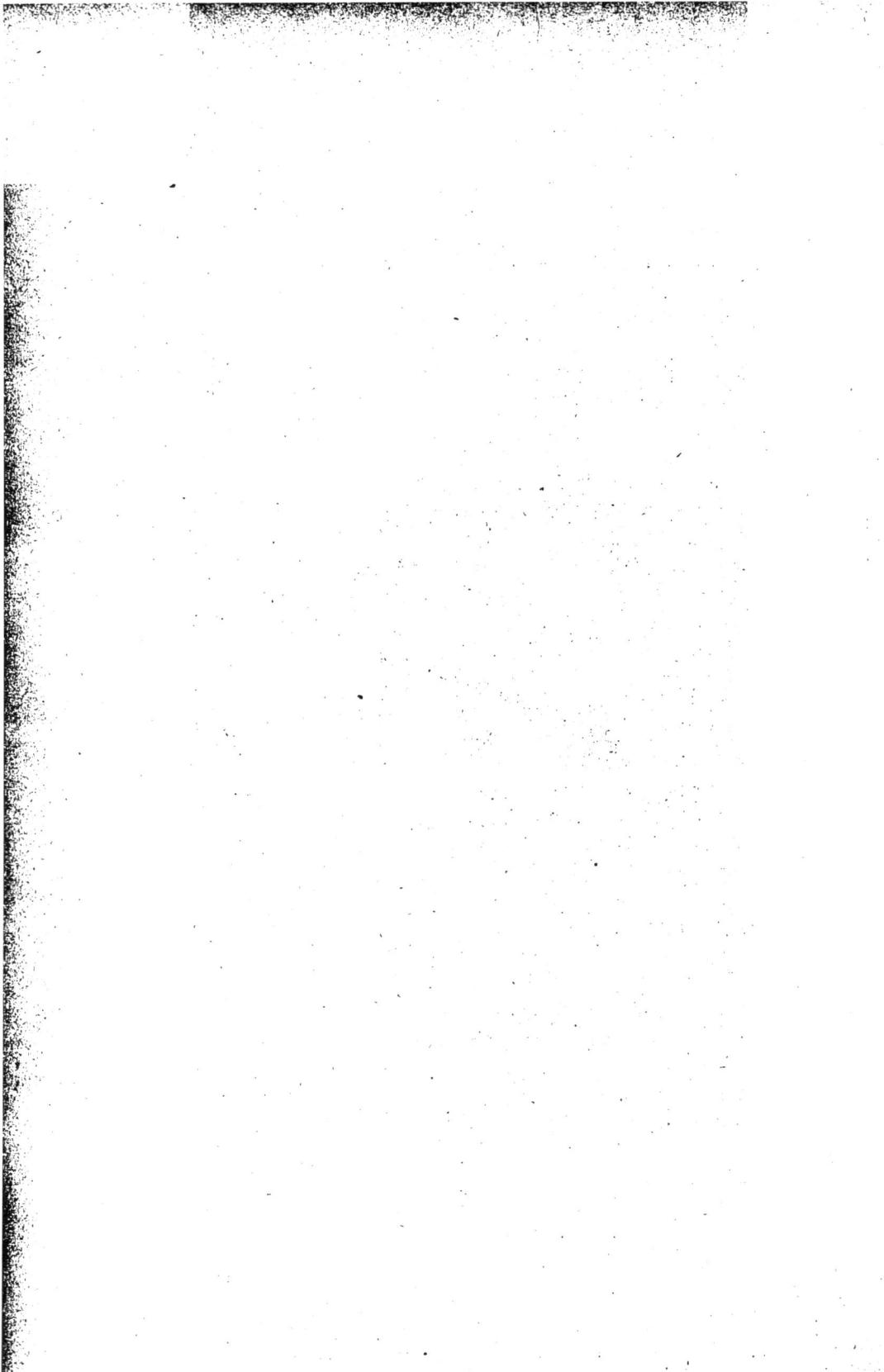

HISTOIRE ROMAINE

Pour celui qui consulte l'Histoire, il est une constatation singulièrement triste qui témoigne de la rapidité avec laquelle s'effacent les traces de l'homme : c'est le peu que nous savons sur la Gaule, ses habitants primitifs, sa langue, ses mœurs. Les souvenirs de la nation gauloise, conservés traditionnellement par les Druides, se sont abîmés dans le naufrage de leur religion et nous ne connaissons nos aïeux dans l'Antiquité, que par les témoignages incomplets, et souvent suspects, des peuples avec lesquels la guerre les mit passagèrement en rapport. Un seul monument de l'Antiquité (1) est exclusivement consacré à notre Patrie. Mais qu'est-ce qu'une période de dix années dans la vie d'un peuple ? Et puis la vérité sur les vaincus peut-elle être impartialement dite par le vainqueur ?... Sur la géographie de la Gaule que savons-nous ? Rien, ou à peu près. Ses limites, l'emplacement de ses villes, sont souvent un mystère. Par contre, nous connaissons, avec détails, la défaite et les derniers moments de la nation gauloise. Si César se tait sur les grands épisodes, que nous supposons, de cette lutte et qui, sans doute, resteront cachés sans retour, en revanche, il compte les morts, sans dire comment ils sont tombés, et, jamais, peut-être, la dureté du monde antique ne s'est montrée plus inflexible. Le vainqueur d'Alésia assiste aux funérailles de la Gaule et la mesure de la pitié du conquérant et de l'historien se révèle tout entière dans ces mots : *César a tué un million de Gaulois et il en a vendu un million pour l'esclavage.*

(1) César. Commentarii de bello gallico.

. C'est donc dans l'ouvrage de César qu'il nous a fallu chercher, à propos de l'origine de Neuilly, au moins des conjectures. Déjà l'origine de Paris étant elle-même très incertaine et ce que l'on sait des établissements, base première de cette grande ville, n'offrant rien de précis, on comprendra combien il est difficile d'assurer à Neuilly une date quelconque.

En parlant des *Parisii*, César dit qu'ils fondèrent une petite ville — *oppidum* — dans une île de la Seine. Le territoire qu'ils occupaient pouvait avoir dix ou douze lieues dans sa plus grande étendue. Il était borné au N. par le territoire des *Sylvanectes* (1); à l'E. par celui des *Meldi* (2); à l'E. et au S. par celui des *Senònes* (3); enfin au S. et à l'O. par celui des *Carnutes* (4). Epars sur ce territoire, les *Parisii* sentirent le besoin, en prévision d'une attaque, de se rassembler sur un point dont la défense fut facile. La plus grande des îles que formait la Seine dans leur territoire, leur parut donc la position la plus favorable puisque, déjà, elle était protégée par le fleuve.

Comment Lutèce — ou Lucotèce — bourgade en torchis, méritat-elle un siège de la part de César? L'histoire, après coup, a tenté de faire de Lutèce un comptoir fortifié par la nature, un *emporium* jeté en passant sur la Seine par la Phénicie. Quoi qu'il en soit, Lutèce ne pouvait être, et n'était en réalité, qu'un rendez-vous de passage, un point stratégique du commerce, d'ailleurs merveilleusement choisi pour mettre une partie de la Gaule en relation avec l'Océan et, par l'Océan, avec la Méditerranée, c'est-à-dire avec la civilisation même.

Telle est l'origine que l'histoire assigne à la capitale de la France. Or, si d'une part nous rappelons que César attribue aux *Parisii* un territoire ayant dix ou douze lieues de périmètre, si d'autre part, nous mentionnons la découverte *rue de Villiers* d'une voie romaine allant de *Montmartre* au *Mont Valérien*, et celle de pièces de monnaie sur différents points de la ville, on conclura avec nous que le territoire de Neuilly fut, vraisemblablement

(1) Habitants de Senlis.
(2) Habitants de Meaux.
(3) Habitants de Sens.
(4) Habitants de Chartres.

occupé par les Romains en même temps que celui des *Parisii* auquel il devait appartenir.

Puisque nous en sommes à l'époque romaine, nous relèverons une erreur commise par la plupart des auteurs qui se sont occupés de Neuilly. En général, ces auteurs ont admis que le combat dans lequel Camulogène, roi de Lutèce, trouva la mort — 53-48 av. J. C. — eut lieu près de la butte de l'Etoile, dans le milieu des Ternes.

Les *Commentaires* (1) de César ne permettent pas cette erreur. Camulogène, commandant en chef les *Parisii* et les confédérés des cités voisines, disputait à Labienus, lieutenant de César, l'approche de la Seine en se protégeant, à l'aide du marais formé par la rivière de Bièvre — *Beveris.* — Le général romain alla alors surprendre Melun — *Melodunum* — où il traversa la Seine, la descendit jusqu'à quatre milles plus bas que Lutèce, repassa sur la rive gauche du fleuve dont il remonta le cours. C'est alors que dans la plaine d'Issy — *Issiacum* — les deux armées se rencontrè· rent. Un combat, long et opiniâtre, s'engagea et Camulogène se fit courageusement tuer les armes à la main.

Qu'était Neuilly à cette époque lointaine ? La Gaule, nous le savons, était couverte de forêts, et celle de Rouvray — Bois de Boulogne actuel — devait, croyons-nous, s'étendre bien davantage. Mais lorsque Chilpéric, en 587, eut fait don de cette forêt à l'abbaye de Saint-Denis, les moines, probablement, durent porter la hache sur les chênes séculaires et commencer l'essartement. Alors dut se former, non loin des rives de la Seine et à proximité des bois, un hameau habité, tout d'abord, par des pêcheurs et des bûcherons.

(1) Liv. VIII, Chap. 57 et suiv.

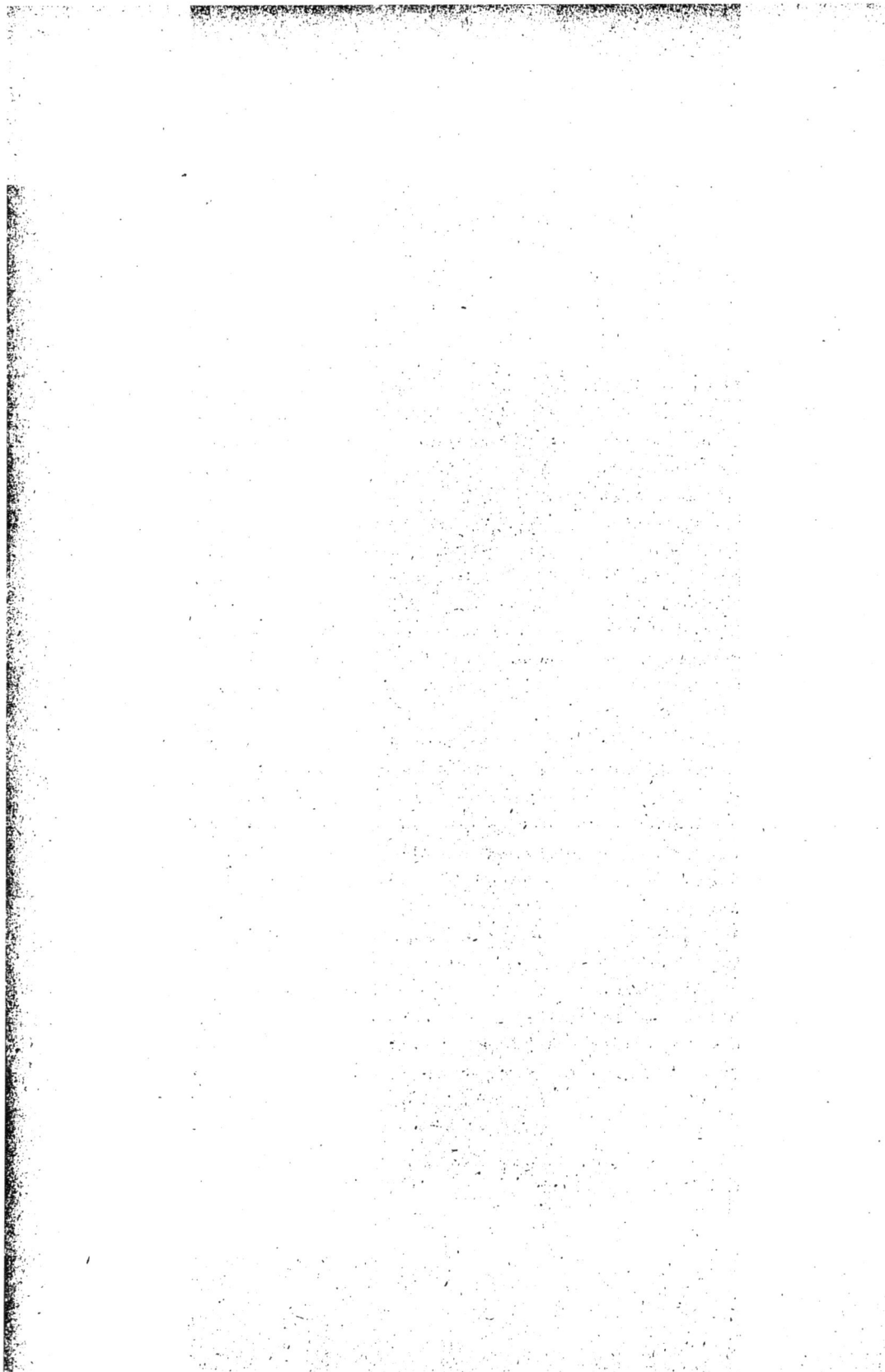

ETYMOLOGIES

Villiers. — C'est du mot latin *villa* que vient *villare* dont on a fait en français Villiers. Le premier de ces mots latins signifie : maison de campagne, ferme, métairie, etc. On l'a francisé par le mot ville qui précède ou suit la dénomination originelle d'un grand nombre de localités en France. Quand au mot *villare*, c'est une déclinaison du précédent qui implique l'idée d'une dépendance, c'est-à-dire : de maison de campagne, de la ferme, de la métairie, etc. Dans l'espèce, Clichy était la villa, la résidence, la maison de campagne qu'habitaient les rois de la première race, et Villiers, comme on le verra plus loin, en était la dépendance.

Neuilly. — Ce nom a pour origine le mot celte *lun* qui veut dire forêt. D'ailleurs il est à remarquer que la plupart des localités ainsi dénommées — et on en compte 68 — (1) sont en général placées près d'un bois.

Lorsqu'au V⁰ siècle, le latin fut devenu la langue usuelle, il n'avait cependant pas anéanti complètement la langue nationale des gaulois. Mais en décadence depuis longtemps déjà, il se transforma encore, par le contact avec les idiomes barbares, en un langage bâtard où chacun des peuples conquérants apporta son contingent qui est connu sous le nom de *basse latinité*.

Lun devint *Lugniacum*. D'une part, en 1222, dans une lettre, l'abbé de Saint-Denis dit en parlant de Neuilly ; *Portum de Lulliaco* et dans un acte de 1224, relatif à un héritage, Neuilly est dénommé *Lugniacum*, puis il est dit : *Apud curvam viam* — Courbevoie — *et Asnieras* — Asnières — *et in censu portus de Lugnaco.* D'autre part le Pouillé de 1648 nous apprend qu'on disait : *Port de Luny* et, à propos de ce dernier nom, l'abbé Lebeuf (2) fait observer qu'il a dû se produire, par la suite, une transposition de lettres d'ailleurs fréquente dans notre langue.

(1) Girault Saint-Fargeau, Dict. géographique et historique de la France.
(2) Histoire du Diocèse de Paris.

La lettre L aurait pris la place de la lettre N et *vice versa*. Le même auteur ajoute que dans un arrêt du Parlement rendu en 1316, entre Adam de Meulant, pannetier du Roi et Jean Arrode, bourgeois de Paris (1) le nom de Neuilly est écrit comme nous l'écrivons maintenant. Enfin en 1346, l'un des continuateurs de Nangis, parlant des lieux voisins de Paris incendiés par les Anglais, dit que c'était vers Saint-Germain-en-Laye, *usque ad portum de Nully*.

A propos de cette étymologie, nous sommes étonné de n'avoir trouvé chez aucun des auteurs qui ont écrit sur Neuilly, le témoignage de Villehardouin qui, vers 1200, écrivait sur Foulques de Neuilly (2). Nous savons bien que la localité où vivait Foulques n'était pas celle qui nous occupe ; mais qu'il s'agisse de Neuilly-*sur-Marne* ou de Neuilly-*sur-Seine*, les variations durent être les mêmes. Or, voici ce que nous avons relevé dans Villehardouin :

« Sachiès que mil et cent et quatre vins et dis uit ans après
« l'incarnation Jesu-Christ, auteur Innocent l'apostole de Rome,
« Philippon roi de France, ôt Richard roi d'Angleterre, ôt un
« saint homme en France qui ot non Foulque de Nulli. Cès
« Nulli siet entre Laigni-sur-Marne et Paris..... »

Donc, en 1200, sauf dans les actes officiels qui étaient toujours écrits en latin, Neuilly était, en français, bien près de sa dénomination actuelle.

D'autres étymologies ont été proposées. Nous citerons *novo Laya*, nouvelle forêt de Laye ; *novus locus*, nouveau lieu ; *nobiliacum*, lieu noble ; *noue*, pré noyé, marécage. Bref, nous ne prendrons parti pour personne. Aussi bien l'étymologie des noms de ville est une science dont les combinaisons sont multiples et les erreurs d'une rare ingéniosité. Ainsi n'a-t-on pas prétendu que le royaume de France avait été fondé par Francus, l'un des fils d'Hector, sauvé tout exprès du sac de Troie !... Nous devons à la vérité d'ajouter que cette étymologie burlesque imaginée par Jean Boucher, procureur à Poitiers, au XVIe siècle, n'a jamais été prise au sérieux.

(1) Jean Arrode fut également pannetier en 1304.
(2) Histoire de la conquête de Constantinople.

RÉSUMÉ DE L'HISTOIRE DE FRANCE

La race de Constantin était à peine disparue de la scène que des bandes de barbares, à la crinière rouge, flottant au vent, apparaissent dans les Gaules. Ils chassent les Romains, et l'un de leurs chefs, Clovis, prend possession de Paris. Dès lors, la Royauté existe, mais elle est nomade, errante à travers le pays, étendant ses conquêtes. Les années s'écoulent. Un maire du Palais prend la royauté pour son compte. Ce qu'il fait de mieux c'est de chasser les Sarrasins. Vient ensuite Charlemagne. Il était grand et ses conceptions politiques ont fait de lui un grand homme. Il a rêvé la reconstitution à son bénéfice de l'Empire romain. Mais au déclin de sa vie, il aperçoit un jour les Normands. Il constate alors que les rives de la Seine sont en feu et son rêve en fumée. Puis, des larmes montent aux yeux du vieil Empereur... Venant des côtes de la Norvège, les pirates du Nord — Northmann — se font « véhiculer » en des pirogues, par la Seine. Les environs de Paris les attirent. Des rives où ils abordent, ils s'élancent dans la campagne. Les abbayes, les châteaux, les églises reçoivent leur visite. D'ailleurs, rien ne leur résiste. Mais ce qui est pire, c'est qu'ils ruinent les paysans, c'est-à-dire les serfs, les esclaves. Au reste, c'est le sort de ces malheureux : ils le subiront pendant longtemps encore... Revenons aux Normands. Pour se débarrasser d'eux, sans combattre, les seigneurs leur donnent ce qu'ils veulent. Un seul, parmi les grands, leur tient tête, c'est Robert-le-Fort, duc de France, mais Hasting le tue à la bataille de Briosarte — *Brissarthe.* — Plus audacieux, les Normands reviennent et mettent le siège devant Paris. La cité se défend, mais les environs sont à feu et à sang. Les moines s'enferment dans leur abbaye, les seigneurs se barricadent dans leurs châteaux, et les paysans... on devine ce qu'ils subissent, ce qu'ils souffrent, ce qu'ils pleurent. Dans Paris, un évêque, Gozlin; un duc, Eudes, fils de Robert-le-Fort, résistent pendant deux ans. On pense invoquer le secours de Charles-le-Gros.. L'Empereur — car il est l'héritier de Charlemagne — arrive avec une armée... puis il s'en va après avoir donné aux Normands l'argent qu'ils désiraient et leur avoir permis d'aller, pendant l'hiver, piller, ravager la Bourgogne... Aussi pourquoi était-elle rebelle ?... Charles-le-Simple se conduit un peu... moins mal, et s'il cède à Rollon tout le pays entre *l'Epte* et le *Couesnon*, s'il lui donne Gisèle, sa fille, pour épouse, s'il lui abandonne la suzeraineté de la Bretagne, c'est après avoir combattu au moins... une fois !

Sur les ruines de l'Empire, de la Royauté même, se lève la féodalité. Ducs, comtes et barons, construisent des tours, hérissent la France de châteaux forts. Les abbayes même s'entourent de remparts. Les Moines montent la garde sur des galeries garnies de mâchecoulis et le prêtre ne regarde plus ses ouailles que par des meurtrières. Tous les grands se jalousent et tous les motifs leur sont bons pour se faire la guerre entre eux. L'asile donné à un serf fugitif, un voyageur rançonné sur la limite de deux seigneuries, un troupeau enlevé, et ils en viennent aux mains. Comme ils sont tous incapables de prendre des maisons fortifiées, c'est sur le dos du paysan, du serf, du vilain, que se fait la guerre. Quelquefois même, par pure distraction, afin de faire diversion à la monotonie de l'existence, les barons, en chassant, ravagent les moissons, tyrannisent leurs manants. Le fils du sire de Coucy, lui, pour mieux *vexer* ses adversaires, empalait, mutilait, écorchait tout vifs leurs paysans !... Le centre du pouvoir n'est plus où est le roi ; il est dans la campagne, éparpillé !

La dynastie de Charlemagne est tombée, morte, sous le mépris. Hugues Capet s'empare du pouvoir. Son royaume n'est qu'une espérance et cependant il lui attribue une capitale : Paris !.. Et celui qui fut un des principaux représentants de la féodalité, fait tous ses efforts pour relever la monarchie, avec laquelle, entre deux batailles contre son compétiteur, il tente d'abattre ses anciens rivaux les seigneurs féodaux... Avec Robert le Pieux arrive une menace terrible. L'an 1000 approche. Tout est interrompu : sauf la guerre, sauf les persécutions, sauf la famine, sauf la peste.

L'excès de misère engendre l'excès de désespoir, et des révoltes éclatent. Seule, l'Église console le misérable et garde son empire. Louis VI se fait son champion et entreprend la lutte contre les vassaux directs. Il venge les serfs rançonnés, assommés, tués !..· Suger, abbé de Saint-Denis, l'ami, l'inspirateur du roi, devient ministre de Louis VII, et celui-ci, à son retour de la croisade, en 1150, le surnomme : *Le Père de la Patrie.* Mais dix ans auparavant Suger a autorisé un bac sur la Seine, au port de Neuilly. Ceci n'a l'air de rien. Cependant c'est un village qu'il supprime, c'est une ville qu'il vient de créer.

Relativement paisibles, deux siècles se passent. Puis la peste noire fait son apparition et enlève deux tiers des habitants. Le peuple qui a toujours besoin d'accuser quelqu'un des maux qui le frappent, s'en prend aux juifs et les traîne aux bûchers. C'est encore le règne de l'ignorance, de la barbarie...

La France est envahie par les Anglais. La féodalité qui a, elle même, commencé sa destruction en allant aux croisades, la continue en se faisant tuer follement, mais héroïquement, à Crécy, puis à Poitiers. Plus d'armée. Plus d'argent. Les seigneurs faits prisonniers reviennent chercher, dans leurs foyers, les sommes nécessaires à leur rançon. Pour les obtenir de leurs vassaux, ils les pressurent : ils inventent même des tortures. A côté, opèrent d'autres brigands : les gens de guerre qui ravagent le pays, brûlent les chaumières, s'emparent de tout. La Jacquerie éclate. La vengeance est à la hauteur de l'oppression. Les environs de Paris sont en flammes, les flots du sang versé prennent pour ruisseaux les sillons où germe la moisson future !... La fureur populaire semble n'avoir plus de limites.. Puis, enfin, la Jacquerie finit dans le sang de la Jacquerie !... La guerre de Cent ans est commencée. Les temps sont durs pour la France et pour la banlieue de Paris. « Le prince de Galles, dit Henri Martin (1), poussa « jusqu'au château de Saint-Germain et ses bandes réduisirent en « cendres Nanterre, Rueil, Neuilly, Boulogne, Saint-Cloud..... Ce

(1) Histoire de France.

« fut tout le pays autour de Paris gasté jusqu'à huit ou dix lieues,
« disent les chroniques de France. Ce fut au point que les paysans
« cessèrent de labourer et de semer. Ils avaient tout abandonné
« de désespoir, résolus à faire *du pis qu'ils pourraient* » (1).

Pendant ce temps les rois se succèdent. Fou ou mineur, c'est
la même chose. Autour de ces incapacités les prétendants s'agitent,
à qui prendra l'autorité. Sera-ce Orléans ? Sera-ce Bourgogne ? Le
premier meurt assassiné par le second. Armagnacs et Bourguignons
se font la guerre pendant quatre ans. Puis l'assassinat rentre en
scène. Le roi fou, meurt. Celui qui lui succède, ce n'est pas le roi
Anglais, c'est le roi français, ou plutôt c'est le sentiment national
qui éclôt. Il était temps !... Le Clergé était divisé, la Noblesse
écrasée, la Bourgeoisie était abattue, les Paysans ruinés étaient
incapables d'un effort quelconque et, enfin, la Royauté, était
sans espoir. Mais voici une force immense, vierge encore,
insoupçonnée, qui se fait jour. Toutes les provinces françaises
ayant souffert par les Anglais unissent leurs douleurs. Même
cause, même effet. Commune haine pour un ennemi commun :
l'étranger. La vieille Gaule se réveille. L'âme de Vercingétorix
s'est incarnée dans un corps et lequel ? Celui d'une femme, d'une
enfant presque. Ce que les hommes n'ont pu faire avec leur force,
leur raison, leur vaillance, une femme le fera avec sa faiblesse,
avec son cœur, avec son amour pour son pays, pour sa patrie !...
Elle délivre Orléans, conduit le roi à Reims. Elle a donné l'exemple·
réveillé la conscience de la France, et demande à retourner vers
ses troupeaux. Le roi doute de lui, il la prie de rester à ses côtés
et l'entraîne sur Paris. Mais la tentative échoue. A Compiègne,
elle tombe entre les mains d'un homme d'armes de Jean de
Luxembourg, et celui-ci la vend 10.000 francs aux Anglais qui la
jugent, la condamnent, la brûlent et jettent ses cendres au vent !...
Et le roi français n'a rien fait, rien tenté, pour sauver celle que les
Anglais appelaient la « *vachère* ». Mais les cendres emportées par
le vent et par lui, semées sur le sol de France n'ont pas été une
semence stérile... Charles expie son ingratitude envers la vierge
de Domrémy par celle qu'il constate chez son fils; par l'effroi que
celui-ci lui inspire ; et sa terreur est telle qu'il se laisse mourir de

(1) Mémoires d'un bourgeois de Paris.

faim !... La royauté est rentrée au Louvre. Voici Louis XI, le roi très dévot, qui accompagne d'un signe de croix tous les crimes commis, en son nom, par son barbier Olivier le Daim, et par son prévôt, Tristan l'Ermite. Mais rendons-lui justice. S'il a inventé la cage de La Balue, il a fait l'unité nationale, et, s'il fut parfois cruel, il ne le fut pas toujours injustement. Il a fait rentrer la féodalité dans le rang, et celle-ci, comprenant qu'il y allait de sa tête, n'a pas bronché. L'industrie, le commerce ont eu ses encouragements, sa protection, et un grand historien a dit de lui. « *Il ne fut pas de la race des tyrans égoïstes, mais de celle des novateurs impitoyables.* »

Charles VIII lui succède. *Roi peu entendu, mais si bon...* (1) Vient ensuite Louis XII qui disait : *J'aime mieux voir les courtisans rire de mon avarice que le peuple pleurer de mes dépenses.*

Sous François Ier, sous Henri II, paraît la Réforme. Puis c'est une Italienne qui gouverne et François II qui règne. Ce système continue avec Charles IX. Catherine donne une mission au Chancelier de l'Hôpital. Doué d'une mâle vertu, celui-ci préserve la France de l'Inquisition. Menacé par les anarchistes de son époque, il dit : *que les ligueurs viennent et si la petite porte n'est pas bastante, qu'on leur ouvre la cochère !...* Bref, il échoue dans sa mission. Alors Catherine s'abandonne à son naturel ; elle épouvante le monde par ses forfaits. Quatre guerres civiles et un massacre, celui de la Saint-Barthélemy, tel est le bilan d'un règne de quatorze ans. Hélas, ce n'est pas fini. Henri III, le fils bien-aimé de Catherine, se montre digne de sa mère. Mais passe Jacques Clément, moine, dont les plis de la robe de bure voilent la mort. Jacques fait un geste, Henri III tombe, et le duc de Guise est vengé !... Six mois auparavant, emporté dans un bateau, le cadavre de Catherine avait été obscurément conduit à son tombeau. Les guerres de religion avaient eu leur contre-coup dans la campagne de Neuilly. Obligé de battre en retraite, Henri III se retira sur les hauteurs de Saint-Cloud, laissant une garnison pour garder le bac, la route de Saint-Germain et la résidence de Madrid.

Henri IV résolut de mettre un terme à cet épouvantable drame, à cette lutte fratricide. Ses troupes brûlaient les moulins, coupaient

(1) Philippe de Comines, Mémoires.

les arbres fruitiers, ravageaient les moissons, enlevaient les bes-
tiaux. Et la famine éclata... Pendant ce temps, il se faisait instruire
dans la religion catholique. Puis, enfin, il entra dans Paris.

Du Béarnais à Louis XVI, Neuilly ne voit pas sur son territoire
d'événements bien particuliers. Mais 1789 arrive, puis 1793, c'est-
à-dire la Révolution, la Terreur.

La part de Neuilly dans ce drame social est bien modeste. Il est
avéré, aujourd'hui, que les cahiers des bailliages, où la nation
avait déposé ses vœux et ses espérances, renfermaient tous les
principes qui composent notre droit public. Mais que de sang, que
de larmes, que de haine n'a-t-il pas fallu pour assurer le règne de
ces principes? A qui doit-on imputer la responsabilité de ces
effroyables calamités? Hélas, sur les excès de tous les partis en
lutte, sur l'aveugle résistance des uns aux impatiences des autres,
à la faiblesse et à la violence, à l'irrésolution et à la témérité, aux
erreurs, et plus encore aux passions humaines.

Bien que voisine de la fournaise, la ville de Neuilly n'a pas
dans son histoire de cette époque de faits bien remarquables. Protégée par la modestie de son rang, par l'obscurité de ses habitants,
elle n'eût pas à souffrir de cette tourmente qui renversait, écrasait
tout ce qui lui faisait résistance, amis et ennemis. La garde Nationale fut équipée, armée et instruite dans le camp militaire de la
plaine des Sablons (1) et son service consistait surtout en patrouilles de nuit. A deux reprises différentes, elle fut obligée de marcher
sur Paris et de prendre une part quelconque aux événements.
Mais tel était l'état d'esprit des gardes nationaux de Neuilly que,
dans une de ces expéditions, un peloton de six hommes dont la
répugnance à s'acquitter d'une corvée fut remarquée, subit pendant
cinq jours la peine de l'emprisonnement et n'eût d'autre mal que
la peur. Cette garde nationale, bien que Neuilly ne comptât que
trois cent cinq électeurs ou citoyens actifs, comprenait trois cent
vingt et un hommes dont 32 grenadiers, 32 chasseurs et le reste
divisé en quatre compagnies de 64 hommes chacune.

La mise en vente des biens nationaux eût pour résultat, de
réveiller des dévouements civiques endormis, et d'enfanter des
protestations ardentes d'un patriotisme brûlant. « Il faut avoir vu,

(1) Voyez chapitre Sablonville.

« tenu dans ses mains, comme nous l'avons fait, ces soumissions
« d'acquéreurs toutes souillées de taches de vin, ces papiers macu-
« lés où une orthographe, un style de circonstance, révèlent les
« brutales convoitises du futur propriétaire, pour comprendre le
« désordre des intelligences et des esprits de la société à cette
« époque ; car de la nature, de l'origine de ce bien qu'on sollicite
« avec frénésie, ni vendeurs ni acheteurs ne s'en inquiètent :
« vendre, acheter, telle est leur charge, le reste ne les regarde
« pas » (1).

Un des plus habiles en ces transactions fut, à Neuilly, un nommé
Rousset, se disant Prieur d'Aygarades et ex-Feuillant. Il sut mettre
en avant la nature et la qualité des terres sablonneuses pour se
les faire adjuger à vil prix. Et, à en juger par la correspondance
qu'il entretenait avec la commission des ventes, cet homme était
un intrigant dangereux. Il découvrit plusieurs gentilshommes
cachés à Neuilly, les signala et se fit adjuger leurs biens. Il n'est
pas jusqu'au citoyen de Staël qui, propriétaire à Villiers, redoutant
cet individu ne se fût empressé, pour se concilier ses bonnes
grâces, de lui céder sa propriété au prix qu'il en offrait.

(1) Abbé Bellanger. Neuilly et ses châteaux.

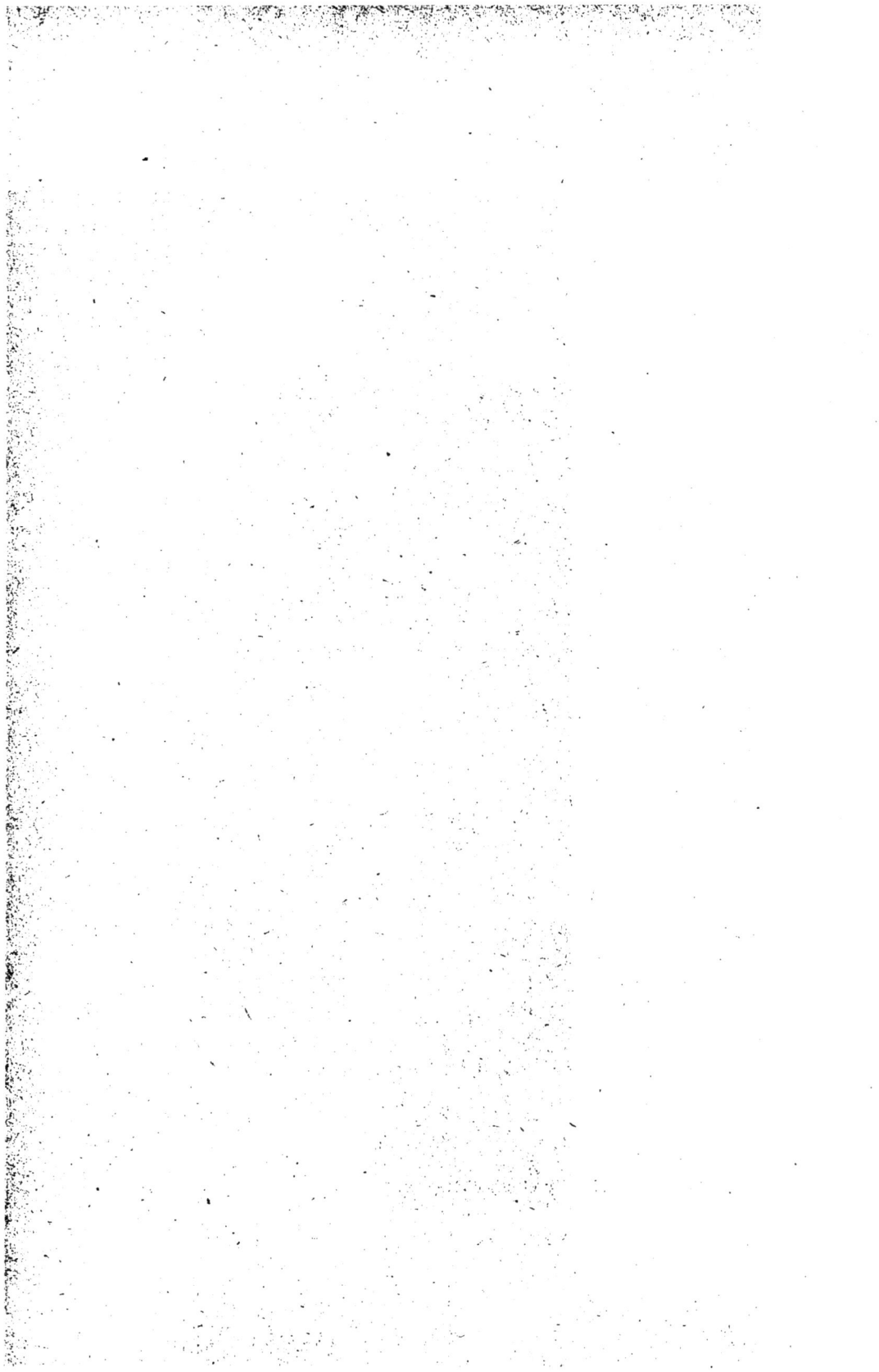

VILLIERS ET NEUILLY

A LEUR ORIGINE

Durant des siècles, cette localité fut la paroisse de Neuilly. Comme plusieurs lieux portaient ce nom, Villiers dont il s'agit, faisant partie du diocèse de Paris, était surnommé *la Garenne*. Ce n'était d'ailleurs pas sans motif que ce nom avait été ajouté à sa dénomination et à celle de plusieurs villages des environs. Clichy, Villeneuve, Courcelles, étaient également dits : la Garenne, à cause de leur situation sur un territoire réservé aux chasses royales et sur des emplacements du bois de Rouvray, déjà essartés par les moines de Saint-Denis.

A l'origine, Villiers était une dépendance de Clichy où il y avait un château royal. nommé La Noble Maison. Dans ce palais où Clotaire II, en 627, convoqua un concile d'évêques et de laïques pour régler les affaires du royaume, où deux autres conciles furent encore assemblés en 636 et en 653. Dagobert I épousa Gomatrude qu'il répudia quatre ans après. Autour de ce château ne pouvaient habiter les serfs. On leur attribua une dépendance qui fut Villiers. Là s'élevèrent les modestes chaumières de ces paysans, dont les occupations consistaient soit dans la culture de la terre, soit dans l'essartement des bois, lorsque les princes ne les employaient pas à leurs chasses.

Chilpéric donna, avons-nous dit, la forêt de Rouvray — Boulogne — à l'abbaye de Saint-Denis. Nous ajouterons qu'il y joignit la seigneurie de Clichy. Après lui, Charles Martel compléta ce don avec les terres, les vignes, les pâturages et les maisons — habitants compris — situés dans le voisinage. Si plus tard, les moines de Saint-Denis aliénèrent leurs droits sur la seigneurie de Clichy, ils conservèrent ceux qu'ils possédaient sur Villiers (1) et les augmentèrent par des acquisitions. Une charte de confirmation de Louis VII, portant la date de février 1223, nous apprend que Guillaume de Torotte et son frère Gauchard possédaient à Neuilly des bois et qu'ils les ont vendus aux religieux de Saint-Denis, moyennant la somme de 290 livres parisis.

D'ailleurs le territoire de cette localité ne manquait pas d'importance. Du rivage droit de la Seine, depuis les environs immédiats de l'abbaye de Longchamps, il s'étendait jusqu'à Courcelles, et du côté de Paris jusqu'à la ligne tracée aujourd'hui par les rues *La Boetie* et *Pierre Charron*. A propos de cette dernière limite, voici une preuve donnée par l'auteur de l'*Histoire du Diocèse de Paris*. Lorsqu'on voulut bâtir une chapelle à côté de la léproserie du Roule, il fallut, au préalable, le consentement du curé de Villiers. Aussi Pierre, évêque de Paris, eut-il bien soin de spécifier dans ses *Lettres* « que l'édification de cette chapelle aurait lieu « sous la réserve du droit paroissial du curé de Villiers, que le « chapelain ne recevrait, en sa chapelle et aux fêtes annuelles, « aucun des paroissiens ; qu'il ne percevrait aucun droit curial ; « qu'il serait tenu de jurer la fidélité dans l'observation du règle- « ment ; enfin qu'il paierait par an, au curé de Villiers, dix sols « parisis ». En 1697, cette chapelle fut érigée en paroisse ; elle est devenue Saint-Philippe du Roule.

A côté des religieux de Saint-Denis, dont l'abbé n'était pas le seul à porter le titre de seigneur de Villiers, il apparaît, dans le passé, d'autres seigneurs censiers, comme les Dames de Sainte-Catherine, les Dames de Longchamps, les seigneurs de Monceaux et de Liancourt et une infinité d'autres dont les noms sont sans intérêt.

Les Religieux de Saint-Thomas du Louvre, possédaient également une partie du territoire de Neuilly. En 1241, Estienne, archidiacre de Paris, reconnaît faire donation perpétuelle « au profit de « l'hôpital des pauvres escholiers de « Saint-Thomas » d'une « grange qu'il possédait au Roulle et de « quatre vingt dix arpens » « joignant et dépendans » valant le tout 200 livres parisis. » Enfin il

---

(1) Abbé Lebeuf. Histoire du Diocèse de Paris.

résulte d'une lettre de « Jean, chantre de Saint-Denis, en France,
« concession à l'hospital des pauvres escholiers de Saint-Thomas
« du Louvre de tenir et posséder en main morte neuf arpens de
« terre scis au terroir de *Nully* en la censive de la dite église,
« lesquels avaient appartenu auparavant à Roger Erchembault et
« depuis à Guillaume de Bethmène ».

Le chapitre Saint-Honoré mis en possession du droit de collation
à la cure, le 4 octobre 1435, par l'évêque de Paris, Jacques du
Châtelier (1) percevait la grosse dîme sur le produit le plus clair
des champs ; il avait une grange champarteresse près de l'église et
le curé nommé par les chanoines, recevait d'eux une somme fixe
appelée : Portion congrue. Plusieurs parchemins conservés (2)
constatent que Adam Hareng, chevalier, et ses frères Pierre et
Jean, écuyers, étaient propriétaires de dîmes à Villiers la Garenne
et autres paroisses environnantes, puisqu'on voit qu'ils les vendi-
rent au chapitre Saint-Honoré, moyennant 1300 livres parisis.

De son côté, l'abbé de Saint-Denis avait le droit, lors de son
élection de prélever un impôt sur chaque arpent. Le peuple était à
cette époque, selon une expression célèbre, taillable et corvéable
à merci, et l'abbé Bellanger (3) cite le fait suivant : « En 1369, Guy
« de Monceaux demanda cinq deniers parisis sur chaque arpent
« pour droit de *Chape* ou *joyeux avènement*. » Les gens de
Neuilly et de Villiers payèrent, mais ce ne fut pas sans crier,
paraît-il.

Aux noms des seigneurs de Villiers que nous mentionnons
dans le cours de ce travail, il convient d'ajouter : Messire Estienne
Maugras, ancien procureur de la Cour, seigneur de Villiers, décédé
à l'âge de 63 ans ; Pierre-Adrien Rioult Douilly, maistre des
Requêtes, seigneur de Villiers qui, en 1706, fut le parrain d'une des
cloches de l'église (4).

De la qualité de propriétaires fonciers que possédaient tous ces
personnages, toutes ces congrégations religieuses, il en résultait
pour eux l'exercice de certains droits qui tous aboutissaient à des

(1) Archives Nationales. Charte. Carton L. 726.
(2) Archives Nationales. Charte. Carton L. 726.
(3) Neuilly et ses châteaux.
(4) Archives locales. Registres paroissiaux.

prélèvements sur les habitants. Il arrivait souvent que ces derniers étaient littéralement surchargés ; néanmoins ils s'inclinaient devant ces exigences injustifiées. Mais c'est surtout au point de vue de la justice que la confusion était particulièrement grande.

Les religieux de Saint-Denis, comme seigneurs fonciers, exercèrent collectivement tous les droits judiciaires, sur le territoire de Villiers-Neuilly. Mais dès 1226, en échange de ce que le chantre de leur couvent — on le nommait chantre par ce qu'il était directeur et maître du chœur pour le chant— possédait à Saint-Martin du Tertre, ils firent don à ce dignitaire du port de Neuilly (1). La charte confirmant cet échange est de 1234 (2). Alors l'abbé de Saint-Denis, resta haut justicier et le chantre devint seigneur moyen et bas justicier de ce lieu et de ceux qui l'entouraient ; et, pour l'exercice de la justice il y eût un maire, un lieutenant, un procureur fiscal et d'autres officiers. L'appel de ses jugements devait être porté devant le bailli de Saint-Denis.

Il y avait également, à cette époque, une particularité assez curieuse. La rivière de Seine relevait, depuis le *Pecq* jusqu'à *Saint-Cloud*, d'une autre seigneurie rattachée à l'abbaye de Saint-Denis, et d'une autre prévôté : celle de la *Cuisine*. Le religieux cuisinier, c'est-à-dire celui qui était chargé de nourrir les religieux avait, lui aussi, sa justice moyenne et basse, son lieutenant, son procureur. Il prescrivait des ordonnances pour la pêche et connaissait des contraventions qu'elles subissaient. Il avait le privilège de s'approprier tous les poissons remarquables qu'on prenait dans la rivière et lorsque quelque pêcheur en trouvait de cette sorte il était tenu, sous peine de grosse amende, de l'apporter et de le présenter à ce seigneur de la cuisine.

Tant de juridictions devaient finir par se heurter. De fréquentes contestations surgirent. Par exemple, en 1311, Gautier de Broissieil, son gendre et son héritier Jean Arrode, héritier également de Philippe Flameing, se plaignirent de ce que des obstacles étaient mis à l'exercice de la justice que celui-ci possédait de son vivant à Neuilly, sous le prétexte qu'il avait commis un homicide. Il fut reconnu par arrêt en date du vendredi après Pentecôte que l'exa-

(1) Archives Nationales. LL. 1163. F° 1.
(2) Archives Nationales. L. 1022. N° 33, fonds de l'abb. de Longchamps.

men de son crime avait eu pour résultat son absolution et que ses
héritiers devaient jouir en paix de la justice moyenne et basse qu'il
possédait à Villiers-Neuilly. (1) Un peu plus tard, en 1324, Raoul
de Jouy, chevalier ayant fait saisir à Neuilly, Thomas Le Normand,
Dreux « La Loue », Jean de Saint Leu et Thomas l'Anglais, hôtes
de l'abbaye de Saint-Denis, et les religieux les ayant fait placer
sous la main du roi, il fut ordonné à celui-ci de les lui remettre.
L'arrêt reconnait encore que ce chevalier avait droit de haute et
basse justice à Neuilly, même dans les hostises de l'abbaye (2).

L'auteur de l'*Histoire de Clichy* (3) cite un différend survenu
en 1368, entre deux habitants de Neuilly, au sujet de la mitoyen-
neté d'un puits. Celui dont le droit était incontestable avait été,
paraît-il, quelque peu violenté. Mécontent, avec raison d'ailleurs,
il recourut au seigneur de Villiers. Ce dernier, Jean Restable, mort
depuis quelque temps, avait laissé des enfants dont le tuteur, Firmin de Saint-Martin, exerçait tous les droits, entre autres celui de
moyenne et basse justice. Dans le différend dont il s'agit, Firmin
de Saint-Martin condamna le coupable à huit sous d'amende. Mis
au courant de ce jugement, le sire de Clichy, Jean de Beaumont,
en appela pour cause d'incompétence et malgré l'opposition de
l'abbé de Saint-Denis et celle du seigneur de Villiers, soucieux
de leurs prérogatives, il gagna son procès. Quelques années après,
dans une affaire presque identique, Pierre de Giac, seigneur de
Clichy, obtint encore gain de cause. Ces derniers jugements
démontrent le lien féodal qui existait entre Clichy et Villiers.

Enfin, les rois eux-mêmes, malgré les abandons successifs qu'ils
avaient faits aux religieux de Saint-Denis du territoire de Villiers-
Neuilly, y conservèrent longtemps encore un domaine comportant
des droits de justice importants. C'est du moins ce qui ressort d'une
charte de Philippe VI qui souleva, croyons-nous, de nouvelles
contestations. Il intervint alors une ordonnance royale — 1666 —
qui prescrivit un recensement afin d'arriver, au moyen des terriers,
à établir les droits de chacun. Voici le texte de ce document :

« Pour remédier à la confusion causée par le grand nombre de

(1) Archives nationales. Olim IV. Fº 204. Vº.
(2) Archives nationales. Jugés VI. Fº 388. Vº.
(3) Lecanu.

« seigneurs qui possèdent justice, voirie et censive en la ville et
« faubourgs de Paris, rendre à chacun ce qui lui appartient légiti-
« mement et oster à l'avenir tous prétextes d'usurper les uns sur
« les autres ;
  « Ordonne Sa Majesté :
  « Que tous les Seigneurs particuliers, tant ecclésiastiques que
« communautez, que séculières, généralement sans exception four-
« niront par devant les officiers de la chambre du Trésor, dans le
« temps qui leur sera préfix et limité, des états certifiés contenant
« par le menu les maisons, places et héritages qu'ils prétendront
« dépendre de leur fief et seigneurie et avoir sur icelles des droits
« de justice, voirie et censive ; lesquels droits ils seront tenus de
« justifier ; et pour cet effet représenteront leurs anciens titres,
« papiers terriers ou autres pièces justificatives et suffisantes ; sur
« lesquelles il leur sera donné jugement que de raison. Pour
« ensuicte en estre fait mention dans ledict papier terrier de Sa
« Majesté et les bornes et limites des territoires, tenants et abou-
« tissants des dites seigneuries, établies et marquées en la manière
« qu'il sera advisé pour être à l'avenir incontestablement recon-
« nus... »
Pour dresser leurs terriers, les seigneurs sommaient leurs
vassaux d'avoir à comparaître devant un tabellion qu'ils
désignaient. Cette sommation avait lieu trois fois. C'était l'huissier
du tabellion qui, sur la place publique, le dimanche, à la sortie
de la messe, lisait une convocation dans le genre de la suivante :
  « On fait assavoir à tous vassaux, nobles ou manans, tenan-
« ciers, amphytéotes et détempteurs des maisons, terres et
« héritages, situés dans la censive de MM. les Religieux, Grand
« Prieur et couvent de l'abbaye de Saint-Denis en France,
« seigneur du port de Neuilly, partie de hault et bas Roulle,
« qu'ils ayent à porter les foys et hommages qu'ils sont tenus à
« cause des héritages, tenus noblement et dépendans desdites
« seigneuries, payer les droicts dûs, bailler aveu et dénombre-
« ment homme vivant et mourant, passer les déclarations de leurs
« héritages en roture par nouveaux tenans et aboutissans avec
« les charges et redevances accoutumées, les jours qu'elles sont
« dues, montrer, exhiber les titres de propriété des dicts héritages,
« le tout affirmer véritablement par devant Messire N...., notaire,

« commis à la confection du papier terrier des dites terres et
« seigneuries et ce, dans le temps et conformément à la contenue
« et aux lettres royales obtenues par lesdits seigneurs le....... et à
« faute de ce faire sera procédé à la saisie et réunion au domaine
« desdicts seigneurs de tous les fiefs et héritages, tant nobles que
« roturiers dont les propriétaires n'auront faict les foys et hom-
« mages, fourni les aveux et dénombrement passé et affirmé leurs
« déclarations. »

Tels étaient les termes de la sommation à laquelle les intéressés
étaient tenus de répondre sous peine d'être dépossédés... sans
autre forme de procès. Dans ce document, comme dans celui qui
le précède, on a pu lire le mot : *héritage.* Peut-être devons-nous
l'expliquer. Par héritage on n'entendait pas seulement les maisons
et les terres, mais encore tout ce qui entrait dans la propriété
féodale : *Juridictions hautes, moyennes et basses, polices, voieries,*
fiefs, arrière-fiefs, cens, rentes, dîmes, champarts, coutumes,
corvées, avenages, vinages, rouages, forages, mesurages,
étalonnages, courtages, banalités de fours, moulins, pressoirs,
bois, buissons, vignes, prés, terres labourables ou non, bacs,
passages, travers, îles, atterrissements, garennes, etc., etc.

Lorsque François Ier supprima toutes les hautes justices de la
banlieue de Paris pour les réunir à la sienne, exception fut faite
pour l'abbaye de Saint-Denis qui, à Neuilly, était représentée par
un fonctionnaire judiciaire réunissant les titres de *prévot* et de
maire et dont les jugements, les arrêts, les informations, les
plaintes et les procès-verbaux sont contenus, aux Archives Nationales, dans 60 cartons ou registres. Il en est de même des terriers
de Neuilly dont le plus ancien remonte à 1531.

Dans un autre chapitre (1) nous complèterons nos indications
sur le prévot dont les attributions, d'ailleurs, étaient multiples, et
revenons à l'histoire.

L'abbaye de Saint-Denis ne devait pas conserver ses droits sur
Villiers et son territoire. Ce fut Louis XIV qui les lui enleva. Sur les
instances de Madame de Maintenon, le grand roi fonda, en 1685,
à Saint-Cyr, un établissement dont le but était l'instruction et
l'éducation de 250 jeunes filles nobles. Cette maison est devenue

(1) Neuilly et les services publics.

notre école militaire. Mais pour faire vivre cette institution, il fallait des revenus. Louis XIV lui attribua ce que l'Abbaye possédait depuis près de mille ans !

La suppression de la mense abbatiale de Saint-Denis au profit de Saint-Cyr, ne détermina pas celle de la mense conventuelle de telle sorte que les religieux de Saint-Denis restèrent seigneurs moyens et bas justiciers de Neuilly et de ses dépendances. La confusion augmenta. De nouvelles vexations vinrent fondre sur les habitants. Une sorte de rivalité s'éleva entre les agents et les officiers des deux communautés. Cependant, en 1705, une transaction intervint entre elles. Il n'y eut plus qu'un seul juge qui notifia des arrêts de la manière suivante :

« Nous, Prévôt, juge civil, criminel et de police et voirie, « des prévôté, mairie et chantrerie du port de Neuilly, Villiers la « Garenne, château royal de Madrid, Porte Maillot, la plaine des « Sablons, hault et bas Roulle, et dépendances,

« Pour mes Dames de la maison royale de Saint-Louis établie « à Saint-Cir lès Versailles, Dames hautes justicières et Messieurs « les vénérables religieux de l'abbaïe de Saint-Denis en France « moyens et bas justiciers des dits lieux.

« Sçavoir faisons.... »

On trouve la confirmation de cette transaction dans un arrêt du Parlement, daté de 1738, lequel mentionne la Prieure et la Communauté de Saint-Cyr comme Dames de la Prévôté du Port de Neuilly, Villiers la Garenne et du Roule.

A l'approche de la tourmente révolutionnaire, des decrets violents, précurseurs certains des changements qui allaient se produire, apparurent coup sur coup. Villiers, malgré sa décadence, était resté le chef-lieu. Mais l'organisation nouvelle lui enleva ce titre pour le donner à Neuilly. Puis vint la vente des biens nationaux, biens qui provenaient du Domaine. de l'Eglise, ou des émigrés. La nouvelle Municipalité fut chargée de dresser une liste de ces biens situés dans l'étendue de la commune. A tous les noms que nous avons cités dans le cours de ce chapitre il convient d'ajouter : Les *Génovefains d'Auteuil*, les *Religieuses de Montmartre*, les *Religieuses de Saint-Denis*, le *Chapitre Saint-Honoré*, les *Minimes de Chaillot*, la *Fabrique de Saint-Philippe du Roule*, la *Fabrique de Villiers*, l'*Hôtel Dieu de Paris*, la *Ferme de Longchamps*.

Quant au Domaine Royal, il se composait surtout des remises du Roi, petits espaces de bois servant de refuge au gibier, et dans lesquels les gardes des plaisirs de Sa Majesté avaient soin de le nourrir et de le propager. Ce Domaine fut vendu 14.000 livres.

Si l'on examine bien la situation topographique de Villiers, il est facile de voir que cette localité ne pouvait prospérer. Elle était beaucoup trop éloignée du chemin de Paris à Nanterre, Saint-Germain, Poissy et la Normandie. Aussi, lorsque, en 1140, l'abbé de Saint-Denis autorisa la création d'un bac, ce fut-il dans l'axe de ce chemin. Dès cette époque, Villiers commença de décroître. Un exode de sa population eut lieu en petite proportion d'abord, mais presque total à la construction du premier pont. Enfin en 1699, le Roule fut distrait du territoire de Villiers (1). Dix ans après, on n'y comptait plus que 20 feux, soit 60 habitants environ; et en 1744, l'abbé Lebeuf écrivait : (2) A la réserve d'un « seul feu qui est resté à Villiers, avec 3 maisons bourgeoises et quelques bergeries, le reste de la paroisse formant de 7 à 800 communiants se trouve à Neuilly.

(1 et 2) Abbé Lebeuf. Histoire de la Ville et du diocèse de Paris. Rectif et add. p. F. Bournon.

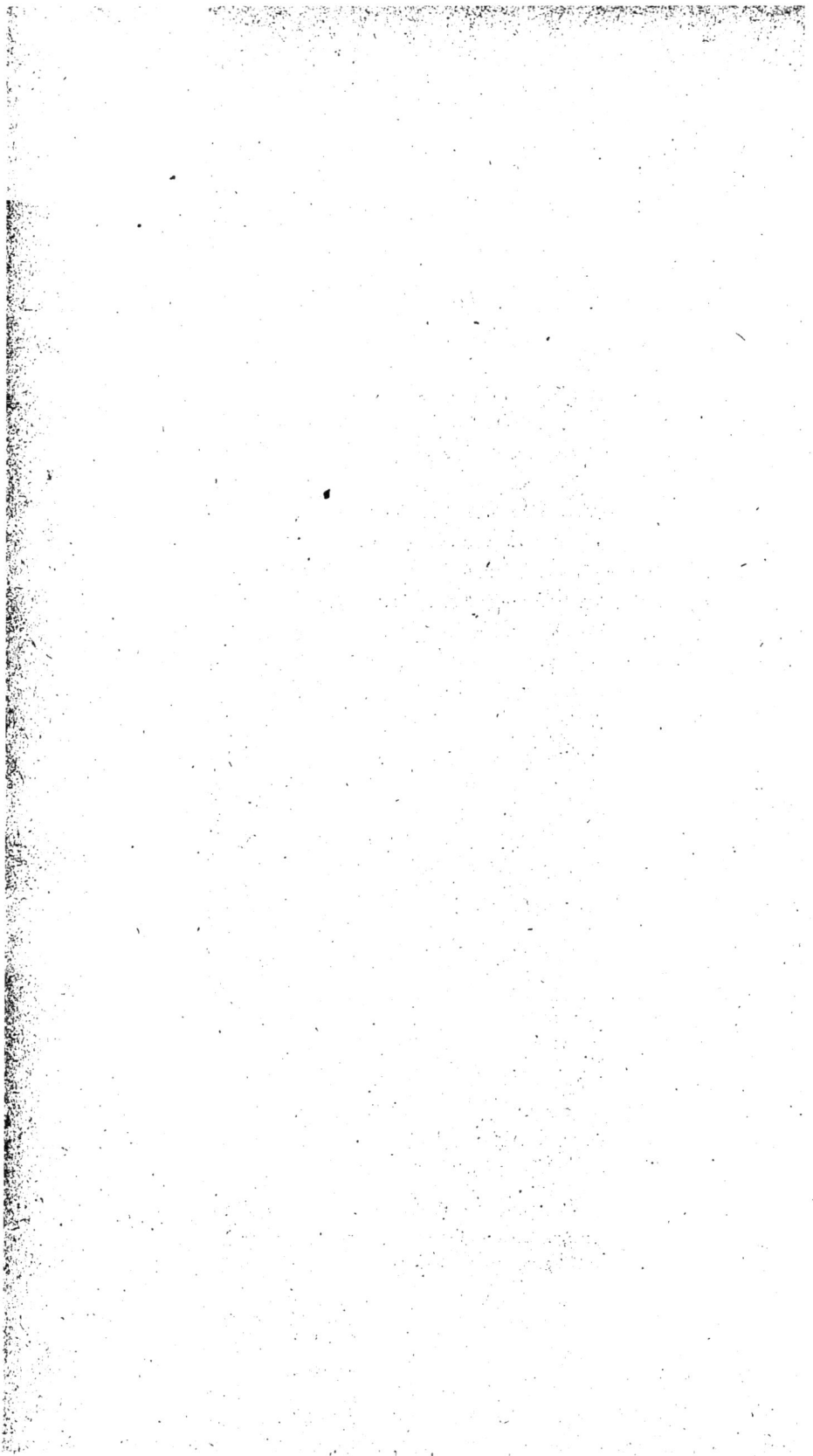

EGLISE DE VILLIERS

Placée sous l'invocation de Saint-Martin, c'était un édifice bas et simple, dont l'époque de la construction est inconnue. Néanmoins l'on sait que cette église existait en 1217, et que vers 1500 l'on édifia une tour destinée à la soutenir. Aucun historien n'a jugé à propos de nous faire la description de sa décoration extérieure ; par contre l'abbé Lebeuf (1) nous apprend que la boiserie du grand autel et un tableau représentant les disciples d'Emmaüs constituaient un don du duc de Bavière alors que retiré en France, il demeura sur cette paroisse dans la maison de M. Moreau, père de M. de Séchelles. Nous savons aussi par Guilhermy (2) que cette église renfermait « une cuve baptismale qui fut transportée à Neuilly. » En 1749, bien qu'église paroissiale, elle était complètement abandonnée et, à cause du cimetière qui l'entourait, ne servait plus qu'aux messes d'enterrement. D'ailleurs, le curé, qui était alors « messire Chauveau, docteur de Sorbonne » s'ingéniait à trouver des motifs pour ne pas procéder aux autres exercices du culte dans l'église de Villiers.

L'emplacement qu'elle occupait est au point précis où se trouve actuellement l'octroi de Levallois, sur la petite place formée par la *rue de Villiers* et le *boulevard du Château*. Or si, vers cet endroit, on creuse le sol, on met à jour des ossements qui indiquent l'ancien cimetière. Quant aux bâtiments du presbytère, ils existent encore en partie et sont affectés à un vélodrome.

(1) Hist. de la ville et du diocèse de Paris.
(2) Inscriptions de l'ancien diocèse.

Parmi les personnages qui furent enterrés dans l'église de Vil-
-liers, on citait : dans la chapelle à côté du chœur M. Moreau Pierre,
secrétaire du Roi, décédé en sa maison de Villiers le 5 mai 1725.
Vers la même époque le seigneur de Villiers, Rioult, voulut être
enterré sous le portail de l'église. Voici l'épitaphe qu'il avait désiré
que l'on mît sur sa tombe :

> Passant, penses tu pas passer par ce passage ?
> Où, pensant, j'ai passé ?
> Si tu n'y penses pas, passant, tu n'es pas sage
> Car en n'y pensant pas, tu te verras passé. (1)

Nous ignorons à quelle source l'abbé Bellanger a puisé ce ren-
seignement, mais nous ferons remarquer que l'abbé Lebeuf qui a
vu l'église de Villiers, ne fait pas mention de cette inscription.
Quant à celle-ci, elle existait, en effet, mais à Paris. Au commencement de ce siècle, on pouvait encore la lire « sur la porte du
« passage qui conduisait de l'ancien cimetière de l'église Saint-
« Séverin à la rue de la Parcheminerie » (2).

Au moment de la Révolution, l'église de Villiers devint bien
national et fut vendue avec les terrains de la fabrique pour le
prix de 23.000 livres.

---

(1) Abbé Bellanger. Neuilly et ses châteaux.
(2) Dulaure. Histoire de Paris.

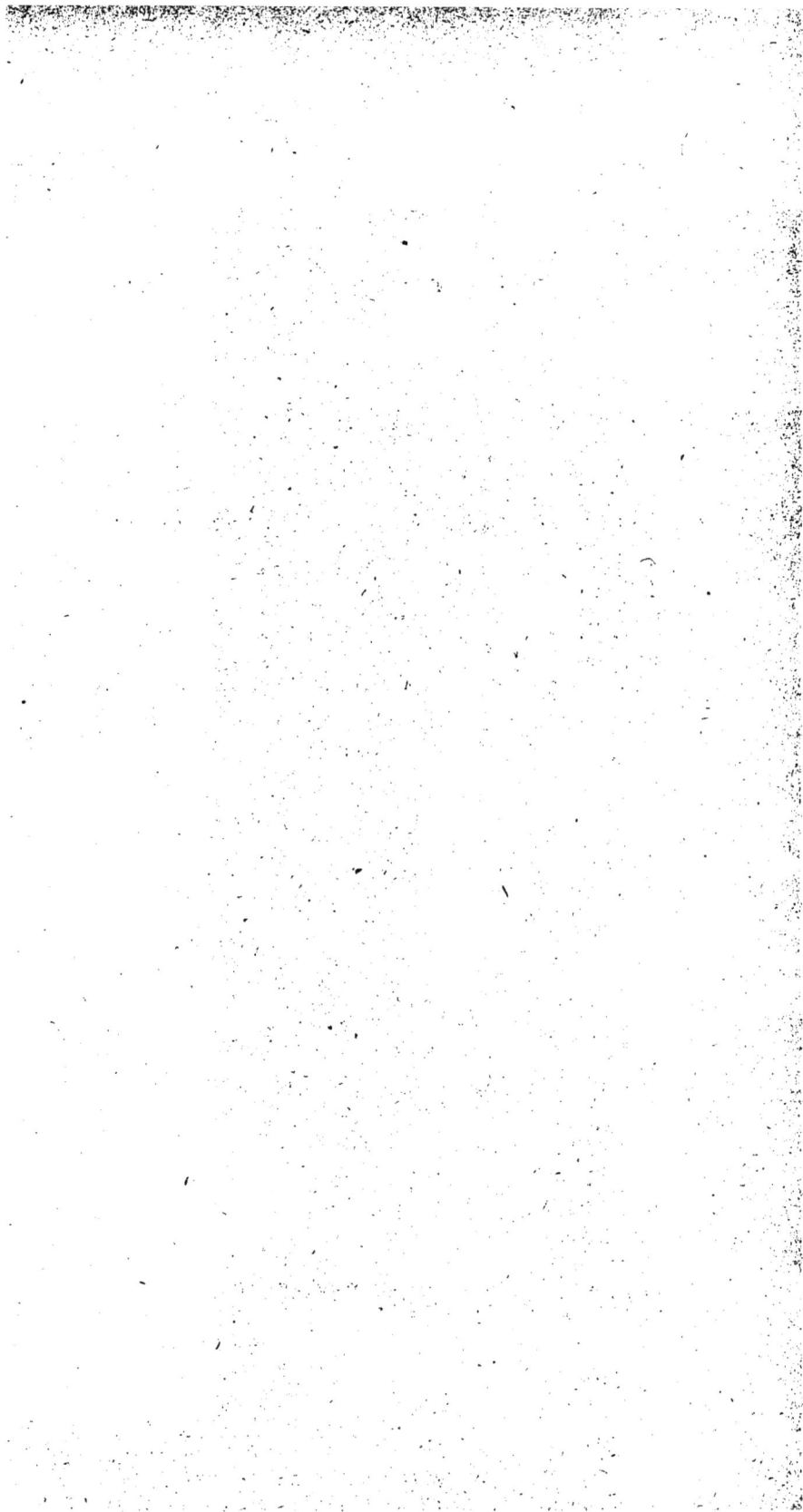

CHATEAU DE VILLIERS

Etait-ce véritablement un château, cette résidence achetée par Murat à madame de Belion, rattachée au château de Neuilly, affectée au prince Kourakin par Napoléon 1ᵉʳ, puis enfin occupée par le duc d'Aumale jusqu'au jour où « cette populace, rebut de « la société, qui se vend ou qui vole » (1) vint y mettre le feu, le 25 février 1848 ?

Des personnes qui vivent encore, qui ont connu ce que l'on appelait pompeusement le château de Villiers, nous ont affirmé que ce n'était qu'une sorte de maison bourgeoise, assez semblable d'ailleurs à celles qui existent encore et portent les numéros 63 et 65 de la rue de Villiers. Ces dernières constructions étaient des dépendances du « château ». Toutefois l'intérieur de celui-ci était d'une décoration plus riche et d'une distribution plus pratique. Il était situé sur l'emplacement même du boulevard. Quant à son historique, il est le même que celui du château de Neuilly auquel Murat l'avait réuni ? Outre les constructions que nous venons d'énumérer et qui faisaient partie du château de Villiers, l'orangerie subsiste encore. Elle était affectée au remisage des voitures de M. A. Ménier avant sa mort.

(1) Jules Simon. Liberté de penser. Mars 1848.

SABLONVILLE

Au dire de tous les historiens, Sablonville fut un des plus jolis villages des environs de Paris. Ses rues dont on peut encore se faire une idée en considérant l'aspect de quatre d'entre elles qui portent la dénomination d'un des quatre points cardinaux, n'étaient ni larges, ni d'un alignement irréprochable, mais les propriétés, les villas avec leurs jardins, leurs arbres, leurs fleurs, donnaient à ce village une toute autre apparence que son apparence actuelle. Il n'y a pas si longtemps d'ailleurs que la *rue de Chartres* a été transformée au point d'être actuellement semblable aux rues de Paris. Avec sa rangée d'arbres de chaque côté, ses jardins en bordure, c'était, autrefois, à la porte même de Paris un coin ravissant, tout embaumé l'été, et dont il faut déplorer la disparition.

La dénomination *Sablonville* de cette partie de Neuilly qui touche aux fortifications par l'Avenue de la Révolte est faite de deux mots : *Sablons* et *ville*. Les expliquer est inutile, nous devons cependant mentionner que le mot : *Sablon*, provient de la nature du sol. L'emplacement occupé par ce quartier était autrefois une plaine ; et les plans, dès 1717, indiquent la *Croix des Sablons*. En outre, dans les registres paroissiaux, il est parlé, en 1732, en 1735 et en 1739, de la *plaine des Sablons*.

Tous les ans, le Roi passait une brillante revue dans cette plaine autour de laquelle il y avait foule de cabarets et de guinguettes où les recruteurs dressaient heureusement leurs filets et faisaient abondantes récoltes de héros. Les jours de revue leur étaient particulièrement favorables car, ces jours-là, les fainéants et les badauds accouraient pour jouir de ce spectacle.

« Il va signer son nom dans un cabaret de Neuilly, dit Mercier (1)
« et le voilà adjoint aux héros qui vont cueillir les lauriers des
« batailles. L'artisan a vu tant de soldats assemblés dans la plaine
« qu'il n'a pu ce jour là dompter l'envie d'en aller augmenter le
« nombre. »

En 1767, le curé de Neuilly fut appelé à bénir l'étendard des
grenadiers à cheval. Un an plus tard le cheval de M. de Princey,
comte de Poilley désarçonna son cavalier ; le comte mourut des
suites de sa chute et fut inhumé dans le cimetière de Villiers (2).

Enfin, sous le règne de Louis XIV, les premières courses de
chevaux eurent lieu dans la plaine des Sablons dont le sol se
prêtait d'ailleurs à merveille à ce genre de sport. Ces courses se
faisaient sous les auspices de M. le duc d'Orléans et de plusieurs
autres grands seigneurs.

A la suite d'une revue passée par le roi, « un homme simplement
« vêtu, dit l'abbé Bellanger, (3) fut introduit auprès de lui et tous
« les deux causèrent fort longuement. De cette entrevue sortit une
« expérience dont les populations recueillirent bientôt les féconds
« résultats. Des famines réelles ou factices causaient dans les
« provinces des maux déplorables. Louis XVI cherchait et faisait
« chercher tout ce qui pouvait atténuer ce fléau redoutable. Or,
« dans l'interlocuteur de la plaine des Sablons, il avait rencontré
« un auxiliaire puissant et efficace. Parmentier, *apothicaire en
« chef* des Invalides avait demandé au monarque cinquante-quatre
« arpents de cette terre sablonneuse, jugée digne, tout au plus,
« d'être foulée aux pieds des soldats et des chevaux, pour montrer
« jusqu'à l'évidence, la facilité de la culture de la pomme de terre.
« Ce tubercule si précieux, transporté du Pérou en Europe dès
« le XVe siècle, cultivé en grand dans l'Italie et introduit en France
« dans nos longues guerres de Flandre, avait été multiplié avec
« succès dans nos provinces méridionales. Turgot en avait intro-
« duit la culture dans le Limousin et l'Anjou, mais une aveugle
« prévention avait surgi contre la pomme de terre dans le Centre,
« l'Est et le Nord, on prétendait qu'elle engendrait des fièvres

(1) Tableau de Paris, chap. CCCXVII.
(2) Archives locales. Registres paroissiaux.
(3) Neuilly et ses châteaux.

« pernicieuses et qu'elle appauvrissait les riches terrains qui la
« recevaient. L'expérience de la plaine des Sablons fut décisive.
« Parmentier ensemença ces arpents dont la stérilité était notoire,
« bravant les plaisanteries de ceux qui traitaient sa conduite de
« folle originalité. Bientôt des racines poussèrent des tiges qui se
« couvrirent de fleurs ; composant de ces fleurs un bouquet, il le
« porta au Roi, protecteur de son entreprise. Ce prince, au milieu
« de ses courtisans, orna la boutonnière de son habit d'une de ces
« fleurs et toute la cour l'imita, de telle façon que Parmentier n'en
« avait assez apporté. La récolte vint confirmer les espérances du
« bienfaisant agronome. De nouveaux essais furent tentés dans la
« plaine de Grenelle et ils réussirent également. Les contrées
« voisines voulurent jouir des avantages de cette production, en
« sorte que c'est aux efforts de Parmentier que l'on doit réelle-
« ment l'introduction dans notre pays de l'usage d'un légume qui
« est devenu l'une des principales nourritures de l'habitant des
« campagnes et une des ressources les plus grandes contre la
« disette. Parmentier fit du pain de pomme de terre sous les yeux
« de Franklin ; il enseigna aux pâtissiers de Paris le secret de
« fabriquer le gâteau dit *biscuit de Savoie*, dont la base est encore
« la fécule de pomme de terre. Avec la récolte de la plaine des
« Sablons, il donna un dîner dont tous les mets, et jusqu'aux
« liqueurs consistaient en pommes de terre déguisées sous vingt
« formes différentes, où il avait réuni de nombreux convives. Leur
« appétit se soutint constamment et les louanges qu'ils prodiguè-
« rent à leur hôte tournèrent à l'avantage de la plante merveilleuse.
« On avait proposé de substituer au nom impropre de pomme de
« terre celui de *parmentière*. L'usage n'a pas sanctionné cette
« démonstration qui eut été le témoignage d'une juste reconnais-
« sance du peuple envers un véritable bienfaiteur. »

Après cette expérience décisive qui propagea la culture de ce
tubercule, la plaine des Sablons reprit sa précédente affectation ;
elle redevint l'emplacement réservé aux revues et la Révolution
la militarisa davantage encore. La Convention Nationale fit
établir un camp de jeunes gens de 16 à 17 ans, qui reçurent le nom
d'Elèves de l'Ecole de Mars. Le but de cette institution, selon la
loi d'organisation du 13 prairial an II. — Ier Juin 1794 — était de
donner à ces jeunes gens, « par une éducation révolutionnaire,

toutes les connaissances et les mœurs d'un soldat républicain » ;
alors, devant la population plutôt étonnée, l'on fit parader des
enfants revêtus ou d'une tunique de spartiate ou d'une toge de
prétorien. Comprenant enfin le ridicule de sa fondation, la Convention, quelques mois après, le 2 brumaire an II — 23 octobre
1794 — vota une nouvelle loi. L'école fut licenciée et les élèves
s'en allèrent comme ils étaient venus. Des fédérés succédèrent aux
enfants et prirent leurs quartiers au camp de Neuilly. Il y eût des
exercices militaires, un tir, surtout un parc d'artillerie qui, dans
l'histoire de Napoléon, joue un certain rôle.

Le futur empereur, le général Bonaparte jouissait de la confiance de la Convention qui l'avait chargé de la défendre
contre les attaques de quarante mille gardes nationaux. Bonaparte
n'ayant que cinq mille hommes à opposer à cette force, résolut de
les faire appuyer par de l'artillerie. Il savait que, par suite du
départ des fédérés pour la frontière, les quarante pièces de canon
du camp de Neuilly étaient quelque peu abandonnées. Il fit
appeler Murat, chef d'escadron, et lui donna l'ordre d'aller enlever
l'artillerie de Neuilly. Murat, suivi de cinquante cavaliers,
s'élance, arrive au camp en même temps qu'une colonne de gardes
nationaux venus dans le même but ; mais devant l'attitude résolue
de Murat et de ses hommes, la colonne fait demi-tour et rentre à
Paris. Le chef d'escadron n'hésite pas, fait mettre pied à terre à
ses hommes, attelle les chevaux aux canons et le lendemain, à six
heures du soir, le 13 vendémiaire était fait...

Là se termine l'existence du camp fondé par la Convention.

Plus tard, une entreprise particulière tenta d'en faire un vaste
jardin public dans le genre de Tivoli. Il y eût des courses à cheval ;
d'autres avec des chars renouvelés des temps antiques, mais le
bois de Boulogne était vraiment trop près. Par les beaux jours, le
public préférait encore les frais ombrages.

Peu à peu la spéculation s'empara de la plaine des Sablons,
on y traça les rues d'un nouveau village qui prit le nom de
Sablonville.

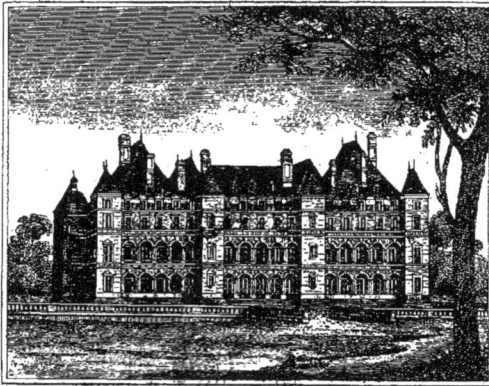

Château de Madrid.

CHATEAU DE MADRID

A l'angle des boulevards Maillot et Richard Wallace, on voit un chêne monstrueux planté, dit la tradition, sous le règne de François Ier (1513-1547) et respecté par le service des promenades de Paris. Cette mansuétude, de la part d'une administration amou-reuse de la ligne tracée au cordeau, à l'égard d'un arbre qui se refuse à tout alignement, n'en donne que plus de poids à la tradi-tion. C'est en face de cet arbre, vers Neuilly, que se trouvait le château de Madrid dont la création se rattache à la bataille de Pavie. De ce combat, nul n'ignore l'issue malheureuse pour François Ier. Prisonnier de Charles-Quint, il écrivait à sa mère, le soir même, une lettre dont on a fait le mot héroïque : *Tout est perdu, fors l'honneur.* Au bout d'une année, le roi de France recouvra sa liberté, mais au prix d'un traité honteux que, d'ail-leurs, il désavoua aussitôt la frontière franchie.

Trois années plus tard, François Ier fit commencer la construc-tion de ce château dont l'achèvement eut lieu sous le règne de Henri II. Voici la description qu'en fait un contemporain :

« Tout l'édifice, dit-il, n'est qu'une masse et consiste en ce qui
« s'ensuit. Premièrement, à chaque étage est une salle garnie
« d'une petite sallette, en laquelle est une cheminée royale ; der-
« rière icelle cheminée, il y a un petit escalier par où l'on monte
« l'étage sans être vu ; le plancher de la sallette est élevé seule-
« ment de la moitié de la hauteur de la grande salle, y ayant au-
« dessus comme une chapelle ; cette sallette sert de retraite pour
« les princes et ont leur regard tant l'une que l'autre sur ladite
« grande salle ; aux deux côtés il y a huit chambres et quatre

« garde robes, quatre avec deux garde robes de chaque part ser-
« vantes de commodités.

« Par le dehors, règnent autour tant au premier qu'au second
« étage, allées en galeries ouvertes à arcs voûtés à plat et au-dessus
« d'icelles, qui est le troisième étage, terrasses régnantes égale-
« ment ès coins des susdites quatre chambres et garde robes, qui
« font de chacun son côté un corps de bâtiment ; y a un petit
« pavillon quarré en saillie, outre les galeries dans chacune des-
« quelles à savoir : aux quatre prochains de la salle est une
« mondée, et aux quatre autres des garde robes ; entre les deux
« qui sont aux bouts y a encore une tour de chaque côté, esquelles
« est une vis fort bien et industrieusement faite, principallement
« l'une d'icelles qui doit être soigneusement remarquée entre
« artisans et mise en leurs tablettes ; au-dessus des terrasses sont
« aussi deux étages avec les galetas et est ce bâtiment couvert de
« plusieurs pavillons entrelacés les uns aux autres, et le tout si
« bien simétrié, tant en son plan qu'enrichissements que rien
« plus : fait au reste la plus grande partie des enrichissements du
« premier et deuxième étage par le dehors de terre émaillée.

« La masse est fort éclatante à la vue d'autant qu'il n'est pas
« jusqu'aux cheminées et lucarnes qui ne soient remplies d'œuvres.
« Mais outre ce que dessus, une chose me semble digne d'admi-
« ration de voir les offices pratiquées dessous en même sorte et
« manière des commodités que le dessus et icelles toutes voûtées
« ayant leur jour descendant du haut par quelques quadres aussi
« pratiqués au rez de terre, répondant iceux jours chacun en son
« endroit de l'office, m'étant advis qu'entre les singularités remar-
« quables de bâtiment esquis de France, les offices de ce lieu
« doivent êtres tenues pour les principalles de toutes. Le roi
« François, premier du nom, fait faire cette maison laquelle est
« accompagnée d'un parc ayant deux lieues de tour ou environ ;
« et pour vous faire entendre que ce lieu est digne d'être vu et
« considéré, je vous en ai désigné particulièrement quelques enri-
« chissements... (1) »

Certains historiens ont prétendu que la dénomination de ce
château provenait de ce que François Ier le fit édifier sur le modèle

(1) Androuet du Cerceau. Les plus excellents bâtiments de France.

de celui qui lui servit de prison. C'est une erreur (1). Le motif suivant, nous paraît plus exact : « Les courtisans du règne de ce « roi disaient que ce prince, lorsqu'il se retirait dans cette « maison, était aussi invisible que dans sa prison d'Espagne (2). »

D'ailleurs, nous ferons remarquer que le nom de Madrid n'était pas pour plaire aux Valois. Tant qu'ils régnèrent, cette résidence fut officiellement désignée sous le nom de château du *Bois de Boulogne*, ou de *Boulogne* simplement. Le nom de Madrid prévalut, mais plus tard.

François Ier se plaisait beaucoup en cette habitation où, contre l'usage de ses prédécesseurs, il recevait les dames à sa cour. — « *Une cour sans femmes*, disait-il galamment, *est une année* « *sans printemps et un printemps sans roses.* »

Le roi chevalier ne vit pas l'achèvement du château. M. Bellanger (3) dit que les sculpteurs travaillaient encore à l'un des escaliers d'honneur en y représentant les *Métamorphoses d'Ovide* lorsque le prince mourut à 53 ans. Sous le règne de Henri II, l'intérieur fut décoré avec un luxe inouï. L'auteur que nous venons de citer ajoute que le chiffre de Catherine de Médicis fut accolé aux chiffres du roi et de Diane de Poitiers. C'est là encore une trop grosse erreur pour la laisser subsister. Toutefois, nous devons reconnaître que l'initiale H avec les deux C adossés forment un ensemble dans lequel on a pu voir volontiers le D du nom de Diane (4), sa maîtresse.

Madrid fut ensuite la demeure favorite de Charles IX. Doué d'un esprit vif et pénétrant, d'un courage remarquable, ce prince avait de l'éloquence et même un certain talent de poète. Admirateur de Ronsard, il lui adressa ces beaux vers :

> L'art de faire des vers, dût-on s'en indigner,
> Doit être à plus haut prix que celui de régner ;
> Tous deux également nous portons des couronnes,
> Mais roi je les reçois ; poète, tu les donnes.

(1) Comtesse d'Aunoy. Relation de voyage en Espagne.
(2) Hilarion de Coste, cité par Mongez. Hist. de la Reine Marguerite de Valois.
(3) Neuilly et ses châteaux.
(4) *Intermédiaire des Chercheurs et Curieux.* Nᵒˢ d'Avril 1899.

Le naturel de ce prince fut perverti par les soins de sa mère, Catherine de Médicis qui, voulant se maintenir au pouvoir, s'efforça de rendre son fils incapable de gouverner.

Au château de Madrid, Charles IX avait établi ses ateliers de charronnage et d'armurerie. Il y composa, dit-on, un ouvrage sur la *chasse Royale ;* et ses ordonnances étaient datées de son *château de Boullongne*. Il y faisait de fréquents séjours, et voici une anecdote que Brantôme (1) raconte :

« Il me souvient qu'après la seconde guerre civile et durant la
« petite paix le roy Charles vint à estre mallade à Madrid. Un jour
« après qu'il eût disné, il commanda à tout le monde de se retirer,
« puis commanda à Messieurs d'Estrozzes et Brissac de demeurer.
« A M. d'Estrozze, il luy fit donner un luth par Losman, jeun'homme
« chantre de sa chambre et très bon joueur de luth, et dist audict
« M. d'Estrozze qu'il en jouast. car c'estoit le seigneur et le gentil-
« homme de France qui en jouait des mieux ; et puis commanda à
« M. Brissac de danser soutz luy, qui n'y faillit point, car ce prince
« surtout vouloit estre fort obéy. Si bien que l'un et l'autre ne
« faillirent de jouer et de danser et principallement la *gaillarde*
« (2) et les *canaries* (3) qui pour lors avoient grand' vogue. Le
« roy y prit son plaisir et à tel spectacle et à telle ouy assez long-
« temps et puis il dist à aucuns que nous estions là, mais fort peu
« (et le roy m'avoit commandé de rester demeurer entre autres
« capitaines et gentilzhommes que nous estions peu là restez) :
« *Voylà comme après que j'ay tiré du service de mes deux cou-*
« *ronnelz à la guerre j'en tire mon plaisir à la paix.* Et certes, il
« avoit raison car c'estoit une belle chose de voir ces deux couron-
« nelz si parfaicts en deux telz divers exercices. »

Ce fut au milieu des guerres de religion que mourut Charles IX.
« L'ardeur qu'il avoit, dit de Thou, pour les exercices violents,
« la chasse, le ballon, les danses outrées, la fabrication des armes,
« l'avoit rendu presque insensible aux plaisirs de l'amour et on
« ne lui a point su de maîtresses qu'une jeune fille d'Orléans —

(1) Grands capitaines et couronnelz françois.

(2) Danse composée d'un pas assemblé, d'un pas marché et d'un pas tombé. Diction. de Richelet.

(3) Danse inventée, croit-on, dans les îles Canaries. Les danseurs s'habillaient en sauvages et dansaient comme eux. Dict. de Richelet.

« Marie Touchet — dont il eût à Neuilly un fils nommé Charles
« comte d'Auvergne et d'Angoulème. Il mangeoit peu et dormoit
« peu ; et depuis la Saint Barthélemy son sommeil étoit souvent
« interrompu par un frisson d'horreur qui le saisissoit tout à coup.
« Pour le rendormir, on faisoit chanter ses pages. »

Lorque le cardinal de Lorraine prononça son oraison funèbre,
il conta cette anecdote : « A l'époque où Charles IX fut sacré à
« Reims, il n'avait pas douze ans. La cérémonie fut longue, et
« harassé de fatigue, il se mit à pleurer. On lui demanda la cause de
« son chagrin. Alors, portant la main à sa tête, il dit : — *C'est la*
« *couronne, elle est trop lourde*! » — Que ce soit là le résumé de
son règne et l'excuse de sa mémoire !

Henri III, qui succéda à Charles IX, était doué des qualités les
plus séduisantes. Il avait une bravoure brillante, une parole facile
et élégante, un esprit délicat et distingué. Mais que de misères
chez un homme si bien doué! Il avait une ridicule passion pour
les perroquets et les petits chiens ; il alliait la superstition à la
débauche et suivait des processions de *Flagellants* entre deux
orgies.

Il eut l'idée, au moins bizarre, d'amener dans ce château toute
une ménagerie d'animaux féroces. Des lions, des ours, des loups,
furent installés dans les caves. Puis, de temps en temps, on leur
donnait la liberté afin qu'ils pussent offrir au roi le spectacle d'un
combat entre eux. La ménagerie disparut. Mortellement frappé
par Jacques Clément, le dernier des Valois reconnut, avant d'ex-
pirer, les droits des Bourbons au trône de France.

Au dire de M. Bellanger, le château de Madrid et le parc de
Boulogne ne rentrèrent pas dans la succession de la couronne.
La princesse Marguerite, femme du Béarnais, aurait, paraît-il,
recueilli directement de son frère Henri III cette portion d'héritage. D'autres auteurs ont prétendu que ces propriétés auraient
été le prix du consentement de Marguerite à son divorce. Ces
assertions ont échappé à nos recherches. Mais il est certain que
Marguerite de Valois fut propriétaire du château de Madrid.

Henri IV voulut rétablir les industries qui avaient périclité
pendant les dernières guerres et doter la France d'industries
nouvelles. La fabrication de la soie fut une de celles qu'il désira
développer, malgré l'opposition que fit Sully.

Marguerite de Valois étant à Usson, où elle s'était retirée, le bois de Boulogne et Madrid étant tombés en une sorte de déshérence, Heni IV y installa une magnanerie — de magniaux, surnom des vers à soie dans le Midi (1). La direction de cet établissement modèle fut confiée à un milanais nommé Balbani dont on retrouve le nom dans la dénomination d'une des allées du bois. Mais les gardés, les intendants, trop heureux de l'absence de Marguerite, leur maîtresse, firent tant de misères au malheureux Balbani, qu'il dut renoncer à ses expériences. En apprenant cela, Marguerite s'empressa d'écrire à Henri IV la lettre suivante :

« Monseigneur, j'ai su que vous aviez fait établir un ménage de soies en ma maison de Boulogne et parce qu'on m'a averti que le sieur Balbani à qui Votre Majesté en avait donné la charge l'avait interrompu ayant appris que la maison était à moi, j'ai été très marrie, m'estimant et mes maisons et tout ce qui est mien ne pouvoir servir à plus digne offrande et qui soit plus agréable que ce qui est du plaisir de Votre Majesté ; honorez-moi donc tant Monseigneur que d'en disposer à votre volonté et de croire que le changement de condition ne changera jamais en moi ce devoir et cette volonté. »

Usson, 19 mai 1600 (2).

A partir de ce moment, Marguerite de Valois ne cesse de réclamer « sa maison de Boulogne qui n'est plus nécessaire *aux faiseurs de soie.* » Il y a lieu de croire que le roi lui donna satisfaction, car dans la *Revue Rétrospective* (3) nous avons trouvé une lettre du *14 décembre 1601*, datée de *Boulogne* et adressée *au Roi, mon seigneur et frère* (4).

Quatre ans plus tard, après un séjour à Usson, Marguerite de Valois vint directement au château de Madrid, où, à son arrivée, Henri IV l'envoya complimenter par les ducs de Vendôme et de Montbazon et plusieurs de ses courtisans. Le premier fils, de Henri IV et de Gabrielle d'Estrées, né en 1594, avait donc alors

(1) Henri Martin, *Hist. d France.*, t. XII.
(2) Mémoires et lettres de Marguerite de Valois.
(3) T. 2, 1ʳᵉ série.
(4) Le divorce avait été prononcé en 1599.

onze ans. Or voici, à propos de la mission dont avait été chargé le duc de Vendôme, une curieuse lettre de Marguerite de Valois :

« Boulogne, 20 juillet 1605.

« *Au Roi, mon seigneur et frère,*

« Monseigneur, toutes paroles sont au-dessous de ce que je
« ressens de l'honneur dont il a plu à Votre Majesté m'honorer
« par M. de Vendôme, digne effet d'une royale naissance, tant en
« corps parfait, en beauté, qu'en l'esprit qui surpasse son âge. Je
« crois, Monseigneur, que Dieu l'a donné à Votre Majesté pour
« en recevoir quelque grand service et contentement. Je n'eus
« jamais plus agréable ravissement que l'admiration de la
« merveille de cette enfance toute prudente et pleine de sérieux
« discours ; c'est à la vérité une royale production digne de Votre
« Majesté qui en fait d'animé ou d'inanimé qui ne surpasse
« l'ordinaire, comme ce beau bâtiment que j'ai vu en passant
« l'eau, et comme l'honneur dont il lui plaît combler ceux qu'il lui
« plaît rendre dignes de sa faveur. Je l'éprouve aujourd'hui n'en
« pouvant rendre assez de très humbles grâces à Votre Majesté,
« n'ayant rien en moi ni de moi qui puisse égaler l'obligation
« d'un tel honneur, qui ne croîtra non l'affection très humble et
« fidèle à son service, l'étant de long-temps mise à son période,
« mais le courage de m'en rendre digne pour me faire, en **toutes**
« les actions de ma vie, paraître

« Votre très humble, très obéissante, servante, sœur et sujette,

« Marguerite ».

« En l'honneur que j'ai reçu, Monseigneur, j'ai eu l'extrême
« appréhension que la corvée que faisait ce petit ange tant délicat
« ne lui fît mal et l'ai importunément supplié de ne passer Paris
« et aussi certes cela ne se devait pas et s'en est pensé trouver
« mal. Votre Majesté me pardonnera si j'ose lui dire qu'il en faut
« avoir plus de soin (1) ».

En même temps qu'elle envoyait cette lettre à Henri IV, la Reine lui dépêcha plusieurs des officiers de sa maison.

Enfin le Roi lui-même se rendit auprès d'elle. « Il demeura trois

(1) *Revue Rétrospective*, 1ʳᵉ série, t. II.

« heures avec elle et se retira fort content. Ce fut, sans doute,
« dáns cette entrevue qu'il la pria d'être plus ménagère et de ne pas
« faire de la nuit le jour. Mais elle lui répondit sur le premier
« conseil que la dépense et la prodigalité étaient chez elle un vice
« de famille. Quand au second, elle lui dit qu'il lui était impossible
« de se corriger d'une habitude aussi invétérée ». (1)

Dupleix (2) nous dit encore : « Je la fus trouver à Madrid qu'elle
« faisait appeler Boulongne du nom d'un bourg prochain. La
« mémoire de Madrid, en Espagne, où le roi François Ier, son aïeul,
« avait été prisonnier, lui étant devenue odieuse. Elle y était avec
« Vincent de Paule, son aumonier...... ».

Mais la versatilité que Marguerite de Valois apportait en toutes
choses, la conduisit bientôt à délaisser le château de Madrid pour
la résidence qu'elle s'était fait construire, à Paris, rue de Seine, où
elle mourut.

Plus fréquents furent les séjours de Louis XIII, au château de
Madrid, et nombreuses sont les lettres qu'il data de cette demeure.
Entre toutes, nous avons choisi la suivante qu'il adressait au cardinal de Lavalette, fils du duc d'Epernon, lequel dirigeait le siège
de Landrecies.

« Mon cousin je ne reçois point de nouvelles du siège que vous
« faictes que je naye en même temps nouveau subiet de satisfaction
« de vos soings, affection et conduite, j'accorde bien volontiers la
« compagnie du feu sieur de Montesquiou à celluy pour lequel vous
« mescrivez et aussi lenseigne en faveur de l'autre. Je me promets
« de votre fidélité et de votre zèle les mesmes soingz pour la
« perfection de ce que vous avez si bien commencé. Soyez aussi
« asseuré de ma bonne volonté priant Dieu qu'il vous ayt, mon
« cousin, en sa sainte garde. Escrit à Madrid ce XXe jour de
« juillet 1637.

                                                        LOUIS.

« Vous témoignerez à mon cousin le duc de Candale, votre frère,
« la mesme satisfaction que jay de ses services. »

C'est vraisemblablement à Louis XIII qu'il faut attribuer la
création d'une chapelle royale au château de Madrid. Tous les

(1) Mongez. Hist. de Marguerite de Valois.
(2) Cité par l'abbé Lebeuf. Hist. du diocèse de Paris.

historiens de Neuilly, pour affirmer que cette chapelle fut fondée
par Louis XV, se sont appuyés sur Piganiol de la Force (1). « Le
« roi, dit-il, par lettres patentes données à Versailles au mois de
« janvier 1724, a fondé une chapelle royale dans ce château sous
« l'invocation de saint Louis et pour la dotation de laquelle chapel-
« le, y a uni le Prieuré de la Celle dépendant de l'abbaye de
« Moutier-La-Celle-les-Troyes, lequel vaut environ deux mille
« livres de rente. » Cette indication, exacte d'ailleurs nous a
conduit à faire des conjectures : ou bien l'exercice du culte fut,
pendant un certain temps, interrompu et Louis XV le fit rétablir,
ou bien Piganiol de la Force a fait une confusion qui nous échappe.
La seconde de ces hypothèses nous paraît la plus vraisemblable,
car il est certain qu'en 1636 il existait une chapelle au château de
Madrid. Au reste, en voici la preuve : « Ce jourd'hui, vingt-
« troisième jour de juin, Anne, fille de Jean de Ricard, escuier,
« concierge du chasteau de Madrid et de damoiselle Marie de
« Chevreuse, ses père et mère, a esté baptisée en la chapelle
« roïalle dudit chasteau....(2) »

Le passé du château de Madrid, la sollicitude dont il avait été
l'objet de la part de toute une succession de rois, les diverses
affectations qui lui avaient été appliquées, même celle de prison
à l'usage de Broussel (3) rien ne lui valut d'être choisi comme
résidence par Louis XIV dont les préférences étaient pour
Versailles et Marly. Mais alors il reçut une destination d'une
utilité incontestable qui eût suffit à perpétuer son souvenir et à
rendre son nom inséparable de toute histoire sur la naissance et le
développement de l'industrie en France. C'est effectivement au
château de Madrid que fut installée, en 1656, la première fabrique
de bas de soie (4). « Le 23 février 1697, disent les registres
« paroissiaux, fut inhumé dans l'église de Villiers, le corps de
« Louise Holman, veuve de Claude Indret, en son vivant conseil-
« ler du roi, tous deux premiers instituteurs en France de la
« manufacture des bas au mestier en la façon d'Angleterre

(1) Description de Paris et des environs.
(2) Reg. paroissiaux.
(3) Pendant la Fronde.
(4) Voyez Armenonville.

« establye par le roy au chasteau de Madrid dans lequel laditte
« dâme est décédée » (1).

L'installation de cette fabrique ne fut pas faite dans de telles
proportions que le château lui ait été entièrement consacré. Elle
n'en occupait qu'une partie, tandis que le reste était réservé aux
logements perpétuels. Dans l'ancienne monarchie il était, en effet,
d'un usage constant, d'attribuer un logement « à vie » aux grands
dignitaires du pays ou aux personnalités d'un grand mérite.
L'abbé Bellanger (2) s'est, à ce propos, livré à des recherches ; il
a relevé des noms que nous citerons comme il l'a fait, sans nous
occuper de la chronologie : Le comte de Sainte Maure (Montausier) ;
le duc de Béthune, marquis de Chabris, ambassadeur du roi en
Pologne qui épousa, en 1684, dans l'église de Villiers, la belle-
sœur de Sobieski ; le prince de Marcillac, etc. . . . .

De tels hôtes maintenaient au château de Madrid, son importance et sa notoriété. Aussi, en 1717, lors de son voyage en France,
le czar Pierre-le-Grand voulut-il le visiter. Comme il revenait de
Saint-Cloud, le dimanche 23 mai 1717, l'empereur de Russie
s'arrêta quelques instants à Madrid (3).

Aux noms que nous avons cités d'après M, Bellanger, il convient,
ici, de mentionner celui de Fleuriau d'Armenonville dont nous
parlons ailleurs (4). Ce ministre secrétaire d'Etat fut même,
croyons-nous, un des derniers à bénéficier du logement perpétuel,
et cela, comme on le verra, dans des conditions toutes particulières.

Louis XVI accorda le même privilège à deux personnes : Le
Pelletier de Rosambo, Président à Mortier au Parlement de Paris,
et Dufour, le doyen de ses maîtres d'hôtel. Puis, vers 1788, à la
suite d'un rapport ayant pour base des mesures d'économie, le
roi ordonna la démolition du château de Madrid. Bien qu'enre-
gistré le 14 mars suivant, cet édit ne reçut pas d'exécution.

La Révolution éclata. Madrid devenu bien national, fut mis en
adjudication le 27 mars 1792, au district de Saint-Denis (5). Le
château, ses dépendances et 25 arpents de terre furent adjugés à

(1) Arch. loc. Reg. paroissiaux.
(2) Neuilly et ses châteaux
(3) Saint-Simon. Mémoires.
(4) Voyez chap. Armenonville.
(5) Comte Laborde. Le château du Bois de Boulogne, dit château de Madrid.

une compagnie d'entrepreneurs de démolitions, autrement dire à une bande noire. L'un d'entre eux, le sieur Leroy, jugea à propos de se séparer de ses co-associés. Il enchérit de 20.000 livres. Resté seul, Leroy fut déclaré adjudicataire pour la somme de 648.201 livres assignats, à peu près 200 mille francs de notre monnaie actuelle... Leroy se mit immédiatement à l'œuvre. Les boiseries, les fers, tout ce qui put être détaché facilement fut mis à part et vendu. Le plomb, considéré comme métal de guerre et vendu comme tel, produisit, paraît-il, plus de 150 mille livres. Mais ces vandales ignoraient le produit que l'on pouvait tirer des objets en terre vernissée qui avaient fait du château de Madrid, *le château de faïence*. Ces objets cédés en bloc à un maître paveur, nommé Hilaire, furent mis au pilon pour en faire du ciment. Cependant l'entrepreneur, ayant des engagements envers le Domaine, voulut hâter la démolition de Madrid, mais le gros œuvre résista à la pioche. Leroy songea à employer l'incendie. Le feu fut mis au quatre coins. La construction ne broncha pas. Seuls, deux ou trois murs fléchirent. Il fallut revenir au premier outil. Alors le travail se fit avec une telle lenteur que le concessionnaire ne put faire face aux conditions de l'adjudication. Déchu de ses droits, une folle enchère fut affichée pour le 20 juillet 1792. Peu importait à Leroy qui, en somme avait déjà tiré du château de Madrid, tout le parti immédiat possible. C'était, d'ailleurs, tellement exact que personne ne se présenta. L'Etat n'eût plus qu'une ressource : lotir le domaine de Madrid et le vendre par parcelles. Alors des acquéreurs se présentèrent. M. le docteur Ratry entra en possession du lot réservé, c'est-à-dire du château de Madrid et y installa une maison de santé qui ne réussit pas et fut vendue à M. Decazes, alors Ministre de l'Intérieur, qui pensa l'utiliser en y établissant le haras de l'Etat. M. Decazes acheta donc, de M. Ratry, en 1819, mais, deux ans plus tard, M. de Corbières supprima le haras. Enfin ce qui restait du château de Madrid, c'est-à-dire le sol, — car on pense bien qu'après de telles épreuves et de si fréquents changements, il ne devait plus rien rester de la construction, — fut vendu à M. Crémieux. marchand de chevaux. A celui-ci a succédé un restaurant.

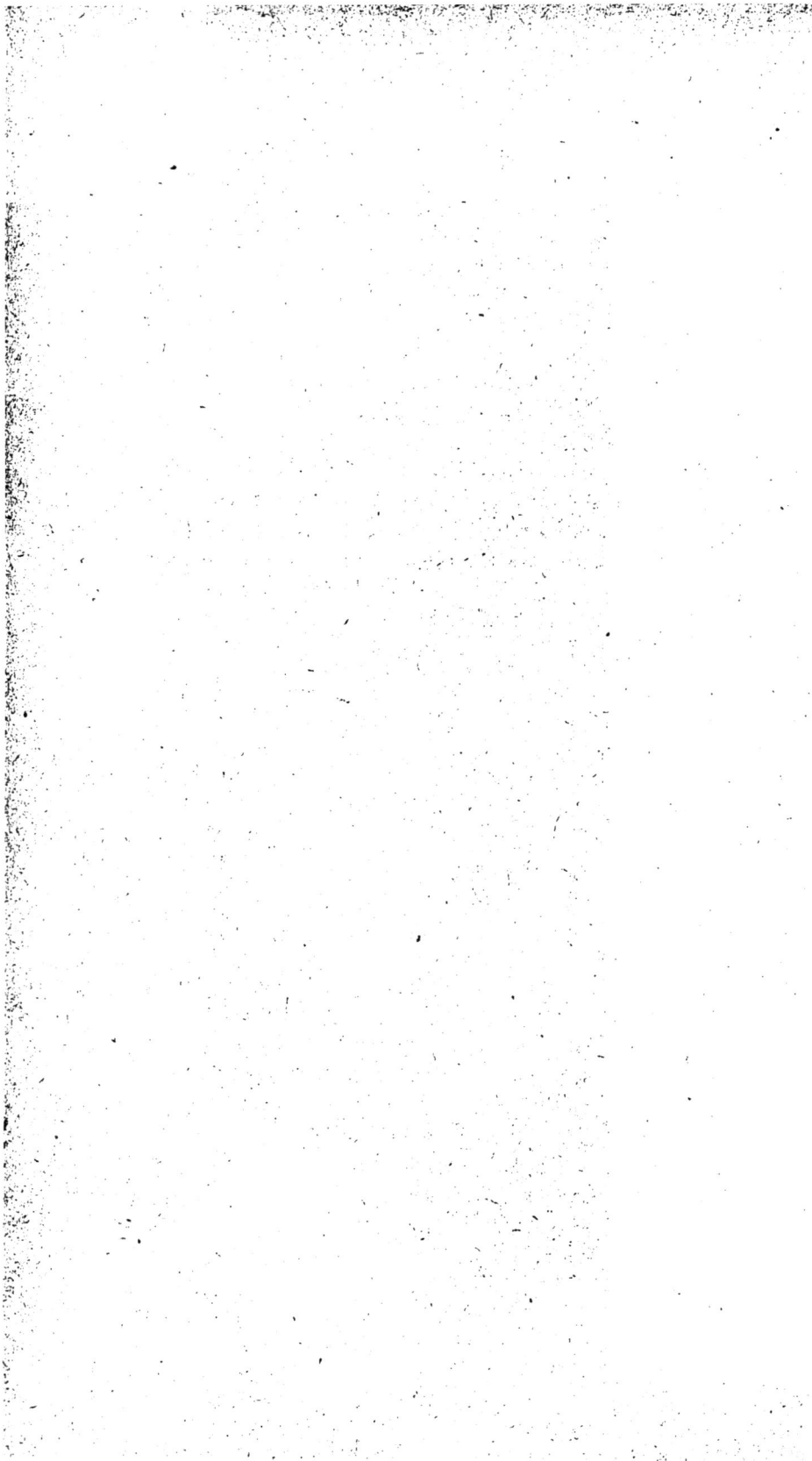

BAGATELLE

Au temps de Henri IV, cette habitation ne devait être qu'un pavillon de chasse dépendant du château de Madrid, et dans son voisinage se trouvait l'abbaye de Longchamp, gouvernée alors par Catherine de Verdun avec qui Henri IV aimait à s'entretenir. Mais la versatilité du roi le conduisit vers d'autres interlocutrices. Toutefois, des relations du Roi avec l'Abbesse, il dut résulter pour ce « pavillon » une sorte de destination toute particulière, et même une réputation à laquelle, sans doute, il dut d'être désiré pour demeure par Mademoiselle de la Chausseraye. Sur la demande de cette dernière, le Roi la lui attribua.

« Chausseraye, dit Saint-Simon (1), avait été remarquée par « le feu roi, Louis XIV, et devint en petit une autre Madame de « Soubise.

Chausseraye, pour la nommer comme l'historien que nous venons de citer, était une grande et grosse fille, mais douée d'infiniment d'esprit, de beaucoup de jugement, et qui semblait être née pour l'intrigue. Elle n'était rien et n'avait rien à son arrivée à Paris, mais, par contre, elle était riche d'ambition. Son nom était Le Petit de Verno. Son père appartenait à la plus infime noblesse. Toutefois la nature l'ayant comblé d'avantages physiques, il fut remarqué par la marquise de la Porte Vézins, dont il était le voisin, dans le pays où elle passait le temps de son veuvage. Un mariage eut lieu par la suite. Alors, sur les conseils de sa femme, Monsieur de Verno devint Monsieur de Chausseraye, nom d'une méchante terre qu'il possédait dans le Poitou. De ce

(1) Mémoires.

4

mariage naquit une fille qui causa la mort de sa mère. Tout
d'abord cette enfant fut complètement abandonnée de ses parents
maternels, de sorte que les premières années de Mademoiselle
de Chausseraye s'écoulèrent dans l'obscurité et dans la misère. Un
peu plus tard cependant son oncle maternel se départit de son indifférence et se décida de tenter quelque chose en sa faveur. Il la
présenta d'abord aux autres membres de la famille qui lui firent
grise mine. Mais Chausseraye, avons-nous dit, était née pour
l'intrigue. Adroite et insinuante comme elle l'était, elle s'efforça
de pressentir les gens, étudia leur côté faible et ne négligea
aucune prévenance envers eux. C'est ainsi que le Maréchal de
Villeroy finit par se laisser gagner. Il obtint pour elle la protection
de Madame de Ventadour et la fit recevoir fille d'honneur de
Madame. « Il n'en fallait pas davantage à Chausseraye pour faire
« son chemin à la Cour (1) ».

De mœurs semblables à celles de Madame de Ventadour, dont
elle devint l'inséparable amie, Chausseraye eut une existence des
plus agitées. Mais, au milieu des intrigues où elle semblait se
complaire, elle ne perdait jamais de vue le côté pratique ; on
pourrait même dire qu'en toutes choses elle ne considéra que cela.
Elle se lia intimement avec Barbezieux, avec le chancelier de
Pontchartrain, puis avec Chamillard qui, durant son passage aux
Finances, ne lui refusa jamais rien. Sous la régence, on lui
connut plusieurs millions, qu'elle perdit cependant. Elle ne s'en
affecta pas plus qu'il était convenable, se sachant d'ailleurs
femme à les retrouver. En effet, en 1713, prétextant un insuccès
dans une affaire de finances dont le roi lui avait permis de s'occuper, elle se fit délivrer une pension de mille écus.

« On dit que le diable, quand il devient vieux, se fait ermite.
« Ainsi fit Mademoiselle de Chausseraye. Ses mœurs, sa vie, ses
« richesses l'effrayèrent. Elle ne sortit plus de son bois de Boulo-
« gne où elle avait une petite maison près Madrid, et n'y reçut
« presque plus personne. Le seul homme ayant accès auprès d'elle
« était l'abbé d'Andigné dont elle était un peu la parente (2) ».

C'est à cet abbé qu'elle raconta le rôle rempli par elle à la

(1 et 2) Saint-Simon. Mémoires.

Cour en différentes circonstances. Ces confidences furent répétées à Saint-Simon qui les intercala dans ses *Mémoires* où elles expliquent bien des faits. Elle-même avait écrit, parait-il, des pages d'autant plus curieuses, qu'elle s'y montrait d'une franchise que l'abbé d'Andigné jugea excessive, et sur son conseil, ces pages furent anéanties.

« L'abbé Lebeuf (1) a vu au cimetière de Villiers, entre le mur
« du sanctuaire et la croix, un cercueil de plomb dans lequel
« reposait demoiselle Marie-Thérèze Le Petit de Vernot de
« Chausseraye, laquelle décéda le 24 mars 1733, à l'âge de 69 ans,
« dans une dépendance du château de Madrid qu'elle tenait de la
« bonté du Roi ».

Nous-même, nous avons trouvé la transcription de son décès :
« Ce jourd'hui vingt six mars — 1733 — a été inhumée dans
« le cimetière de cette église damoiselle Marie-Thérèze Le Petit
« de Vernot des Chausserais, âgée de 69 ans, après avoir reçu
« tous les sacremens, décédée le vingt quatre courant, en pré-
« sence de messire Louis Henry d'Andigné, prestre, docteur en
« Sorbonne, de Benoist de Plessy, intendant de la dite damoi-
« selle, de Charles de Ricard, écuier, sieur de la Chevalleray,
« concierge du château royal de Madrid qui ont signé » (2).

C'est à tort que l'abbé Bellanger dit que l'habitation de Made-moiselle de Chausseraye avait été occupée précédemment par Mademoiselle de Charolais. Ce fut tout le contraire.

« En 1733, Mademoiselle de Charolais acquit de Monsieur de Pezé,
« gouverneur et capitaine de Madrid et du bois de Boulogne, une
« maison dans les dépendances du château, après la mort de la
« personne qui en jouissait. Comme elle était fort bien avec le Roi,
« elle a obtenu la distraction de sa maison et des dépendances et
« lui en fit don en toute propriété. Elle fait de cela sa principale
« demeure comme étant entre Versailles et Paris et elle s'y réjouit
« assez incognito » (3).

Cette princesse, troisième fille de Louis III de Bourbon, prince de Condé, appelé Monsieur le duc, et de Louise Françoise légitimée

---

(1) Histoire du diocèse de Paris.
(2) Archives locales. Registres paroissiaux.
(3) Barbier. Journal.

de France, fille naturelle de Louis XIV, fut appelée d'abord Mademoiselle de Sens, puis Mademoiselle de Charolais. En 1734, elle reçut du roi l'honneur insigne du titre de Mademoiselle, tout court, qui n'appartenait qu'à la fille aînée du frère du roi (1).

« Demeurant fille, elle avait tenu à être appelée Mademoiselle, « bien qu'elle eût plus de trente-deux ans. Elle se fit délivrer un « brevet lui permettant de se faire appeler Mademoiselle, et « malgré les murmures et les cris, elle resta Mademoiselle par « brevet » (2).

En 1750, ce titre passe à la fille de Louis-Philippe I, duc d'Orléans, et elle redevint Mademoiselle de Charolais. D'une figure charmante et douée d'une extrême sensibilité, elle était, peut-être un peu plus qu'il n'eût fallu, compatissante à tous ceux qu'attirait sa beauté.

Mademoiselle de Charolais est peu connue historiquement. Cependant Voltaire l'a immortalisée en lui consacrant un impromptu. Il venait de voir un portrait d'elle, la représentant sous les habits d'une franciscaine et voici les vers qu'il fit à son sujet :

> Frère ange de Charolois
> Dis-nous par quelle aventure
> Le cordon de Saint-François
> Sert à Vénus de ceinture ? (3).

Les éditeurs de Kell racontent que Voltaire, ayant été informé que ce quatrain se chantait sur l'air de *Robin ture-lure*, y ajouta plusieurs couplets.

C'est vraisemblablement Mademoiselle de Charolais qui donna à cette habitation le nom de *Bagatel*, car nous trouvons ce nom mentionné dans un acte de 1736, avec la même orthographe : *Bagatel* (4).

Nous avons dit que sa charité était extrême. Non seulement, Mademoiselle de Charolais était d'une très grande générosité envers les pauvres, mais elle s'apitoyait volontiers sur toutes les

(1) Le Roi. Journal de Narbonne.
(2) Saint-Simon. Mémoires.
(3) Voltaire. Œuvres, t. 1.
(4) Archives locales. Registres paroissiaux

souffrances qu'elle constatait auprès d'elle. Envers ceux qui l'entouraient, se contentant de vivre dans son ombre, dont les soupirs disaient assez la timidité, elle avait des bontés d'âme qui dénotaient d'ailleurs ce qu'avait été son éducation. En toutes choses, cependant, elle mettait la plus grande correction, et, en certaines circonstances se retirait à Bagatelle où la cour qui savait fort bien à quoi s'en tenir, se faisait un plaisir d'aller troubler sa retraite. C'était un va et vient continuel dans cette grande allée qui aboutit à Bagatelle et qui reçut alors le nom d'*allée de Mademoiselle*.

Mademoiselle de Charolais habita Bagatelle jusqu'en 1745. A cette époque, elle céda sa propriété à Lévêque de Gravelle, conseiller du Roi, qui deux ans plus tard la vendait au marquis de Mauconseil. Ce fait est absolument exact, et cependant, dans les registres paroissiaux (1) de 1748, nous trouvons l'acte du mariage d'un domestique « à la porte du château de S. A. S. Mademoiselle « de Charolais » célébré en la chapelle du château de Madrid.

La marquise de Mauconseil habita Bagatelle jusqu'en 1775, mais en 1764 et en 1765, elle adressait d'incessantes réclamations à la Direction des Bâtiments. Il existe, sur cette question, des lettres de Soufflot (2).

A la marquise succéda le prince de Chimay, et enfin le comte d'Artois. Lorsque ce dernier acheta Bagatelle, il revenait de Gibraltar où, selon ses propres expressions, « sa batterie de cuisine était la seule batterie qui eût bien fonctionné. »

Ce n'était au début, pour ce prince, qu'un vide-bouteilles. Mais un pari devait en amener le bouleversement. En effet, le comte d'Artois offrit à la reine Marie-Antoinette de parier cent mille francs que le château qu'il projetait de faire édifier à la place de Bagatelle serait construit et achevé pendant les 64 jours que devait durer le séjour de la Reine à Fontainebleau. Le prince s'engageait même à donner une fête le jour du retour de la Reine. Le pari ayant été tenu, on se mit à l'œuvre aussitôt.

L'architecte Bellanger dressa les plans, 800 ouvriers furent employés et, pour aller plus vite encore, on arrêta sur les routes

(1) Archives locales.
(2) Archives nationales. Carton O'1581.

des environs toutes les voitures de matériaux destinés aux bâtiments particuliers, et l'on s'en empara au nom du prince. Ces
exactions causèrent la ruine de plusieurs entrepreneurs qui ne
purent achever en temps utile les constructions entreprises par
eux. C'est ainsi que le comte d'Artois put gagner son pari et se
faire construire, sans bourse délier, un château qui prit le nom de
« *Folie d'Artois* ». Mais ce nom ne prévalut point. Par la suite,
on revint à la première dénomination.

La nouvelle construction de Bagatelle devint un but de promenade pour les parisiens. La route tortueuse qui y conduisait ne
permettait pas de l'apercevoir ; même lorsqu'on était tout près, le
château se voyait difficilement parce qu'il se trouvait au centre
d'un taillis. Au-dessus de la porte d'entrée, une devise : *Parva
sed apta* — petite, mais commode — six statues placées à l'entrée
caractérisaient l'usage de ce lieu : le Silence, le Mystère, la
Folie….. Le rez-de-chaussée comportait un vestibule, une salle à
manger, un salon, un billard et un boudoir décoré de peintures
voluptueuses. Au-dessus se trouvaient plusieurs chambres à
coucher ; mais la plus remarquable était celle du prince. Elle avait
la forme d'une tente militaire ; des faisceaux d'armes figuraient
les pilastres ; deux canons sur leur culasse simulaient les jambages
du chambranle de la cheminée et des boulets formaient les
chenêts... La façade intérieure de l'édifice était de proportions
élégantes, et ses détails, riches et gracieux. La façade donnant sur
le jardin, était, peut-être, moins ornée, mais sa simplicité n'était
dépourvue ni de goût ni de grâce.

Bien que le comte d'Artois ne fût pas un homme supérieur
quant à l'instruction, il n'en avait pas moins un sens artistique
très développé. Ses préférences étaient cependant pour les gens
de lettres auxquels il donna de précieux encouragements. Delile
dans son poème des « *Jardins* » (1), n'a pas oublié ceux de Bagatelle, ni leur propriétaire :

> Et toi, d'un prince aimable, ô l'asile fidèle
> Dont le nom trop modeste est indigne de toi,
> Lieu charmant, offre-lui tout ce que je lui dois :
> Un fortuné loisir, une douce retraite.

(1) Chant Iᵉʳ.

Bienfaiteur de mes vers ainsi que du poète,
C'est lui qui, dans ce choix d'écrivains enchanteurs,
Dans ce jardin paré de poétiques fleurs,
Daigne accueillir ma muse ; ainsi du sein de l'herbe,
La violette croît auprès du lis superbe.

Le poète Lemierre a également célébré Bagatelle.

Figurez-vous cette plaine riante,
Où, de Saint-Cloud s'étendant vers Neuilly,
Parmi les fleurs, la Seine tournoyante
Cherche à fixer son cours enorgueilli.
L'on y voit point ces bruyantes cascades,
Dont nos regards sont ailleurs attristés :
Mais de ces bords les tranquilles naïades
Invitent l'âme aux douces voluptés.
Du goût anglais imitateur fidèle,
L'art en ces lieux surpasse son modèle.
Bellanger dicte en souverain ses lois
Et, pour orner la beauté naturelle,
De tous côtés son adresse entremêle
Les vers gazons, et les fleurs et les bois.
Apollon trouve une gloire nouvelle
A s'y montrer sous les traits de d'Artois ;
Tous les plaisirs y viennent à son choix ;
Et ce jardin, que sa voix immortelle,
En se jouant, a nommé Bagatelle,
Peut éclipser le jardin de nos rois.

Le comte d'Artois n'amenait à son pavillon qu'une partie de
sa maison. Mais, chaque fois qu'il y venait, il était toujours
accompagné du baron de Monthyon, dont le nom est resté si
célèbre par les donations qu'il fit en faveur des sciences, des
lettres et de la vertu. Monthyon eut même pendant deux années
le château de Bagatelle pour demeure.

A la Révolution, cette propriété devint un établissement public
où l'on donnait des fêtes dans le genre de celles de Tivoli. Mais
l'entreprise ne réussit pas.

Sous le premier Empire, Bagatelle appartint à Napoléon qui ne
fit rien pour réparer les désastres causés par la spéculation du
temps de la Révolution. Au lendemain de 1815, cette propriété
rentra dans le Domaine de la Couronne, et redevint la propriété

du comte d'Artois qui en fit don au duc de Berry. A la mort de ce dernier prince assassiné, par Louvel, le 13 février 1820, Bagatelle resta la propriété de la duchesse.

En 1835, l'Administration des Domaines vendit Bagatelle au marquis d'Hertford, lord Yarmouth, dont l'héritier fut Richard Wallace, que sa philantropie a placé au rang des bienfaiteurs de Paris et de Neuilly.

Contraint de quitter sa propriété lors de la guerre de 1870-1871, celle-ci fut occupée par les troupes allemandes. Mais c'est surtout des fédérés qu'elle eût à souffrir. Des actes de vandalisme inouï furent commis. Et lorsque Richard Wallace revint en France, il ne retrouva guère que les murs; encore n'étaient-ils pas intacts. Il dut meubler à nouveau la maison d'habitation et profita des dégâts qui avaient été commis pour faire élever d'un étage le pavillon construit par le comte d'Artois. Cette modification transforma absolument le caractère de ce château. De toutes les particularités que nous avons signalées dans sa description, il ne reste guère que les canons. Ils ornent encore la cheminée d'un boudoir du premier étage. A droite du pavillon, Richard Wallace a fait élever, face à la plaine de Longchamp, un bâtiment qui est dénommé : Trianon.

Bagatelle appartient actuellement à John Murray Scott...

SAINT-JAMES

M. Bellanger nous apprend, dans son ouvrage sur *Neuilly et ses châteaux*, que le cardinal de Retz posséda, sur l'emplacement de Saint-James, une propriété qui aurait été, pour ainsi dire, l'embryon de celle que, plus tard, l'on devait dénommer *La Folie Saint-James*. L'indication de cet auteur étant très vague, nous avons, dans le but de préciser, compulsé les *Mémoires* du cardinal de Retz et sa nombreuse *correspondance* avec M. de La Fons à qui le cardinal avait donné une procuration générale pour l'administration de ses affaires personnelles et pour celles de l'abbaye de Saint-Denis, dont il était devenu l'abbé. Nous n'avons rien trouvé, du moins rien, qui vînt confirmer le dire de M. Bellanger. Mais à côté, nous avons relevé deux lettres concernant Neuilly et relatives à des questions touchant les intérêts de l'Abbaye. Voici ces deux lettres :

Commercy, 29 avril 1669.

Vous aurez vu présentement ce que je vous ai mandé touchant l'état de MM. Cherrière et vous verrez aujourd'hui une lettre de D. Antoine touchant les charges du port de Neuilly. Mandez-moi, s'il vous plaît, comme il est à propos que je leur réponde. RETZ.

1669, 4ᵉ juillet, Commercy.

Je n'envoyerai aucune provision pour le lieutenant du pont de Neuilly que vous ne me l'ayez mandé, et je suis même résolu de ne plus faire de réponse quand on me demandera de ces sortes de choses, sans les avoir concertées avec vous. RETZ.

A Monsieur de La Fons.

Telles sont les seules mentions de Neuilly que nous avons relevées dans la correspondance faisant suite aux *Mémoires* du cardinal. Ces lettres n'intéressent que l'Abbaye. Quant à une propriété qu'aurait possédée le cardinal, on n'en trouve aucune trace. Nous ne pouvons donc guère accepter l'assertion de M. l'abbé Bellanger, car il nous paraît difficile d'admettre que jamais une occasion ne se fut offerte au cardinal de parler, dans ses *Mémoires* de cette propriété, ou d'en entretenir, dans sa *Correspondance*, celui qui possédait toute sa confiance...

Page 145 de son *Histoire de Neuilly et de ses châteaux*, M. l'abbé Bellanger assure que le financier Baudart fit construire Saint-James, et que la maison fut rebâtie par Lenormand ; tandis qu'à la page 128, le même auteur dit tout le contraire. C'est là qu'est la vérité. Mais quel était ce Lenormand? Etait-ce comme l'affirme M. Bellanger, Lenormand de *Tournehem*, oncle par alliance de Madame de Pompadour qui avait épousé Lenormand d'Etiolles, ou M. Lenormand de Mézy, par exemple ? Les lacunes sont nombreuses en ce qui concerne le château de Saint-James, et tous ces points à préciser retiendront, sans doute, l'attention des futurs historiens de Neuilly, dont la sagacité aura lieu de s'exercer..... Quant à nous, nous n'hésitons pas à avouer que ni la lecture des mémoires contemporains, ni les documents qui nous ont été fournis, ne nous ont éclairé... Toutefois, il existe une preuve de la possession de Saint-James par un M. Lenormand *(sic)*. C'est un plan qui nous a été communiqué et qui semble remonter à 1750 environ (1).

A Lenormand succéda Baudart, qui fut trésorier général de la Marine de 1758 à 1780, et dont une fille épousa, en 1781, le marquis de Puységur. En quittant ses fonctions de Trésorier, Baudart fit appeler l'architecte Bellanger et le chargea des embellissements de Saint-James. Cet architecte qui venait de faire ses preuves en édifiant Bagatelle, pour le comte d'Artois, arrangea l'ancienne maison Lenormand et la décora avec le soin qu'il apportait à tous ses travaux.

L'habitation du financier Baudart, qui se faisait appeler de *Saint-James*, du nom de son pays natal, situé en Normandie, était précédée d'une cour régulière dont trois des côtés étaient ornés d'une balustrade élevée sur quelques marches. Le péristyle composé de

----

(1) Mairie de Neuilly. Archives de la Voirie.

quatre colonnes ioniques, supportait un balcon qui se dessinait autrefois d'une façon originale sur le fond de briques de cette cons-truction. Du côté du jardin, un perron à deux rampes, terminées par des piédestaux en marbre portant des lions, donnait accès aux appartements. A quelque distance de la maison, dans les bâtiments composant la basse-cour, était une salle de spectacle construite par Chaussard. Les jardins, distribués avec beaucoup de goût, avaient pour perspective la Seine, ses îles, le Mont-Valérien et le pont de Neuilly. On y trouvait une laiterie en forme de petit édifice gothique, une salle de bains pratiquée dans un rocher artificiel qui, à lui seul, suffisait à faire la réputation de cette propriété et à lui faire donner le nom qu'elle portait : *Folie Saint-James.* Composé de morceaux de roc amoncelés et amenés de la forêt de Fontainebleau à dos de mulet, ce rocher coûta, dit-on, une somme énorme. Quelques années après, Baudart céda sa pro-priété au duc de Choiseul Praslin. De quel mal subit le duc fut-il atteint ? Quel sinistre événement eut lieu pendant une nuit ? Nul ne le sait. Toujours est-il qu'un matin, on trouva le duc sans vie, baignant dans une mare de sang. Meurtre ou suicide, cette mort mystérieuse ne fut jamais expliquée. Il est vrai qu'à cette époque déjà la révolution grondait. L'égoïsme devenait la règle de conduite de chacun. On ne s'occupait que de soi et les douleurs d'autrui ne trouvaient que des indifférents. Madame de Choiseul continua cependant d'habiter Saint-James. Au 24 brumaire an IV, 15 novem-bre 1795, elle vendit sa propriété à un sieur Bobierrè, et celui-ci la lui paya onze millions... en assignats. Six ans plus tard, Bobierre revendait Saint-James pour la somme de cent mille francs à un sieur Bazin.

A partir de cette époque, le château de Saint-James prend une certaine importance dans l'histoire de Neuilly.

D'abord, ce fut Lucien Bonaparte, le frère de Napoléon Ier, qui habita Saint-James. Lucien recevait beaucoup et donnait sur le théâtre de la propriété de fréquentes représentations. Un soir entre autres, devant le Premier Consul, on joua *Alzire*, tragédie de Voltaire. Lucien Bonaparte remplissait le rôle de *Zamore*, et Madame Bacciochi, Elisa Bonaparte, celui d'*Alzire*. Le Premier Consul qui assistait à la représentation et qui, on le sait, ne se gênait guère pour émettre une appréciation, déclara à son frère et à sa sœur n'avoir encore jamais vu personne parodier, comme ils venaient de le faire, la tragédie de Voltaire (1). Lucien Bonaparte quitta bientôt Neuilly. Le château de Saint-James fut alors habité par la duchesse d'Abrantès.

Descendante, par sa mère, des Comènes, les anciens empereurs byzantins, Mademoiselle Permon avait été élevée en Corse avec Bonaparte. Aussi lorsque Junot demanda sa main, Napoléon fut-il enchanté d'un mariage qui unissait son amie d'enfance à un homme dont il avait fait son aide de camp, après avoir pu apprécier sa bravoure et son sang-froid. C'était en 1796, au siège de Toulon où le commandement de l'artillerie avait été confié à Bonaparte. Celui-ci dictait une dépêche à Junot qui était alor son secrétaire. Soudain une bombe arrive, tombe, éclate et le couvre de terre tous deux. *A merveille*, s'écrie Junot, *j'étais au s de la page, et j'avais besoin de poudre. Cette bombe est arrivée à point pour m'éviter la peine d'en prendre.....* Et, secouant son papier, il se remit tranquillement à écrire.

Peu de temps après son mariage, Junot fut chargé de l'ambassade de Lisbonne. Sa femme qui l'avait accompagné, devança son retour de quelques jours. C'est alors qu'elle choisit Saint-James pour résidence. D'ailleurs nous allons céder la plume à la duchesse d'Abrantès :

D'après ce que Junot m'avait écrit, dit-elle, je me mis en quête d'une maison de campagne, j'en trouvai une charmante à Neuilly. C'était ce qu'on appelait la Folie Saint-James. Cette ravissante maison toute meublée, avait été habitée par Lucien Bonaparte.

Comme elle a été ravagée par la bande noire, au point d'être méconnaissable, je ne passe jamais devant sans éprouver un sentiment de tristesse amère ; il me semble voir un ami souffrant qui a eu de meilleurs jours... Oh! qu'elle est puissante la magie des lieux rappelant un souvenir chéri !... Qu'il est profond celui que j'attache à ces belles rives de la Seine, à ces ombrages fleuris du parc Saint-James!... Et cette serre ?... ces plantes embaumées, donnant un parfum des contrées lointaines, nous révélant un monde inconnu ! oh ! tout cela était bien beau ! tout cela avait un charme bien doux !... La maison n'était qu'un grand pavillon, mais il contenait ce qui m'était nécessaire à cette distance de Paris. Un très beau salon et une grande salle à manger avec un premier salon servant de salon de musique. De l'autre

(1) Duch. d'Abrantès. Les salons de Paris.

côté du salon était une charmante chambre à coucher, un petit salon de travail, une salle de bain et mon cabinet de toilette. Cet appartement donnait sur un jardin de fleurs, uniquement à moi seule, et fermé du côté du jardin, par un treillage à la manière suisse, et de l'autre par un canal bordé d'une allée de tilleuls conduisant à la porte de mon cabinet de travail, jusqu'à une grotte qui donne sur la rivière, un peu au-dessous du laminoir (?) qui était au bas du pont. La serre chaude, l'une des plus belles des environs de Paris, après celle de la Malmaison, avait à cette époque trois cents pieds d'ananas, ce qui en assurait cent par an à la maison, et renfermait une quantité de plantes exotiques et indigènes de la première beauté. Le perron du pavillon était formé par deux escaliers de douze marches, sur lesquelles les jardiniers avaient soin de placer des vases étrusques remplis des plus belles plantes, fleurs, élèves de la serre. Je me rappelle qu'un jour on mit sur le perron, plus de quarante magnolias, daturas ou orangers Pompoleimea — c'est un oranger dont la fleur est énorme et d'un parfum admirable. Le même jour mon jardin de fleurs, par lequel on n'entrait que par mon appartement, était rempli de plus de deux mille pieds d'héliotropes, d'œillets, de jasmins, de roses des quatre saisons, de roses mousseuses, et tout cela planté en corbeilles et entouré] d'une épaisse bordure de réséda...

Ah ! c'était un lieu de délices qui donnait bien la preuve que les jardins d'Armide ont pu exister... Tout ce qui formait ombrage était acacia, ébénier, lilas ou catalpa, mais toujours arbres à fleurs... La proximité de Paris me permettait d'y venir souvent au spectacle. Ils n'étaient guère fréquentables l'été ; cependant l'Opéra était toujours suivi. Après le dîner, je montais en voiture avec Mme Lallemand, qui demeurait toujours avec moi et quelques-unes de ces dames, et puis nous venions à Paris. A minuit, nous repartions pour Neuilly par une de ces nuits d'été fraîches et belles, de ces nuits claires dans l'ombre, où la nature se devine à travers ce voile de gaze brune jeté sur elle... ou bien à lueur d'une lune qui éclairait notre course rapide... et lorsque nous arrivions à l'allée qui conduisait au pavillon de Saint-James, un vent parfumé venait frapper notre visage... C'étaient des bouffées embaumées d'une odeur fantastique, tant elle était suave et pourtant énivrante... cela venait du parc du pavillon... et surtout de ce jardin de fleurs qui entourait mon appartement... Oh ! je le répète, c'est un doux souvenir que celui de cette ravissante habitation... Je trouvai une salle de spectacle dans l'orangerie, avec ses décorations. Le général Lallemand, major-général d'un régiment de dragons, dont la femme habitait dans ma demeure, et moi, nous fûmes repris par notre goût de la comédie. Nous jouâmes ensemble *Défiance et malice, et les Rivaux d'eux-mêmes...*

Et madame d'Abrantés ajoute :

J'ai donné la description de cette délicieuse retraite parce que à l'époque où Mme de Bourbon l'occupait, elle n'était déjà plus comme lorsque je l'avais. On la détruisit aussitôt après mon départ... (1).

Pour Saint-James, ce fut, en effet, une belle époque que celle où l'habita madame d'Abrantès, femme de Junot, général de division, colonel-général des hussards, grand croix de la Légion d'honneur, et gouverneur de Paris. Ce fut surtout pendant qu'il occupa ce dernier poste qu'eurent lieu de magnifiques fêtes. Dans les salons de Saint-James, défilèrent, sanglés dans leurs brillants uniformes, chamarrés d'or, les maréchaux, les généraux, toute cette personnification du Premier Empire qui bouleversa l'Europe.

La plus belle de ces fêtes fut donnée par Junot, pour célébrer la naissance d'un héritier de tous ses titres et de toutes ses dignités. Mais, ici-bas, aux jours de bonheur succèdent souvent de tristes lendemains.

En 1812, après la retraite de Moscou, Junot, nommé gouverneur général des provinces illyriennes, ne put rester à ce poste. Sa raison s'égara, et il mourut en 1813, après un accès de fureur. Devenue veuve, la duchesse d'Abrantès vit commencer pour elle, avec le retour des Bourbons, une existence solitaire et difficile. La vie se montra cruelle envers elle. Après avoir perdu sa fortune, abandonnée de tous, vivant à Versailles, elle eût encore la douleur de perdre son fils. Comme le père, le malheureux enfant, fut, un jour, trouvé dans un champ, privé de sa raison !...

Sur ces entrefaites, en 1815, lorsque le gouvernement provisoire eut été organisé après l'abdication forcée de Napoléon, le 22 juin, à la suite du désastre de Waterloo, Lucien Bonaparte revint à Neuilly où il prit ses dispositions pour sortir de France. A la fin de juin, il partit pour l'Italie...

Quatre jours après, le 4 juillet 1815, Wellington s'installait à Saint-James avec son état-major. L'endroit était d'ailleurs choisi à dessein. Suffisamment isolée, la propriété se prêtait à merveille à

(1) Duch. d'Abrantès. *Mémoires*. T. XII.

de mystérieux conciliabules. *Sa Grâce* ne resta pas longtemps à Saint-James. Wellington parti, une bande de chasseurs de Hanovre et de Nassau se rua sur cette élégante demeure et la pilla, en commençant par les caves.

Lorsque la vie eut repris son cours, la spéculation s'empara de cette propriété. Elle fut morcelée, réduite, divisée, et tout un quartier nouveau naquit sur la plus grande partie de son emplacement. La maison seule fut conservée avec un jardin, qui a pour limites, à son extrémité la *rue de Longchamp* ; sur ses côtés, les immeubles de la *rue Henrion Berthier*, et la *rue du Bois de Boulogne.*

L'auteur du *Génie du Christianisme*, Chateaubriand, M. Thiers, Mme Récamier, furent également les hôtes du château de Saint-James.

Enfin, un ex-fermier des jeux de Paris, M. Benazet, s'en rendit acquéreur, puis la céda au docteur Pinel, qui la consacra à l'établissement d'une maison de santé pour le traitement des aliénés... A considérer l'historique de cette propriété, il semble qu'il en est des choses comme de ces hommes qui, malgré leurs efforts, ne peuvent se soustraire à l'influence d'une puissance aussi impérieuse qu'inexplicable et mystérieuse. Examinons : Baudart crée ce château ; il fait de telles prodigalités qu'on lui donne le nom de Folie qui, nous le savons, voulait dire à cette époque, maison de plaisance. Dans cette *Folie*, un homme, le duc de Choiseul, meurt et sa mort est encore enveloppée de mystère. Un autre homme, le duc d'Abrantès, l'habite, et il meurt d'un accès de folie. Un enfant, le fils de Junot y vient au monde, mais pour en sortir et, plus tard, reperd la raison. Enfin, cette maison qui semble n'avoir été construite que pour abriter des heureux, est devenue l'asile de la *Folie*.

Mais revenons au docteur Pinel. Casimir J. P. Pinel, neveu du célèbre Pinel, naquit à Saint-Paul, dans le Tarn, en 1800. Interne des hopitaux de Paris, élève au Val-de-Grâce et chirurgien-major, il se fit recevoir docteur en 1826. Il fonda alors une maison de santé à Chaillot. C'est cet établissement que le docteur Pinel transporta au château de Saint-James. Après sa mort survenue en 1866, la maison de santé fut dirigée par le docteur Semelaigne. La ville de Neuilly a donné à l'une de ses rues le nom du docteur Pinel.

A travers tous ces événements, toutes ces appropriations, le château de Saint-James dut nécessairement subir des transformations.

Le canal n'existe plus ; seule, une rangée d'arbres indique encore son parcours, mais son lit est comblé et bientôt la verdure d'une pelouse remplacera le miroitement de l'eau. Le théâtre où Lucien Bonaparte et Madame Bacciochi se firent critiquer par le Premier Consul fut, en partie, occupé par une fabrique, puis cette partie, la plus importante, disparut pour livrer passage à la *rue du Général Henrion Berthier*.

Lors de la fondation de la maison de santé, on jugea qu'une chapelle était indispensable. La transformation d'une dépendance, reste du théâtre, devint nécessaire. Mais il y avait un obstacle : des danseuses court-vêtues étaient sculptées dans la muraille. Un pensionnaire du docteur Pinel trancha la question. Doué d'un certain talent de sculpteur, il se mit à l'œuvre et en quelques heures les danseuses devinrent des anges... Ne faisons pas de réflexions.

Puis vint la dernière tourmente : 1870-71, surtout 1871. Sous la Commune, les fédérés étaient les maîtres de Neuilly. Leur vandalisme ne respecta rien. Peut-être virent-ils dans chaque statue, dans chaque groupe, le symbole des régimes disparus. Les statues furent décapitées, amputées. Peu à peu, quand la tempête fut apaisée, on retrouva quelques membres, quelques têtes et l'on s'efforça de les remettre en place. L'aigle sculptée dans le fronton du portique, dont parle madame d'Abrantès dans ses *Mémoires*, fut également mutilé...

Avec l'ancien jardin potager, séparé du parc du château de Saint-James, par une voie qui est devenue l'avenue de Madrid, la spéculation a formé plusieurs propriétés d'agrément. Il en est une dont nous ne pouvons pas ne pas parler : c'est celle qui appartint à M. Laurent Richard. Dans le jardin, de cette propriété, il existe une grotte à laquelle se rattache le souvenir des jours sombres de notre histoire et qui était, autrefois, dans les jardins du Temple. C'est sur sa plate-forme que Louis XVI, prisonnier, allait chaque jour s'asseoir. C'est là qu'il réfléchissait au néant des choses d'ici bas, à l'instabilité des sentiments populaires, en un mot à *l'Aura popularis* des latins, lui, si aimé jadis, si haï

alors. C'est là que, peut-être, il eut des regrets et des défaillances.
A propos de la grotte du Temple, voici ce que dit Lamartine :

C'est sur ce rocher qu'il aimait à lire les vieux livres latins entas
sés par les archives de l'ordre des Templiers dans la tourelle qu'i,
habitait ; volumes endormis depuis si longtemps dans la pous-
sière. Il y trouva Horace, ce poète de la volupté insouciante, oublié
comme une ironie de ces grandeurs détruites, de ces jeunesses ense-
velies, de ces beautés découronnées. Il y découvrit Cicéron, cette
grande âme, où la philosophie sereine domine les vicissitudes de la
politique et où la vertu et l'adversité, luttant dans un génie digne de
les contenir, sont données en spectacle et en leçons aux âmes qui ont
à s'exercer avec la fortune (1).

Lors de la démolition de la prison royale, le rocher fut démonté
bloc à bloc et reconstruit par des mains pieuses à Neuilly où,
pour qui connaît son origine, il évoque encore avec une poignante
intensité, le souvenir des heures tragiques de cette destinée
royale !....

(1) Histoire des Girondins.

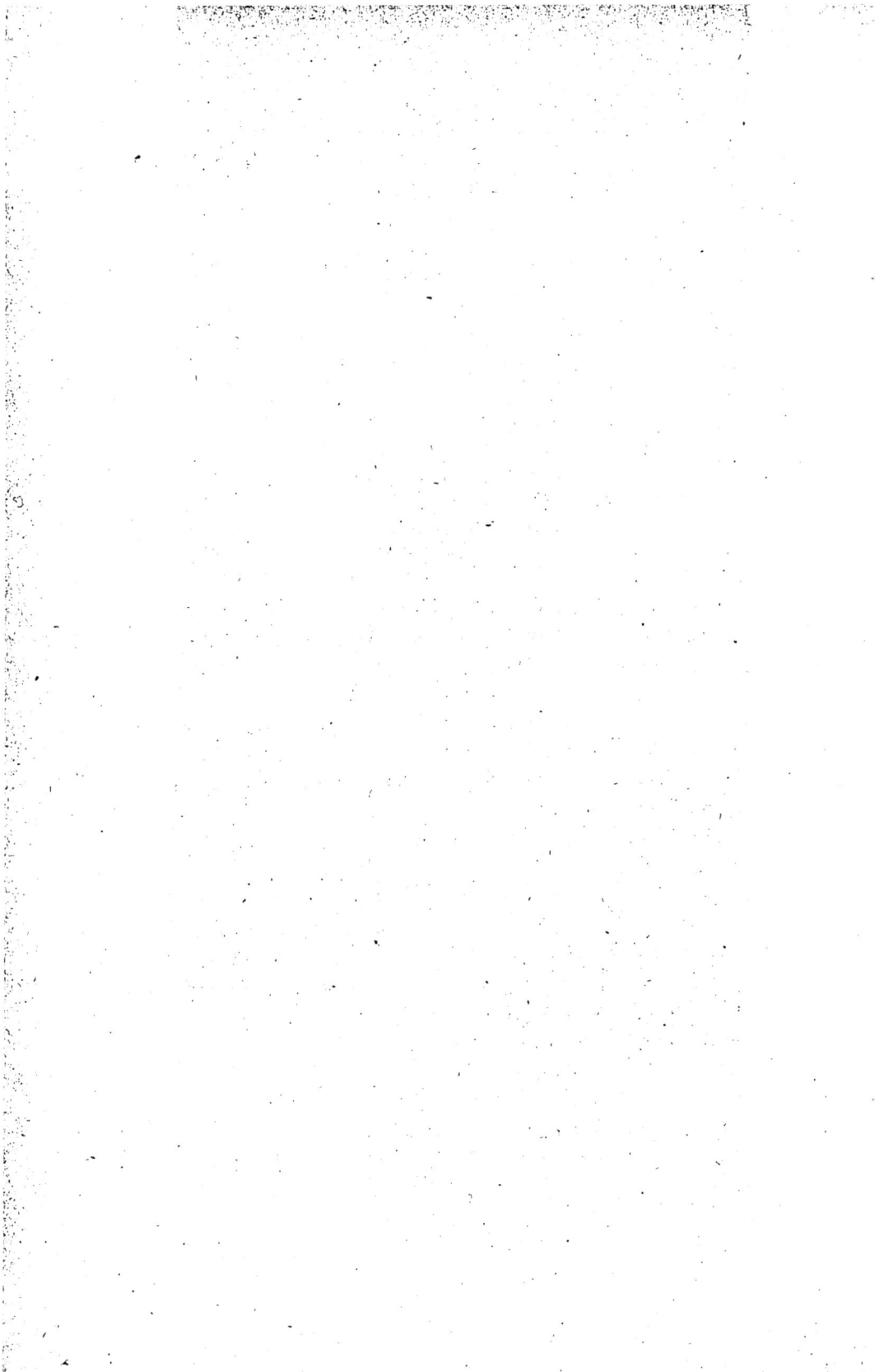

ARMENONVILLE

Nous avons vu que certaines parties du château de Madrid avaient été affectées au logement perpétuel de quelques-unes des personnalités de l'ancienne monarchie. Ces faveurs étaient généralement accordées à ceux qui avaient rendu au Roi des services exceptionnels.

L'abbé Bellanger qui a écrit sur Neuilly, connaissait cette sorte de récompense décernée au mérite, mais il eut tort de croire que la présence, à Madrid, de Fleuriau d'Armenonville, eut cette cause.

Joseph-Jean-Baptiste Fleuriau, seigneur d'Armenonville, descendait d'une famille de marchands dont la maison de commerce était connue à Tours sous le nom de compagnie Bormaud, Bouchaud et Fleuriau. Il avait deux frères : Charles, de la compagnie de Jésus, et Louis Gaston, Evêque d'Aire (1) et d'Orléans, qui fut un modèle des vertus épiscopales. Joseph Fleuriau vint à Paris, en 1684, s'intéressa dans les fermes, puis acheta une charge de secrétaire du Roi. La sœur de Fleuriau ayant épousé le contrôleur général Le Pelletier, celui-ci, en 1690, fit nommer son beau-frère, alors conseiller au Parlement de Metz, intendant des finances, puis, en 1702, directeur général. En 1716, il obtint le Département de la Marine ; mais après la démission du marquis de Torcy, il fut remplacé, le 9 avril 1722, par son fils, le comte de Morville. D'ailleurs, il avait été nommé Garde des Sceaux le 28 février de la même année ; il cessa ces fonctions en 1727.

Maintenant nous éclairerons ces notes du témoignage d'un

(1) Actuellement une petite ville du département des Landes.

contemporain (1). Madame de Maintenon, toute puissante avait décidé Louis XIV à confier à Chamillard le double héritage de Colbert et de Louvois. Comme elle protégeait également Fleuriau, elle décida Chamillart à se prétendre accablé de besogne. Aussi bien Louis XIV avait besoin d'argent. Deux charges nouvelles furent créées et Fleuriau paya la sienne 400.000 livres. « C'était un « homme léger, gracieux, respectueux quoique familier, toujours « ouvert, toujours accessible, qu'on voyait peiné d'être obligé de « refuser et ravi de pouvoir accorder, aimant le monde, la dépense, « et surtout la bonne compagnie qui était toujours nombreuse chez « lui (2). Nous connaissons l'homme privé, voyons l'homme politique : « Ce fut un de ces chanceliers dont tout le mérite a « consisté dans leur docilité à suivre les impressions du ministre « dominant et à revêtir des marques les plus respectables de « l'autorité souveraine des résolutions auxquelles ils n'ont eu « aucune part » (3).

Quoiqu'il en soit de la vie de Fleuriau, il en était arrivé à posséder une fortune colossale. « Armenonville était propriétaire de « Rambouillet. Lorsqu'il consentit à vendre cette terre au comte « de Toulouse, le Roi préleva sur la capitainerie de Catelan, la « Muette et une partie du bois de Boulogne » (4). Enfin, plus loin nous lisons dans le même auteur : « Le roi acheta pour la duchesse « de Berry une petite maison à l'entrée du bois de Boulogne, qui « était jolie, avec tout le bois devant et un beau et grand jardin « derrière, qui appartenait à la charge de capitaine des chasses de « Boulogne et des plaines des environs. Catelan qui l'était, l'avait « fort accommodée, et l'avait vendue à Armenonville. Cela « s'appelle La Muette que le Roi a prise depuis et fort augmentée. « Armenonville fut payé grassement, conserva la capitainerie, « eut 400.000 livres de brevet de retenue sur sa charge de secré- « taire d'Etat dont il n'avait pas payé davantage au chancelier et « presque tout le château de Madrid, tous ses jardins pour sa « maison de campagne, réparés à son gré aux dépens du Roi,

(1) Saint-Simon.
(2) Saint-Simon. Mémoires T. III.
(3) D'Argenson. Mémoires.
(4) Saint-Simon. Mémoires T. IV.

« et son fils en survivance de cet usage et de la capitainerie. » (1)

Pendant son séjour au château de Madrid, Armenonville s'intéressa d'une façon toute particulière à Neuilly. D'abord, il seconda de tous ses efforts et soutint de sa bourse une industrie que Colbert avait favorisée au point de lui concéder une partie des bâtiments du château de François Ier. Cette industrie, la fabrication des bas de soie, se trouvant à l'étroit, Armenonville fit édifier, non loin de la Porte Maillot, un pavillon auquel il donna son nom.

Les anciens ignoraient l'usage des bas. Il faut arriver à l'époque romaine pour les voir apparaître dans l'histoire du costume ; encore n'était-ce au début, que des bandelettes — *fascia crurales* — avec lesquelles des dames romaines entouraient leurs jambes et leurs pieds. Au moyen âge, on porta des caleçons à pied dont on imagina, vers la moitié du xvie siècle, de détacher la partie inférieure. Vers cette époque, un Anglais, William Rider, inventa une sorte d'aiguille, et l'on assure que les premiers bas, fabriqués ainsi, furent tricotés en soie. En 1559, désireux d'honorer les noces de sa sœur, Marguerite de France, avec Emmanuel Philibert, duc de Savoie, Henri II porta, pour la première fois en France, des bas de soie. Plus tard vint enfin la machine à tricoter. Un mécanicien, nommé Hindrès, — dont nous avons vu, au chapitre Madrid, le nom écrit : *Indret* — obéissant aux ordres de Colbert, se rendit en Angleterre où florissait cette industrie, surprit le secret des machines et revint en France où, en 1656, dans le château de Madrid, avons-nous dit, fut installée cette première fabrique qui est considérée comme l'origine, en France, de la fabrication des tissus à maille.

Hindrès en eut la direction, et non un sieur de La Chevalleraye, comme l'a dit l'abbé Bellanger. Ce La Chevalleraye, était membre de la famille de Ricard ou Ricart, qui posséda pendant tout le xviie siècle la charge de concierge du château de Madrid.

Armenonville eut également l'idée de faire construire une église et un presbytère dans la plaine des Sablons — Sablonville. — Ce projet ne manqua pas de plaire au curé de Villiers dont les ouailles s'éloignaient de plus en plus, non par suite d'indifférence

(1) Saint-Simon, Mémoires T XIII.

religieuse, mais parce que l'avenir de la région et sa prospérité se
trouvaient à Neuilly. Cependant, on avait compté sans le seigneur
de Villiers, Jacques Rioult-Douilly, homme d'un caractère com-
batif, original, qui, aussitôt mis au courant du projet, entama une
polémique assez vive avec le curé et le traita de *déserteur de la
religion*. L'affaire en resta là. Puis Jacques Rioult-Douilly mourut.
Sur ces entrefaites, Armenonville avait obtenu l'exercice du culte
au château de Madrid... Une école lui paraissant devenue nécessaire, il demanda à l'Abbesse de Jouarre de lui envoyer une
institutrice. Cette maîtresse, nommée Catherine Houlier, fut
installée, par lui, dans une maison. Elle eut cent livres par an. En
outre, les enfants lui payaient cinq sous annuellement, et selon
l'usage, à Noël, les garçons lui apportaient quatre chandelles au
moins, et les filles un écheveau de laine ; enfin, à Pâques, filles et
garçons lui présentaient chacun deux œufs rouges (1). Armenonville avait encore songé à la prolongation des Champs-Elysées
jusqu'à l'entrée de Neuilly. La mort l'ayant surpris, il ne put
réaliser ce projet, qui fut exécuté cinquante ans plus tard.

Armenonville, qui pendant les années 1709, 1710 et 1711, alors
que le pain valait neuf sous la livre, était si largement venu en
aide aux malheureux, mourut en 1728, regretté de toute la
population. Sans lui, la manufacture de bas ne put se soutenir
plus longtemps ; elle ferma ses portes. Le principe ne fut cependant pas perdu, car des fabriques furent créées alors à Lyon et à
Nîmes.

Quant au pavillon, inhabité pendant un certain temps, il servit
de résidence, à un garde. A la révolution il fut compris, avec la
maison Gillet actuelle, parmi les dépendances de la ferme de la
Faisanderie, et adjugé à Saint-Simon, le fondateur du Saint-
Simonisme.

L'Empire le réintégra dans le Domaine, avec le bois de Boulogne
qui l'entoure. Lorsqu'en 1852, par décret du 8 juillet, l'Etat céda
le bois de Boulogne à la ville de Paris, l'administration préfec-
torale reçut des offres qui tendaient à faire du pavillon
d'Armenonville un établissement public. Ces offres ayant été

_____

(1) Papiers de Villiers. — Statuts et règlements des petites écoles de gram-
maire de la ville, cité, faubourg et banlieue de Paris.

acceptées en principe, un cahier des charges fut établi. Portant la date du 23 janvier 1858, ce cahier impose à M. N....... l'obligation de faire, dans un délai de six mois, tous les travaux d'installation, de réparations, d'embellissements prévus, de manière que l'établissement soit semblable aux restaurants les mieux tenus de Paris. Ce sont les gens de lettres et les journalistes qui ont fait la réputation du pavillon d'Armenonville. En différents ouvrages, on le qualifie de *restaurant coquet*, on vante son emplacement *entouré d'eau et de verdure, en plein bois de Boulogne*, on loue enfin *la réunion des douceurs de la perspective aux jouissances d'une bonne digestion.*

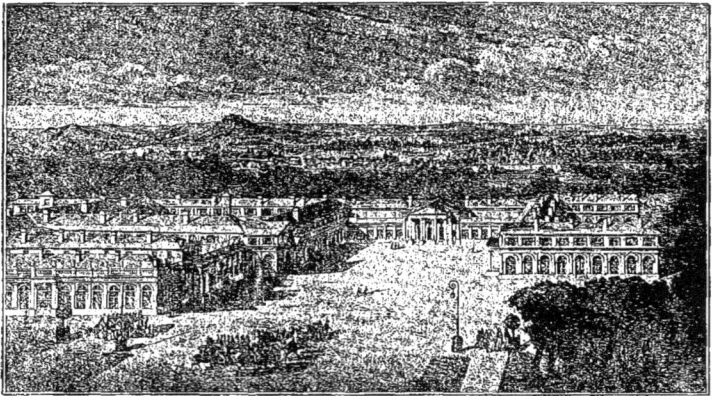

Château de Neuilly.

CHATEAU DE NEUILLY

———

Les recherches auxquelles nous nous sommes livré nous ont permis de suivre la succession des propriétaires de ce château depuis 1668 jusqu'à Louis-Philippe, duc d'Orléans, devenu à la Révolution de 1830, Roi des Français. Quant à l'origine de la propriété, elle est parfaitement inconnue et les Archives de la famille d'Orléans, très courtoisement mises à notre disposition par Monsieur Bocher, n'ont pu nous éclairer.

En un manuscrit autographié, nous avons trouvé que le château de Neuilly était possédé en 1648. par le marquis de Nointel, garde des sceaux par intérim de S. A. R. Monseigneur le duc d'Orléans, frère de Louis XIV. M. de Sassenage en devint acquéreur en 1702, puis le revendit le 11 juillet 1740, à Madame de Gontaut Biron, mère du maréchal de Biron, dont on cite un trait tellement remar-quable que nous cédons à la tentation de le reproduire : « La « guerre d'Amérique venait de commencer. L'amiral anglais « Rodney, retenu en France par les poursuites de ses créanciers, « dînait chez le maréchal. Dans la conversation, l'amiral s'oublia « au point de parler avec autant de jactance que de mépris de la ⋅ conduite des officiers français en Amérique. Il prétendit même « que s'il avait été libre, il eut depuis longtemps soumis les « Américains et détruit la marine française. Le maréchal voulut « punir ces insolents propos par une action qui honorât à la fois « sa patrie et lui-même. Il paya les dettes de Rodney et lui dit en « lui annonçant sa libération : Partez, monsieur, allez essayer de « remplir vos promesses. Les français ne veulent pas se prévaloir « des obstacles qui vous empêchaient de les accomplir. C'est par

« leur seule vaillance qu'ils mettent leurs ennemis hors de
« combat ».

Madame de Gontaut Biron, fort âgée, ne posséda guère plus
d'un mois la propriété qu'elle venait d'acquérir. Elle mourut, et
par testament en date du 16 août 1740, elle en laissa la nue
propriété à Pierre Voyer d'Argenson, et l'usufruit à M. Devillars
(1). Ce dernier décéda en 1741.

Voyer d'Argenson était alors conseiller d'Etat, intendant de
Paris et chancelier du duc d'Orléans, petit-neveu de Louis XIV.
En 1742, admis au Conseil des Ministres, il devint quelques mois
après, Secrétaire d'Etat au Département de la Guerre. Rarement
la France s'était trouvée dans un état plus déplorable ; nos armées,
décimées par une guerre désastreuse, en proie à de terribles maladies, avaient été obligées de se retirer sur le Rhin, tandis que
l'Alsace et la Lorraine étaient déjà envahies par les bandes
autrichiennes. Il fallait une intelligence ausssi forte que la sienne
pour changer une telle situation. Les années qui suivirent l'entrée
d'Argenson au ministère virent la réparation de tous ces maux. Il
fit transporter le théâtre de la guerre dans les Pays-Bas. Il conduisit
Louis XV en personne et son fils à la journée de Fontenoy et tout
seul à celle de Lawfeld. Berg-op-Zoom fut pris et Maestricht
investi. Les ennemis se virent réduits à traiter et à signer la paix
peu honorable d'Aix-la-Chapelle. Au lieu de rester inactif, quand
les hostilités eurent cessé, d'Argenson s'occupa d'assurer à la
France toutes les chances d'une attaque nouvelle : il fit élever et
réparer les places fortes, il travailla à ranimer par tous les moyens
l'esprit guerrier et fonda, dans cette intention, l'Ecole militaire en
janvier 1751. Les soins de la guerre ne l'empêchèrent pas de se
livrer à l'étude. Novateur comme le Garde des Sceaux son frère,
il encouragea et protégea l'*Encyclopédie* qui lui fut dédiée par
d'Alembert et Diderot. Il fournit à Voltaire, son ancien condisciple
et son ami, tous les matériaux du *Siècle de Louis XV*, si bien que
le philosophe lui écrivît : « Cet ouvrage vous appartient ; il est
fait en grande partie dans vos bureaux et par vos soins. »

Le legs de Madame de Gontaut Biron eut une conséquence
presque immédiate : ce fut la construction d'un nouveau château.

_____

(1) En un seul mot dans le testament.

Voyer d'Argenson manda l'architecte Certaud et le chargea de faire le nécessaire. Bientôt on vit une nouvelle habitation s'élever sur plusieurs terrasses dominant la Seine. De ce côté le château offrait une ordonnance ionique et un péristyle de quatre colonnes. La façade opposée était également ornée. La décoration du vestibule était faite de pilastres ioniques et celle du salon d'une ordonnance corinthienne en stuc. Quelques-unes des statues qui l'ornaient avaient été sculptées par Vassé et d'autres par Pigalle ; celles en stuc étaient signées de Clérici. Dans une des salles de verdure, à côté du parterre, un *Enfant en marbre*, dans une coquille, pleurait de la morsure d'un crabe. Cette œuvre vraiment remarquable était du sculpteur Adam (1). En 1751, la Reine qui, depuis longtemps, avait exprimé son intention de visiter le château de Neuilly, s'y rendit un jour du mois d'Août (2).

Le comte d'Argenson ne profita guère des dépenses considérables qu'il s'était imposées. Au mois de février 1757, il fut disgracié avec Machault, ministre de la marine. Fut-ce l'effet de la haine violente que lui portait Madame de Pompadour ? ou bien, comme on l'a conjecturé, Louis XV fut-il choqué de l'empressement montré par son ministre à aller prendre les ordres du Dauphin lorsque, blessé par Damiens, il le lui enjoignit ? On l'ignore. Mais quel qu'ait été le motif de cette disgrâce, il fallait qu'il fût bien grave aux yeux du prince, car le renvoi du comte fut accompagné d'étranges rigueurs. D'Argenson passa les six dernières années de sa vie hors de Paris et n'y revint qu'en 1764, pour y mourir.

Son fils René-Louis d'Argenson ne conserva point cette habitation qui, avec ses dépendances, son parc, ses jardins, occupait près du nouveau pont, entre la plaine de Villiers, la Seine et le chemin de la *Procession—rue Soyer* actuelle après avoir été le *chemin du port* et *la rue des Belles filles* — une étendue de 33 arpents, soit 16 hectares environ. Ce domaine fut vendu à M. Radix de Sainte-Foix qui, vingt-six ans après, le 5 avril 1792, le céda à Madame de Montesson pour la somme de 370.000 livres.

Madame de Montesson, née Bétaud de la Haie de Riou, appartenait à une famille noble de Bretagne. Elle avait été mariée à

(1) Hebert. *Dictionnaire pittoresque et historique des environs de Paris.*
(2) Barbier. Journal.

dix-sept ans, à un gentilhomme du Maine, lieutenant-général des armées du roi, riche et âgé. Veuve à trente-deux ans, elle inspira une passion très vive au duc d'Orléans, petit-fils du régent, qui l'épousa, en 1773, avec l'agrément du roi. Cette union, destinée à rester secrète fut bientôt connue à la cour et à la ville, mais grâce à l'habileté de sa conduite, à ses manières nobles et aimables, Madame de Montesson sut s'affranchir des difficultés de sa position. Elle devint veuve une seconde fois, en 1785, et son douaire, reconnu comme dette légitime par Louis XVI, ne fut liquidé que sous l'Empire. Liée très intimement avec Madame de Beauharnais, Madame de Montesson jouit d'un crédit dont elle fit d'ailleurs un excellent usage. Elle mourut en 1806, laissant des œuvres littéraires qui ne sont pas sans valeur.

Le 19 floréal an II, 8 mai 1794, M. Delannoy et Madame Vanderberghe achetèrent le château de Neuilly pour le prix de 230.000 francs, puis le louèrent à M. de Talleyrand qui possédait une maison à Auteuil et la trouvait trop éloignée. L'ancien Evêque d'Autun, dont toute la vocation religieuse consistait en une claudication qui lui avait fermé la carrière des armes, fit de Neuilly un but de distraction et « là encore on retrouva toujours et seulement, « à cette époque, un lieu propre à la société et à la conversation (1).

C'est au château de Neuilly que Talleyrand donna, en 1801, une fête en l'honneur du roi et de la reine d'Etrurie pendant leur séjour à Paris. « La fête se donnait à Florence quoique nous « fussions à Neuilly, et l'illusion était complète. Une décoration « admirablement faite représentait la belle place du palais Pitti, « et lorsque L. L. M. M. descendirent dans le jardin, elles se « trouvèrent au milieu d'une foule de jeunes et jolies paysannes « toscanes qui leur offraient des fleurs en chantant des cou- « plets (2) ».

Depuis Voyer d'Argenson la propriété n'avait encore subi aucune modification, mais le nouvel acquéreur mentionné dans l'acte du 12 ventôse an XII, 4 mars 1804, va l'agrandir d'une façon considérable. Ce nouveau possesseur, c'est le général Murat

(1) Duch. d'Abrantès. Salons de Paris.
(2) Duch. d'Abrantès. Mémoires.

qui depuis quelque temps déjà avait acquis le château de Villiers de Mme de Bellion (1) et non du général Bessières, comme on l'a dit.

L'histoire nous a conservé le nom de plusieurs hommes qui, d'une condition obscure, sont parvenus au pouvoir suprême : Agathocle eut pour père un potier ; Tulius Hostilius, qui fut roi de Rome, avait gardé les troupeaux ; Tarquinus Priscus naquit, dans l'exil, d'un marchand banni de Corinthe, et une esclave donna le jour à Servius Tullius. Et combien d'autres entre l'Histoire Romaine jusqu'à celle du Premier Empire... Murat, fils d'un aubergiste, fut successivement général, général en chef, gouverneur de Paris, maréchal de France, prince et grand amiral, grand duc de Berg et enfin roi de Naples, en 1808. Antérieurement, en 1800, il était devenu le beau-frère de Napoléon, ayant épousé Caroline Bonaparte. Vouloir écrire la biographie de Murat, passer en revue les événements auxquels il fut mêlé, le rôle important qu'il joua dans l'épopée napoléonienne, c'est vouloir écrire l'Histoire de l'Empire et celle du royaume de Naples pendant une assez longue période. Nous devons y renoncer

Murat, après avoir payé le château de Neuilly 230.000 francs le réunit à celui de Villiers. A partir de cette époque, l'importance du domaine augmenta, grâce à des acquisitions de terrain. De 1804 à 1807 inclusivement, Murat fit exécuter des travaux. L'aile gauche du château de Neuilly, fut bâtie, ainsi qu'une merveilleuse salle à manger. L'aile droite fut également commencée et la façade prolongée du côté des jardins. Simultanément des plantations eurent lieu sur les nouvelles acquisitions.

En 1808, Murat, désigné par Napoléon pour occuper le trône de Naples, quitta la France et alla exercer sa souveraineté sous le nom de Joachim Napoléon. Alors, toutes les propriétés qu'il possédait, et notamment les deux châteaux dont il s'agit, furent rattachés au Domaine de la Couronne. C'est ainsi que le 28 octobre 1808, Napoléon put donner le château de Neuilly pour résidence à sa sœur Pauline, veuve en premières noces du général Leclerc, et mariée en secondes noces au prince Borghèse.

(1) Archives de la famille d'Orléans.

Quand au château de Villiers, séparé du précédent, par une clôture en palis, Napoléon l'attribua pour habitation pendant l'été
de 1809, au prince Kourakin, ambassadeur de Russie.

La princesse Borghèse, toujours brouillée et toujours récon-
ciliée avec Napoléon qui, d'ailleurs, l'aimait tendrement, oubliait
à Neuilly les grandeurs auxquelles le séjour de Paris la condam-
nait. Dans cette retraite, ouverte à tous les plaisirs et à tous les
agréments de la vie, elle s'amusait souvent à braver les volontés,
quelquefois absolues, de celui qui avait l'Europe à ses pieds.
Cette opposition avait même quelque chose de piquant, qui n'était
pas sans attrait, pour le maître lui-même. Cependant, à l'occasion
d'un tort public que la princesse eut envers l'impératrice Marie-
Louise, qu'elle ne put jamais souffrir, elle reçut défense de
paraître à la cour. Le palais et les jardins d'Armide ne furent
point attristés de cette disgrâce qu'elle préférait au chagrin
d'une réparation... Nous n'avons pas à examiner les torts de la
princesse, mais nous devons reconnaître qu'elle eut toujours,
pour Napoléon, un amour tendre, passionné même, qui la poussa,
plus tard, à sacrifier sa fortune, même sa liberté.

Mais revenons au château de Neuilly. Pendant cinq ans qu'elle
y demeura, la princesse ne lui fit subir aucune modification.
Il faut dire aussi qu'elle s'y plaisait peu. Le considérant comme
une résidence incommode et malsaine, elle demanda, à plusieurs
reprises, à l'échanger contre une habitation moins voisine de la
capitale. Quant aux causes d'insalubrité que signalait la princesse
et qui consistaient dans la stagnation d'eau formant un lac entre
la Seine et la rue Basse de Longchamp, la direction des Ponts et
Chaussées y remédia au moyen d'un acqueduc.

En 1814, mis en possession des biens de la couronne impériale, Louis XVIII proposa le château de Neuilly au duc d'Angou-
lême. Le prince refusa, alléguant les causes d'insalubrité dont
nous venons de parler, et qui, cependant, ne devaient plus exister.
Toutefois, il accepta le château de Villiers ; il en prit possession
le 18 novembre 1816, avec l'intention d'y installer un haras.
Mais des dépenses considérables s'imposaient qui effrayèrent le
duc, et le projet n'eut pas de suites. C'est alors que Louis XVIII
échangea, avec le duc d'Orléans, les deux châteaux, Villiers et
Neuilly, contre les bâtiments des Ecuries de Chartres, situés

rue Saint-Thomas du Louvre, où, depuis 1801, se trouvaient les chevaux de la Couronne. Ces écuries avaient été construites par le prince Louis-Philippe Joseph, alors duc de Chartres, sur l'emplacement de l'hôtel d'Uzès qu'il avait acquis en 1778, des héritiers Duperrier. Cet échange donna lieu à une estimation. L'examen des experts fut : pour Neuilly et Villiers réunis de 1.034.187 francs et pour les écuries de 1.184.353 francs. (1)

En effet, à son retour d'Angleterre le duc d'Orléans avait vainement, jusqu'à ce moment, cherché une habitation convenable. Malgré la réputation qu'avait Neuilly d'être insalubre, et surtout malgré les dévastations commises par les alliés, le futur Roi des Français se décida. C'est ainsi que le petit château de Voyer d'Argenson, après être entré dans le domaine extraordinaire de la Couronne, fit partie, par un acte en date des 27 et 28 mars 1820, dressé en vertu de la loi du 16 juillet 1819, du domaine privé de la maison d'Orléans (2).

Bien que les dates ci-dessus soient celles de la prise de possession légale, le duc d'Orléans était entré en jouissance depuis trois ans environ, car la princesse Clémentine naquit au château de Neuilly en 1817.

Sous l'administration de Louis-Philippe, commence une ère de transformations, d'améliorations, d'embellissements pour le château de Neuilly.

Le 30 octobre 1821, le prince acquit de l'Etat des terres d'alluvion de l'importance de 7 arpents et formant 7 îlots ; puis il entreprit la construction de deux digues qui rattachèrent l'*île du Pont* d'un côté à la *grande île*, et de l'autre à celle *de Puteaux.* L'île, dite *de la Folie*, en tête de l'*île de Puteaux* fut acquise ensuite, afin de pouvoir régler sur ce point le cours des deux bras de la Seine, porter plus d'eau sur le grand bras et favoriser ainsi la navigation de la rivière. Enfin c'est dans la propriété de Neuilly vers le centre de la grande île — *île de la Jatte* — que fut construit, à titre d'essai, par les frères Séguin, le premier pont en fil de fer.

Au dire des contemporains, ce château fut la résidence royale la

---

(1) Archives de la famille d'Orléans.
(2) Anonyme. Le domaine privé du Roi, 6ᵉ partie. Neuilly.

plus belle, la plus vaste et la plus variée qu'il y eût en Europe.
« Trois îles en dépendent, réunies entre elles par des ponts ; elles
« commencent au-dessus de Neuilly, passent devant les jardins
« du roi, se prolongent sous le pont et s'avancent vers Saint-Cloud.
« Les allées verdoyantes et ombragées qui les parcourent, les
« pavillons, les grottes, les rochers qui les embellissent, les ponts
« qui en facilitent les communications, les embarcations élégantes
« qui se balancent sur leurs rives, font de cette enceinte une déli-
« cieuse promenade d'été. La partie haute du parc, qui comprend
« même le petit hameau de Courcelles, est consacrée à des expé-
« riences agricoles. Sous les yeux et d'après les conseils du prince,
« on y cultive les grains, la vigne, les betteraves. Dans une des
« orangeries on a établi une superbe magnanerie, avec une double
« ventilation, pour l'éducation des vers à soie, d'après les procédés
« suivis aux bergeries de Sénart, création qui a eu la plus heureuse
« influence sur l'établissement de ce genre d'industrie dans les
« environs de Paris. Sous un des pavillons, au bas du jardin pay-
« sager et près de la Seine, est établie une machine à vapeur pour
« alimenter d'eau le château et ses jardins dont la verdure est
« constamment entretenue d'une fraîcheur admirable. A quelque
« distance du château, dans les bâtiments qui composent la basse-
« cour, est une salle de spectacle. Enfin tout ce que l'art peut
« inventer de merveilles quand il est secondé par le goût, par la
« nature et par la fortune, a été employé pour augmenter les agré-
« ments de cette résidence enchanteresse. (1).

Les deux domaines réunis — Villiers et Neuilly — comprenaient
en parcs, jardins, îles, bâtiments et dépendances environ 650
arpents, à peu près 222 hectares. A l'entrée du château, sous les
grands tilleuls on avait fait d'une laiterie, un temple à Diane dans
lequel se trouvait la statue de Diane de Poitiers qui était autrefois
dans la chapelle d'Anet. Enfin, en tête de l'île du Pont, on avait
réédifié un temple en marbre blanc, venu des jardins de Mousseaux
où il tombait en ruines. Resté debout malgré les révolutions et les
guerres, ce temple existe encore, mais sa corniche s'effrite, le
plomb qui couvrait son dôme a été enlevé pendant la période de
1870-71, et l'humidité le ronge en attendant qu'elle le jette à bas.

(1) Giraud Saint-Fargeau. *Dict. Géographique et Historique.*

L'île dans laquelle il est, est plus connue aujourd'hui sous le nom
d'*île d'Amour*.

Il ne faut pas croire que la constitution du domaine de Neuilly
ait été effectuée sans rencontrer de difficultés. Ce n'est pas seulement dans les contes d'Andrieux que l'on trouve des meuniers de
Sans Souci. Voici un fait que nous raconte M. Appert : (1).

« Une vieille dame avait une maison sur l'ancienne route de
« Neuilly, qui, avec son jardin, formait un carré assez grand,
« entouré de murs et rentrant dans l'intérieur du parc royal. Une
« autre dame possédait quelques arpents juste au milieu de nom-
« breuses parcelles de terrains acquis par Monseigneur, pour
« conduire ses allées et reporter les grilles d'entrée sur la route
« des Ternes, ce qui donnait à toute la propriété une grandeur
« magnifique et régulière, mais après tous les ennuis de la réu-
« nion des autres propriétés, il fallait absolument ces deux der-
« nières.

« Le bon chevalier de Broval et Oudard font les avances les plus
« gracieuses aux deux vieilles dames. Rien de plus comique que
« les prévenances dont on accable ceux dont on a besoin, surtout
« dans ce cas où rien ne peut contraindre la volonté. Mais la
« vieillesse chez les femmes est aussi entêtée, que la jeunesse est
« séduisante et facile à dompter. C'était tantôt une visite de voisin
« du chevalier de Broval, demain M. Oudard offrait quelques
« plantes à la plus avare des propriétaires. Mon bon ami,
« M. Labie, notaire de S. A. R. venait savoir des nouvelles de la
« santé de ces chères dames en glissant adroitement cette question
« bien naturelle à un notaire : *Eh ! bien, où en êtes-vous avec*
« *votre vente ? Savez-vous que ce prix est énorme, à votre place*
« *je m'empresserais d'accepter !*

« L'excellent abbé de Labordère que j'aimais beaucoup, maire
« de Neuilly et bien dévoué à Monseigneur, ne manquait pas
« d'entrer de tems en tems chez ses ambitieuses administrées, en
« leur présentant ses hommages, et ses vœux pour la bonne affaire
« proposée par le domaine de S. A. R. En un mot, jamais impé-
« ratrice n'avait eu une cour plus assidue, plus adulatrice. La plus
« vieille recevait des compliments sur la conservation étonnante

(1) Dix ans à la cour de Louis-Philippe.

6

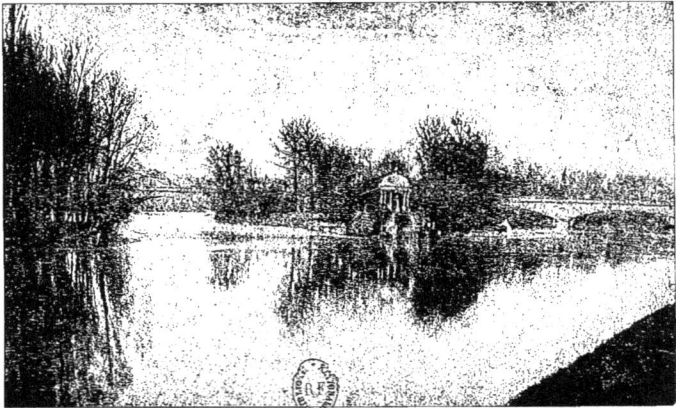
Le Temple grec de l'île d'Amour.

« de sa santé, la plus jeune sur sa spirituelle et aimable conser-
« vation ; mais le refrain de tous ces discours était toujours :
« *Comment donc ne vous décidez-vous pas à conclure le marché*
« *d'or que l'on vous propose !*

« Enfin l'une des vieilles cède, mais pour cent mille francs, ce
« qui certainement était trois fois la valeur de sa maison et de son
« jardin. L'autre tient bon : on la menace de clore son jardin par
« des murs : *Cela est possible, mais alors vous me livrerez un*
« *passage dans votre parc pour y aller avec une charrue et*
« *des chevaux. — Certainement, mais vous paierez ce passage.*
« De discussions en discussions on se lasse des deux côtés et
« une somme dix fois plus forte que la valeur réelle lui est
« comptée ».

D'après les documents que nous avons pu compulser, le château
de Neuilly coûtait, chaque année, tout près de quatre cent mille
francs pour son entretien et la rétribution du personnel, gardes,
jardiniers, etc.

Nous ne poursuivrons pas la description de ce château dont il
n'existe d'ailleurs que de rares vestiges. Nous aurons cependant à
y revenir lorsque les journées de 1848 auront à prendre place dans
ce récit. Mais Neuilly doit trop à Louis-Philippe et à sa famille
pour que nous ne parlions pas un peu du prince qui devint Roi des
Français.

« Qu'on destine mon élève, à l'épée, à l'église, au barreau, peu
« importe. Avant la vocation des parents, la nature l'appelle à la
« vie humaine ; vivre est le métier que je veux lui apprendre ; en
« sortant de mes mains, il ne sera, j'en conviens, ni magistrat, ni
« soldat, ni prêtre ; il sera premièrement homme ; tout ce qu'un
« homme doit être, il saura l'être au besoin, aussi bien que qui que
« ce soit ; la fortune aura beau le faire changer de place, il sera tou-
« jours à la sienne. On ne songe qu'à conserver son enfant, ce
« n'est point assez : on doit lui apprendre à converser étant
« homme, à supporter les coups du sort, à braver l'opulence et la
« misère, à vivre, s'il le faut, sur les glaces d'Islande ou sur le
« brûlant rocher de Malte ».

Tels sont les principes tirés de l'*Emile* de J.-J. Rousseau, dont
s'inspira Madame de Genlis lorsqu'elle fut chargée d'élever Louis-
Philippe, duc de Valois, et ses frères le duc de Montpensier et le

comte de Beaujolais. Madame de Genlis voulut que chacun de ses
élèves eût un métier dans les mains. *Emile* poussait le rabot ; le
jeune prince qui devait devenir Roi des Français, apprit la me-
nuiserie, la chirurgie et le jardinage.

Il n'entre pas dans notre cadre de suivre Louis-Philippe pas à
pas, dans la vie. Mais on nous permettra de faire remarquer combien fut sage cette éducation qui lui permit de résister à l'infortune et à la misère, dont une grande partie de son existence fut
accablée.

Habitué à se servir seul, à mépriser toute espèce de mollesse,
à coucher habituellement sur un lit de bois, il fit prendre les
mêmes habitudes à ses fils. A propos de ces derniers, Louis-
Philippe, fidèle aux usages, n'hésita pas à demander l'agrément
de Louis XVIII pour faire suivre à ses enfants les classes des
collèges. Louis XVIII prit tout d'abord parti contre l'éducation
universitaire, insista sur l'esprit irréligieux qui régnait dans ces
établissements, rappela ce qu'avait été le prince de Condé, montra
la Fronde comme le fruit politique des éducations faites en commun et prétendit que la turbulence de la bourgeoisie gagnerait
infailliblement les princes. « Sire, répondit Louis-Philippe, je vois
« que vous aimez les princes qui ne sont pas embarrassants ;
« mais pour avoir des princes instruits, habiles, expérimentés, il
« faut bien risquer quelque chose ; les rasoirs qui font le mieux la
« barbe sont aussi ceux qui pourraient le mieux nous couper le
« cou. Il faut aujourd'hui que les princes soient connus des jeunes
« générations, qu'ils vivent au milieu d'elles, et qu'ils échangent,
« au besoin, dès le collège, quelques coups de pied, quelques coups
« de poing avec la bourgeoisie, pour que plus tard ils puissent
« trouver en elle de sympathiques sentiments. Mes fils ne se
« sépareront pas entièrement de moi, et l'esprit de famille,
« croyez-le bien, les mettra à l'abri des dangers que vous
« redoutez poureux, pour l'avenir de la France et pour le
trône ».

Soit dans l'exil, soit après la Restauration, au Palais-Royal ou
sur le trône, Louis-Philippe montra toujours les mêmes opinions.
D'une prévoyance persévérante, il resta ce qu'il avait toujours été,
humain, libéral, patriote, et presque républicain puisqu'il avait
siégé dans sa jeunesse, aux Jacobins, sous les inspirations de son

père, si bièn que Lafayette lui-même dit un jour : *Louis-Philippe est la meilleure des Républiques.* (1)

Duc d'Orléans, dans les jours de luttes passionnées, il prenait publiquement une attitude opposée à toutes les réactions du temps. Cependant ses sentiments pour la famille royale étaient sincères, affectueux et dévoués, mais il ne voulait pas passer pour approuver ce qu'il blâmait. Il tenait surtout à ne pas mentir à son éducation et à toute sa vie. Esprit large et libéral, il honorait le talent, autant, et sinon plus, que la noblesse. Un jour, il s'agissait d'arrêter une liste d'invités pour un bal assez intime. La Reine, non pour elle, mais à cause du faubourg Saint-Germain, avait quelques scrupules au sujet de Madame Horace Vernet. « Je suis trop de « mon temps, dit le roi intervenant, pour ne pas recevoir tous « ceux qui se font un nom honoré et pour ne pas recevoir les « femmes qui le portent (2). »

D'abord duc de Valois, puis duc de Chartres à l'époque où son père devint duc d'Orléans, Louis-Philippe appartint à l'armée. Colonel propriétaire de *Chartres infanterie*, il ambitionnait trop l'honneur de servir sa patrie pour ne pas adhérer au décret de l'Assemblée constituante qui obligeait les colonels propriétaires, soit à prendre le commandement effectif de leur régiment, soit à quitter l'armée. Il se mit à la tête du 14ᵉ régiment de dragons qui portait également son nom et tint garnison à Vendôme où, pour avoir sauvé un prêtre et un ingénieur, une couronne civique lui fut décernée. Appelé à faire partie du corps du général Biron, il prit part à plusieurs affaires, obtint le grade de maréchal de camp et commanda une brigade de dragons sous les ordres du maréchal de Luckner. Pendant les opérations, le duc de Chartres montra une réelle valeur militaire. Le 11 septembre 1892, il est nommé au commandement de Strasbourg, comme lieutenant général, mais ainsi qu'il le déclare lui-même, « il est trop jeune « pour s'enfermer dans une place et demande à rester dans « l'armée active. » Kellermann lui confie sa seconde ligne,

(1) A propos de cette phrase historique, nous avons tenté d'en préciser l'origine. Nous n'y sommes pas parvenu. Plus loin nous y reviendrons et nos lecteurs verront ce qu'il faut penser de l'authenticité de ces mots.

(2) P. Véron. — Mémoires d'un bourgeois de Paris.

composée de douze bataillons d'infanterie et six escadrons de
cavalerie, et le charge de la défense du moulin, à Valmy ; il s'y
maintient jusqu'au soir, malgré les efforts de l'ennemi. Appelé au
commandement en second des troupes de nouvelle levée que le
général Labourdonnaye réunit à Douai, le duc de Chartres refuse,
désireux de rester avec Kellermann. Mais comme il avait été déjà
remplacé, on lui offre, et il accepte, de passer avec Dumouriez.
C'est alors qu'il assista à la bataille de Jemmapes. De ce combat
où deux beaux régiments de carabiniers prussiens avaient été,
sous ses yeux, et d'après ses ordres, décimés par la mitraille, une
impression profonde et durable lui resta. Il n'aimait pas la gloire,
avait la guerre et la peine de mort en horreur, et son amour de
l'humanité montre assez comment il entendait les progrès de la
civilisation. Lorsqu'il ne pouvait user de son droit de grâce, il
enregistrait sur un cahier les noms des condamnés, et mentionnait
toutes les circonstances, tous les avis, toutes les opinions qui
l'avaient forcé à laisser la justice suivre son cours. Et comme
M. de Montalivet (1) s'entretenait de ce sujet avec le Roi, celui-ci
lui dit :

« C'est une épreuve douloureuse, la dernière à laquelle je
« soumets mon âme. J'ai besoin de me justifier, à mes propres
« yeux, de n'avoir pas usé de ma prérogative. Je veux aussi que
« mes fils sachent quel cas j'ai fait, quel cas ils doivent faire de
« la vie des hommes. La clémence n'est pas seulement un droit,
« c'est un devoir qui ne peut être limité que par des devoirs d'un
« ordre supérieur. Je veux prouver à mes fils que je ne l'ai jamais
« compris autrement ; là est ma consolation quand la justice a
« frappé. »

Si nous avons tant insisté sur le caractère de Louis-Philippe,
c'est autant pour rendre hommage aux vertus de l'homme privé
que pour démontrer quel esprit présida à l'éducation des princes.
Tant qu'elle dura, elle fut l'objet de la conversation des habitants
de Neuilly, et, comme tant d'autres particularités, elle y est restée
à l'état légendaire. Mais la tradition, au lieu de se maintenir dans
les limites de la vérité étroite, a exagéré la sévérité, base de cette
éducation. Louis-Philippe avait bien établi au sein de sa

(1) Louis-Philippe. — Liste civile.

famille, une discipline qui rappelait toutes les rigueurs d'étiquette de la cour de Louis XIV et celles qui concoururent à son éducation personnelle, mais le plus grand esprit de justice présidait à cette discipline sévère appliquée aux princes dont il voulait faire, avant tout, des hommes. Non seulement il désirait qu'ils eussent une connaissance parfaite de leurs devoirs, mais encore que la moindre de leurs actions fut toujours inspirée par leur conscience. Il voulait, en un mot, que l'élévation de leur caractère leur rendît facile la pratique de toutes les vertus humaines. Au reste, lui-même, leur montrait l'exemple.

Un soir, à table, devant tout le monde, le Roi éprouva à l'égard du Duc de Nemours un mouvement d'impatience, et, peut-être, se servit-il de termes un peu vifs. En fils soumis et respectueux, le duc s'inclina devant son père, puis le dîner terminé, regagna les Tuileries où il habitait. Le Roi, calmé, revenu sur son impression, comprit qu'il avait commis une injustice et chercha son fils afin de lui faire part, devant tous les invités, de ses regrets. Ne l'ayant pas trouvé, il se fit apporter un nécessaire et se la dictant à haute voix, il écrivit l'admirable lettre suivante :

« Mardi, 25 novembre 1845.

« Mon bien cher ami, mon bien bon enfant,

« Je suis désolé que tout le monde ait entendu l'accès d'impa-
« tience que j'ai éprouvé envers toi et j'étais pressé de te le
« témoigner, et de te dire à toi, mon bon et fidèle fils, combien
« j'apprécie non seulement tes sentiments mais toute ta manière
« d'être avec moi. Je voulais t'embrasser et te le dire en sortant
« de table, mais je t'ai manqué ; je le fais par écrit, en présence
« même de ceux qui m'ont entendu.
« Je t'embrasse du meilleur de mon cœur. »

« L. P. »

Cette lettre portait cette inscription :
« A mon bien aimé fils le duc de Nemours, aux Tuileries. »

« Pressée (1) »

(1) J. Janin. Le Roi est mort.

Si rigoureuse que fut pour les princes, cette préparation à la vie, elle n'excluait cependant pas les douceurs de l'intimité familiale. Les sentiments les plus tendres, la confiance la plus entière en toutes choses, régnaient au sein de la famille royale. Comment aurait-il pu en être autrement ? La reine était une pieuse mère de famille ; Madame Adélaïde, sœur du roi, dont Madame de Genlis a ainsi défini le caractère : « sa pitié véritablement angélique lui donne « la philosophie chrétienne qui consiste dans la patience, le cou-« rage, la résignation et le mépris sincère du faste et des gran-« deurs. Sa douceur est inaltérable, mais son âme, toute sensible, « a cependant beaucoup d'énergie », Madame Adélaïde, disions-nous, fut une femme politique d'une intelligence toute virile à laquelle le roi n'hésitait pas à recourir. Parmi les princesses, la reine des Belges se montrait tendre et pieuse comme sa mère ; la princesse Clémentine se rapprochait volontiers de Madame Adélaïde, mais la poésie et la rêverie semblaient s'être réfugiées dans le cœur de la douce princesse Marie qui réunissait tout ce que la féminité a de charmant, de gracieux et d'adorable.

Or, pour en revenir à l'éducation des princes et à Neuilly, laissons parler le prince de Joinville. (1)

« Je n'écris jamais ce nom (Neuilly) sans émotion, car il se lie « pour moi aux souvenirs les plus doux de mon enfance ; je le sa-« lue avec le respect dont on salue les morts. Que ceux qui n'ont « pas vu le Neuilly dont je parle, se figurent un vaste château sans « prétention, sans architecture, composé presque exclusivement « de rez-de-chaussée ajustés les uns au bout des autres, de plein « pied, avec de ravissants jardins. Autour un parc immense, « s'étendant des fortifications de la Seine, là, où passe aujourd'hui « l'*avenue Bineau*. Dans ce parc, des bois, des vergers, des champs « des îles, dont la principale, l'île de la Grande-Jatte enfermant « un bras tout entier de la Seine, et tout cela à un bon quart « d'heure de Paris. Si ce beau domaine était un lieu de prédilection « pour mon père et ma mère qui l'avaient créé, qui l'embellissaient « tous les jours et qui y vivaient à cette époque loin des soucis de « la politique, entourés de ces nombreux enfants dont ils étaient « si tendrement aimés, il l'était aussi pour nous. Grâce à la pro-

(1) Vieux souvenirs.

« **ximité** de la ville, l'éducation, les maîtres, les leçons, le collège
« **se continuaient** là comme à la campagne avec toute sa liberté,
« ses exercices de corps, spontanés, naturels. Le matin, dès cinq
« heures, avant les études, avant le collège, nous galopions dans
« le grand parc. Pendant les récréations, les congés du jeudi, du
« dimanche, la bande d'enfants s'en allait aux champs, presque
« sans surveillance, les aînés initiant les jeunes. On allait faire
« les foins, grimper sur les meules, récolter les pommes de terre,
« monter aux arbres fruitiers, gauler les noyers. Il y avait des
« fleurs partout, des champs de roses où, sans qu'il y parut, on
« faisait tous les jours de magnifiques bouquets. Puis, le canotage,
« les parties de natation que les garçons comme les filles, tous bons
« nageurs, faisaient à tour de rôle sur le petit bras de la Seine en-
« clos dans le parc. Rien de délicieux dans la langueur des chaudes
« soirées d'été, comme ces *pleine eau* où se jetant près du Pont
« de Neuilly, on se laissait dériver jusqu'à Asnières, à l'ombre
« des grands saules, pour revenir à pied par l'île de la Grande-
« Jatte. . . . .

Pendant que l'héritier de la couronne de France, le duc de Bor-
deaux, recevait pour son éducation un entourage dont les opinions
n'étaient pas pour plaire à la nation, les fils du premier prince
du sang acquéraient bourgeoisement une bonne instruction et une
éducation qui offraient des garanties libérales.

« Chaque jeune prince avait son précepteur qui lui servait de
« répétiteur, puis tous les matins une voiture très simple les con-
« duisait, à l'heure de l'ouverture des classes, au collège, et là,
« placés au milieu des autres élèves, sans aucune préférence, ils
« suivaient les cours, subissaient les examens. On les mettait en
« retenue s'ils ne travaillaient pas ; leurs camarades et leurs pro-
« fesseurs restaient envers eux comme pour tous les autres élèves,
« pendant les récréations et les leçons, et si les princes se distin-
« guaient par leur assiduité et de rapides progrès, Monsieur le
« duc et Madame la duchesse d'Orléans permettaient qu'ils invi-
« tassent leurs meilleurs amis pour passer la journée du jeudi ou
« des fêtes à Neuilly. De cette manière LL. AA. RR., se formaient
« aux liens de la société, à ses exigences, et apprenaient que le
« savoir, le bon caractère, l'amabilité sont des qualités précieuses
« pour les princes comme pour les autres citoyens. Ils voyaient

« que l'autorité du professeur, la discipline, le travail, l'obéis-
« sance leur demandaient comme à tous ceux de leur âge, soumis-
« sion, zèle et persévérance. . . . La distribution des prix
« arrivait enfin et une impartiale justice, après des examens publics
« et communs à tous les élèves du collège, reconnaissait que le duc
« de Chartres, le duc de Nemours, le prince de Joinville, avaient
« obtenu tels ou tels succès.

« Toute la famille d'Orléans se rendait à cette intéressante
« solennité, et les couronnes gagnées ainsi par l'étude constituaient
« un trésor que Madame la duchesse d'Orléans ne laissait à per-
« sonne le soin de conserver. A Neuilly, berceau de ses enfants,
« près de sa chambre à coucher, une galerie privée renfermait
« toutes ces palmes d'un pacifique triomphe. Là, chaque couronne
« était placée suivant les dates de ces distributions. Le nom du
« royal écolier, celui de la classe, le genre d'instruction indiquaient
« à ceux que la duchesse admettait dans ce sanctuaire de l'émula-
« tion que la qualité de prince passe après celle que donne une
« bonne et fructueuse instruction ». (1)

« Il y avait aussi à Neuilly, dit encore le Prince de Joinville
« dans ses *Vieux souvenirs* le salon de mon père et en particulier
« un billard où, portes ouvertes sur les terrasses, on passait les soi-
« rées au milieu des voisins, des amis, des habitués... Je vois d'ici
« ce billard avec les tableaux qui l'ornaient : l'*Improvisateur* de
« Léopold Robert, la *Femme du brigand* de Schnetz, le *Faust* et
« la *Marguerite au rouet* d'Ary Scheffer, la *Venise* de Ziegler,
« tous des chefs-d'œuvre. Je vois aussi les habitués : deux abbés
« d'abord aux noms significatifs, l'abbé de Saint-Phar et l'abbé de
« Saint-Albin, héritages des faiblesses d'arrière-grands-parents, bien
« avant la Révolution, puis encore un abbé à ailes de pigeon,
« l'abbé de Labordère, devenu, je ne sais comment, maire de
« Neuilly. Puis le maréchal Gouvion Saint-Cyr, notre voisin immé-
« diat, autour duquel il y avait toujours un cercle. »

Maintenant revenons à l'histoire. Le 26 juillet 1830, Charles X fit
publier les fameuses ordonnances qui devaient mettre fin à la
royauté des Bourbons de la branche aînée. Depuis qu'ils gouver-

(1) E. Appert. — Ouvrage déjà cité.

naient la France, ils avaient sans cesse négligé de compter avec les principes de 1789, bases de la société moderne. A ce propos, Napoléon avait dit une vérité en un langage familier : « Si les Bourbons « sont sages, ils se coucheront dans mon lit, car il est bon. Ils en « changeront simplement les draps. »... « Le 25 juillet, dit le prince « de Joinville, venant de Saint-Leu, chez le duc de Bourbon, nous « rentrâmes le soir à Neuilly, et le lendemain 26, au moment où nous « nous apprêtions, Nemours et moi, à partir pour le collège, « quelqu'un ouvrit la porte et jeta à nos précepteurs ces mots : Le « coup d'Etat est au *Moniteur!* — Comment ? — Oui, les ordon- « nances. » Sur quoi nos précepteurs coururent au salon de famille « où nous les suivîmes. Nous y trouvâmes mon père assis, comme « anéanti ; il tenait le *Moniteur*. En voyant arriver nos précep- « teurs, il leva le bras en l'air avec désespoir et le laissa retomber. « Au bout d'un silence pendant lequel ma mère mettait ces mes- « sieurs au courant, mon père dit seulement : Ils sont fous ! puis « après un nouveau et long silence : Ils vont se faire exiler encore. « Oh ! pour moi je l'ai été déjà deux fois ! Je n'en veux plus, je reste « en France !... » (1)

A peine les ordonnances furent-elles connues que la surprise et l'indignation éclatèrent dans la population parisienne. Le 27, l'in-surrection commença. Le 28, elle gagnait tous les quartiers de la ville. Le 29, le maréchal Marmont se retirait sur Saint-Cloud, et un boulet tombait dans le parc du château de Neuilly.

« Cette circonstance fit penser à Mademoiselle la princesse Ade- « laïde que dans l'excès de leur mécontentement les royalistes « pourraient bien sacrifier Neuilly et s'emparer de vive force de « toute la famille... » (2)

En 1830, la République avait des partisans surtout dans les Eco-les et dans les classes inférieures. Mais les souvenirs de 93, du Comité de Salut Public et du Directoire, effrayaient presque tout le monde. Une réunion d'hommes politiques eut lieu dans l'hôtel de M. Laffite et l'idée d'appeler au trône le duc d'Orléans fut émise comme le seul moyen d'éviter une troisième restauration odieuse

(1) Vieux souvenirs.

(2) E. Appert. Ouvrage déja cité.

au peuple, où la République avec l'anarchie qu'une pareille résolution aurait amenée. Après quelques hésitations, il fut convenu
qu'on proposerait la Lieutenance Générale du Royaume au duc
d'Orléans, qu'on lui demanderait de rendre à la France la cocarde
et le drapeau tricolores. Les partisans du duc, en majorité dans
cette réunion, se portèrent garants de son acceptation. Cependant
il fallait compter avec les députés et surtout avec l'Hôtel-de-Ville.
Une seule ressource leur restait : agir au plus vite. « Ce fut
« M. Thiers, dit Thureau-Dangin (1), ce furent MM. Dupin et
Persil, » affirment d'autres historiens (2) qui se rendirent au château de Neuilly afin de communiquer au prince la résolution votée
à l'hôtel Laffitte et dont voici le texte exact :

« La réunion des Députés actuellement à Paris a pensé qu'il était
« urgent de prier S. A. R. Monseigneur le duc d'Orléans de se
« rendre dans la capitale pour y exercer les fonctions de Lieute-
« nant Général du Royaume et de lui exprimer le vœu de conser-
« ver les couleurs nationales. Elle a, de plus, senti la nécessité de
« s'occuper, sans relâche, d'assurer à la France dans la prochaine
« session des Chambres toutes les garanties indispensables pour
« la pleine et entière exécution de la charte. »

« Paris, le 30 juillet 1830 (3) ».

A l'arrivée des délégués au château de Neuilly, le prince ne se
montra pas.

« Mon père disparaissait de Neuilly, dit le prince de Join-
« ville (4), ses mouvements nous furent rigoureusement cachés et
« même, depuis, je ne les ai jamais bien connus. Aussi n'en dirai-
« je rien... »

Quoi qu'il en ait été, la délégation fut reçue par la duchesse qui
parut rien moins que disposée à accepter la proposition qu'elle
venait faire au duc ; mais Madame Adélaïde, étant survenue, pro-
mit d'employer toute son influence.

Nous venons de voir, d'après les historiens, que dans la journée

---

(1) La Monarchie de Juillet.
(2) Lesur — Annuaire historique. — Marq. de Flers. Vie anecd. du roi
Louis Ph.
(3) Marq. de Flers. Vie anecd. du roi Louis-Philippe.
(4) Vieux souvenirs.

du 30 juillet, les envoyés politiques ne rencontrèrent pas Louis-Philippe. On prétendit même qu'il était au Raincy. C'est du moins ce que dit M. Appert (1). Et voici comment il raconte le voyage de Louis-Philippe. Le boulet tombé dans le parc avait fait craindre, avons nous dit, une tentative contre la famille... « Aussi « fut-il décidé que Monseigneur partirait accompagné seulement « du fidèle Oudard, pour le Raincy, autre propriété de S. A. R., « située au-dessus de Bondy. Ce voyage à pied, à travers « les champs et les campagnes, se fit le 29 juillet, autant « que je puis me le rappeler ; le prince était habillé très simple-« ment et portait un chapeau gris avec une cocarde tricolore, faite « par Mademoiselle.

Mais à l'encontre de ce qui précède, nous signalerons cependant un document qui n'est pas sans valeur. La démarche de la délégation et le boulet qui, la veille était venu tomber dans le parc, à l'endroit dit le *Bosquet des Tourniquets*, constituaient deux incidents que la princesse Adélaïde voulut rendre inoubliables. Pour cela, elle fit édifier une sorte de monument, avec ces deux inscriptions : 1º *Le jeudi 29 juillet 1830, le boulet, motif principal de ce bas-relief, a été lancé dans le parc du château de Neuilly par les troupes de la garde royale qui, repoussées de Paris, se retiraient sur le bois de Boulogne... 2º Le vendredi 30 juillet de l'an 1830, c'est dans ce lieu que Louis-Philippe d'Orléans, rencontra les premiers envoyés du peuple français qui vinrent lui proposer d'accepter la Lieutenance Générale du Royaume.*

Au Raincy, selon M. Appert, Louis-Philippe recevait d'une manière secrète des nouvelles de Neuilly et du Palais-Royal ; Néanmoins, il ne laissait pas que d'être inquiet sur le sort de sa famille. Le 30, il décida de faire partir M. Oudard pour Paris. Celui-ci, en arrivant, trouva les patriotes maîtres des portes de la rue Saint-Honoré, des entrées et corps de garde du Palais-Royal et des galeries. Les troupes régulières avaient complétement évacué Paris, et le peuple, maître de la capitale, se conduisait admirablement. M. Oudard se rendit alors à Neuilly, où il

(1) Ouvrage déjà cité.

trouva la duchesse d'Orléans et Mademoiselle dans une profonde inquiétude. Il les rassura. Puis il fut arrêté que le prince reviendrait à Paris le lendemain et qu'il se rendrait directement au Palais-Royal.

Le 31, le duc d'Orléans arriva sans encombre au Palais-Royal et prit possession de ses appartements. Pendant ce temps, la famille royale quittait Neuilly.

« Les barricades interrompant encore la circulation des voitures
« dans une partie du faubourg du Roule, Madame et Mademoiselle
« d'Orléans, les jeunes princes et princesses, sortent à pied
« par la dernière porte du parc, qui donne sur le chemin
« des Ternes, avec Oudard, et voyant passer un omnibus, dit
« *Caroline*, ils montent tous dedans, sans être reconnus, et arri-
« vent ainsi jusqu'à la première barricade du faubourg du Roule.
« Il n'y a pas moyen d'aller plus loin, et cependant le Palais-
« Royal n'est pas encore près. Mais le temps presse, de nouveaux
« événements peuvent tout changer, on se décide alors, après
« avoir remis un napoléon d'or au conducteur étonné, à
« donner tout bonnement le bras à Oudard. Mademoiselle prend
« les jeunes princesses, Madame la duchesse tient par la main les
« plus jeunes princes, les plus âgés marchent ensemble,
« et en franchissant les pavés des barricades, on arriva enfin
« sans accidents au Palais-Royal, où M. le duc d'Orléans
« attendait avec la plus vive impatience. Le même jour au soir,
« Madame la duchesse d'Orléans, m'envoie, comme à l'ordinaire,
« un gros paquet de pétitions qu'elle a, malgré ses importantes
« préoccupations, trouvé le temps de lire, en écrivant sur la
« plupart ces généreuses mentions « *particulière à secourir ;*
« *pressée à secourir.* (1)

En effet, la bienfaisance de la Reine Marie-Amélie était inépuisable. Et lorsque sa bourse était vide, elle ne craignait jamais de recourir à celle du Roi, toujours disposé à aider la reine dans ses bonnes œuvres.

Le nombre de pétitions qu'elle recevait augmentant de jour en jour, elle ne se décourageait pas et se désolait, au

(1) Appert. Ouvrage déjà cité.

contraire, à la pensée que ses dons ne pouvaient être, dans certains cas, d'une efficacité réelle. Parmi les requêtes dont l'histoire a conservé le souvenir, on cite celle d'une pianiste distinguée de cette époque et dont le nom est demeuré célèbre. Cette artiste, avait été poursuivie, par ses créanciers, avec la dernière rigueur. Ses meubles saisis allaient être vendus, lorsqu'elle eut l'heureuse idée de s'adresser à la Reine. Auparavant, elle eut une autre idée, plus heureuse encore, celle de faire apostiller sa requête par Alexandre Dumas. Et voici dans quels termes le brillant écrivain signala cette infortune à la Reine :

> Lisez avec le cœur, cette plainte touchante,
> Qu'en humble ambassadeur je mets à vos genoux.
> Toute chose, ici bas, Madame, suit sa pente :
> L'aiguille tourne au pôle et le malheur à vous (1).

Le 31 juillet, jour de son retour au Palais Royal, le duc d'Orléans se rendit à l'Hôtel-de-Ville, escorté d'une grande partie des députés présents à Paris. Lafayette, que les vainqueurs avaient investi d'une sorte de dictature, reçut le duc, lui donna l'accolade sur le balcon de l'hôtel, et en présence du peuple qui couvrait la place de Grève, le proclama Lieutenant-Général du Royaume. Dès le matin, une proclamation avait été affichée, dans laquelle le prince annonçait que les Chambres allaient se réunir et qu'ils aviseraient aux moyens d'assurer le règne des lois et le maintien des droits de la nation. Il terminait en déclarant que, désormais, la charte serait une vérité. Le 4 août, les députés présents, au nombre de 252, déclarèrent le trône vacant ; ils y appelèrent le duc d'Orléans, et s'occupèrent de reviser la charte. Moyennant l'acceptation des modifications apportées à la charte, le duc d'Orléans était appelé au trône de France, lui et ses descendants à perpétuité, de mâle en mâle, par ordre de primogéniture, à l'exclusion perpétuelle des femmes et de leur descendance. Ce qui

(1) Marq. de Flers. Vie anecd. du roi Louis-Philippe.

avait été voté par la Chambre des députés, le fut également par la Chambre des pairs.

Le 7 août, vers quatre heures, après une longue délibération sur les modifications qu'il convenait d'apporter à la Charte, les députés se rendirent au Palais Royal, où ils furent reçus par le Lieutenant Général du Royaume, entouré de sa famille. M. Laffitte lui donna lecture d'une déclaration qui lui faisait connaître les modi. fications adoptées et lui offrait la couronne avec le titre de *Roi des Français*. Le duc d'Orléans, après avoir donné son assentiment et exprimé sa gratitude en quelques paroles émues, parut au balcon où l'appelait une foule enthousiaste. Lafayette, qui se tenait à ses côtés, montrant au peuple son nouveau Roi dit : « Nous avons « fait là de bonnes choses ; vous êtes le prince qu'il nous faut : « *C'est la meilleure des républiques* » (1).

Telle serait l'origine de cette phrase historique, si souvent répétée lorsqu'il s'agit du règne de Louis-Philippe. Et ces mots, dit-on, furent pour beaucoup de personnes une allusion aux promesses échangées entre le Prince et Lafayette dans la mémorable journée du 31 juillet et que l'on désigna sous le nom de Programme de l'Hôtel de Ville. Lafayette lui même, dans une lettre qu'il adressa le 13 juin 1831 aux électeurs de l'arrondissement de Meaux, rappela les termes de ces promesses : *Ce qu'il faut aujourd'hui au peuple Français*, avait-il dit au duc d'Orléans, *c'est un trône populaire, entouré d'institutions républicaines, tout à fait républicaines.* — *C'est bien ainsi que je l'entends*, avait répondu le Prince.

Mais la phrase historique est loin d'être authentique. Lafayette l'a démentie dans une conversation tenue le 5 juin 1832, que l'on trouve dans les Mémoires d'Alexandre Dumas. Ce démenti fut renouvelé à la tribune le 3 janvier 1834 (2).

D'après Louis Blanc, c'est Odilon Barrot, Secrétaire de la Commission Municipale qui, le 30 juillet 1830, répondant aux républicains envoyés à l'Hôtel de Ville aurait dit : *Le duc d'Orléans est la meilleure des Républiques* (3).

(1) Moniteur Universel, 8 août 1830.
(2) Moniteur Universel. — 4 janvier 1834.
(3) Histoire de Dix ans.

Malheureusement, Odilon Barrot dit (1) : « C'est dans cette
« entrevue que l'on place le mot du général Lafayette : *Ce sera*
« *la meilleure des républiques...* Et il ajoute : Je ne l'ai pas entendu
« prononcer et je ne puis l'attester ; toutefois, je dois dire que ce
« mot exprimait parfaitement l'intime pensée du général... »

Le mot est-il vrai ? Malgré l'obscurité, M. Thureau-Dangin (2)
le croit exact. En résumé, nous pensons qu'il est difficile de se
prononcer sur son authenticité... (3)

Le 9 août, le Lieutenant-Général se rendit au Palais-Bourbon et
prononça le serment suivant : « En présence de Dieu, je jure d'ob-
« server fidèlement la charte constitutionnelle, avec les change-
« ments et modifications exprimés dans la déclaration de la
« chambre des députés ; de ne gouverner que par les lois et selon
« les lois ; de faire rendre bonne et entière justice à chacun, selon
« son droit, et d'agir en toutes choses dans les seules vues de
« l'intérêt, du bonheur et de la gloire du peuple français ». Il
monta ensuite sur le trône et fut proclamé *Roi des Français* sous
le nom de Louis-Philippe I.

C'est au sein d'une famille unie par les liens les plus affectueux,
dans une existence pleine de douce quiétude, entouré de la tendresse de tous les siens, profondément aimé des habitants d'un
pays où s'exerçait, largement et généreusement, la charité des
princesses, que la royauté vint chercher Louis-Philippe. Sa sollicitude pour Neuilly ne se ralentit point. Les préoccupations du
pouvoir s'ajoutèrent seulement à celles qu'il avait pour une localité qu'il considérait comme le berceau de sa famille, mais la
Royauté ne fut point tendre pour lui. Les beautés du régime
parlementaire lui créèrent sans cesse de nouvelles difficultés. Avec
cette doctrine : *le roi règne et ne gouverne pas*, on m'avait, dit-il
plus tard « rendu impossible ; je n'étais plus aux yeux de la France
« qu'un vieil avare plaçant des millions à l'étranger et faisant des
« coupes sombres dans les forêts de l'Etat ». Bien qu'il y ait, en
France, plus d'esprits faussés que de cœurs corrompus, il y eut
assez de ces derniers pour que, dans le cours de ses dix-huit

(1) Mémoires posthumes.
(2) Monarchie de juillet.
(3) Journal *le Gaulois*, Janvier 1900.

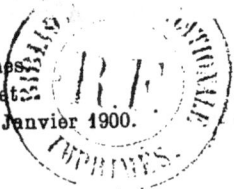

années de règne, Louis-Philippe devint l'objet de six tentatives d'assassinat ?...

Cependant son attitude, à la suite de l'affaire Lecomte, aurait bien dû lui être un préservatif si l'ingratitude n'était point la caractéristique de la nature humaine en général et des nations en particulier. Mais laissons parler J. Janin (1) :

« Quand Lecomte eût tiré sur Le Roi, S. M. eût voulu sauver « la tête de son assassin, mais la raison d'Etat s'opposait à ce « pardon et Lecomte subit sa peine. Il laissait des sœurs ! Eper- « dues, abandonnées de tous, elles s'adressent au roi lui-même, « et le roi, le jour de sa fête, dit au Surintendant de sa liste « civile : *Montalivet, il faudra donner telle somme à ces pauvres* « *femmes.* — Et comme M. de Montalivet semble hésiter : *Oui,* « *oui,* reprit le roi, *il le faut ; je me suis donné cela pour ma* « *fête !* »

Bref, tout autre homme que le Roi se serait désintéressé d'une nation qui le récompensait de son dévouement au bien public en manifestant, d'une façon si cruellement précise, son désir de se débarrasser de sa personne, fût-ce au prix d'un meurtre. Mais, fidèle à son éducation première, à ses sentiments naturellement généreux, sachant que si noblesse oblige, royauté oblige plus encore, il se contenta de répéter le mot de Henri IV : « On me rendra justice après ma mort ». Il demeura au poste où les vœux de la nation l'avaient appelé et continua de pratiquer ce que l'on nommait *son amour de la truelle*. Et comme une critique de sa passion pour le bâtiment était venue jusqu'à lui, il répondit : « J'en « prends mon parti, Saint Louis, François I, Henri IV, Louis XIV « et Napoléon ont aussi beaucoup aimé la truelle. Qui le sait « mieux que moi ? Ma truelle, à moi, qu'on fait si infatigable et « si prodigue, est insuffisante à restaurer les monuments élevés par « eux. D'ailleurs, ajouta-t-il, c'est un beau défaut pour un prince « que d'aimer à bâtir ; s'il est par là condamné aux quolibets des « hommes de loisir, il en est bien consolé par les bénédictions de « tous ceux qui travaillent. » (2)

Soucieux des moyens d'apporter un peu de bien-être dans la

(1) Le roi est mort.
(2) P. Véron. Ouvrage déjà cité.

nation sur laquelle il régnait, le roi Louis-Philippe était d'un esprit trop sage, pour ne pas savoir que ce bien-être ne pouvait être que la conséquence du travail. Il releva Versailles, acheva le Palais-Royal d'où il chassa toutes les maisons et les fréquentations suspectes, répara les Tuileries. Les châteaux de Compiègne, de Rambouillet, de Fontainebleau, etc. ne furent pas négligés par ce prince qui se souvenait « que Charlemagne s'occupait des fruits « de ses vergers. »

Si, comme homme politique, la Royauté laissait peu de trêve à son esprit, comme père son cœur n'était point épargné. En 1839, le 2 janvier, la mort lui ravit la douce princesse Marie, mariée à Frédéric-Guillaume-Alexandre, duc de Wurtemberg ; elle laissait un fils, Philippe-Alexandre-Marie-Ernest, né à Neuilly, le 30 juillet 1838. « En débarquant de la *Créole*, dit le prince de « Joinville (1), je reçus la douloureuse nouvelle de la mort de ma « sœur Marie, duchesse de Wurtemberg. C'était notre premier « deuil de famille, le premier vide dans cette nombreuse bande « de frères et sœurs si tendrement unis. Femme originale, « spirituelle, nature aussi passionnée dans ses affections que dans « ses antipathies, artiste jusqu'au bout des ongles, j'adorais ma « sœur et sa mort me causa un chagrin profond qui attrista le « court séjour que je fis auprès des miens. »

Trois années plus tard, un autre deuil, plus douloureux encore, frappait la famille royale. Le duc d'Orléans tombait sur la route de la Révolte (2).

A cette royauté si tourmentée, à cette famille si douloureusement frappée, il manquait une suprême épreuve : la Révolution. Comme au sortir de l'enfance, ce roi de soixante-quinze ans, allait voir, au seuil de la tombe, se dérouler l'agitation populaire avec toutes ses conséquences. Les journées de février 1848 arrivèrent alors que nul ne s'y attendait, que nul n'était prêt et que, somme toute, nul ne désirait une telle tourmente. La France demandait des réformes, mais ne voulait pas de révolution. Malheureusement le gouvernement représentatif, dont Guizot était le scrupuleux observateur, ne sut pas faire les concessions désirées par l'oppo-

(1) Vieux souvenirs.
(2) Voyez : La mort du duc d'Orléans.

sition. Et lorsque le 23 février, Louis-Philippe exigea la démission de son ministère, il était déjà trop tard pour arrêter l'effervescence populaire : le lendemain 24, l'émeute était maîtresse de la capitale et le 25 elle arrivait à Neuilly.

De même que du fond d'un fleuve sorti de son lit, monte une fange que les flots impétueux vont porter au loin, des bas fonds d'un peuple en révolution monte une lie qu'agitent et entraînent ses passions déchaînées. Mais lorsque le calme est revenu, la fange du fleuve aide parfois aux forces créatrices de la nature, elle active l'éclosion de la fleur et concourt à rendre plus belle la moisson future. Au contraire, la lie du peuple ne laisse derrière elle que le témoignage de ses orgies, que la preuve de ses ignominies, que la trace de ses crimes : chacun de ses pas est marqué par des ruines ou par des meurtres...

Lorsqu'une révolution est nécessaire quoi qu'on dise, et inévitable quoi qu'on fasse, si les gens de bien se réunissaient pour l'opérer avec sagesse et lenteur, elle s'accomplirait sans désordre et sans trouble. Mais en face de ces terribles cataclysmes, la prévoyance s'aveugle, le courage se glace, et les plus honnêtes gens espèrent qu'une modération passive abritera leurs destinées contre la tempête. Bientôt les ambitions s'emparent du mouvement social, les intrigants fanatisent les masses, les masses se soulèvent, le trouble commence, les haines éclatent, le sang coule et tout est englouti.

« Tandis que la canaille élégante se ruait à l'Hôtel de Ville pour « se disputer les places et mettre à profit son républicanisme de « fraîche date, le rebut des prisons et des bagnes désespérant de « voler dans Paris, parce que le peuple lui-même, selon l'expres- « sion de M. Caussidière, y était magistrat, se jeta sur la banlieue « et se mit à piller et à incendier (1). »

Dès la première heure du 25, les émeutiers, débouchant par toutes les avenues, arrivent jusqu'au château de Neuilly. Le régisseur fait ouvrir les grilles et, croyant pouvoir exercer une certaine influence, sur cette foule sans cesse grossissante, revêt l'uniforme d'officier de la garde nationale. Et pendant qu'il faisait

(1) J. Simon. *La Liberté de penser*, mars 1848.

prier la municipalité d'intervenir, les déprédations commencent. Mais le conseil municipal débordé, ne sait plus agir utilement. Alors le personnel du château est mis dans l'obligation de se tenir prêt à donner son concours, non pour la résistance, car il n'y fallait pas songer, mais en cas d'incendie. Enfin, vers deux heures, la foule d'émeutiers exige du vin et se prépare à l'orgie. A quatre heures, hommes et femmes étaient ivres et les appartements envahis. De 4 heures 1/2 à 7 heures, les uns avec des bâtons, les autres avec des barres de fer, tous avec un instrument quelconque, crèvent les tableaux, cassent les glaces, brisent les meubles, arrachent les tentures. Un vieillard de 73 ans, nommé Bazot, et M. Thévelin tentent de calmer cette foule dans laquelle, peu à peu, se font jour de redoutables instincts. Mais, la foule les prend à partie. M. Thévelin est même frappé d'un coup de baïonnette ; on l'emporte. Pendant ce temps, les meubles sont jetés par les fenêtres et accumulés dans la cour des cuisines.

De leurs débris, les émeutiers font un bûcher auquel ils mettent le feu. Il est sept heures. Les flammes s'élèvent au-dessus des toits, le parc s'éclaire de lueurs sinistres. Les pompiers accourent, mais cette horde de gens ivres s'oppose à leur entrée. Alors, des brandons enflammés sont portés dans les appartements du duc de Nemours et tout flambe !... L'incendie gagne l'aile en retour d'équerre où se trouve la salle à manger... Mais voici mieux : à huit heures les appartements du roi sont envahis. Le lit devient l'autel où, sous les yeux d'assistants qui rient, comme peuvent rire des ivrognes et des brutes, trois couples, de cette tourbe infâme, sacrifient, simultanément, à la fraternité Révolutionnaire !... Puis, l'ignominie terminée, l'incendie est propagé... Le salon carré, la salle de billard, sont en feu... Les flammes sortent par les fenêtres, lèchent la muraille, s'élancent vers le ciel, dans la nuit, éclairant des horreurs et, lorsque les poutres cèdent, que les toitures s'effondrent, que des gerbes d'étincelles montent d'abord dans l'espace, s'épandent ensuite en une pluie d'or, des éclats de joie sortent de la bouche de ces êtres qui n'ont d'humain que leur ossature... Mais à ces manifestations joyeuses se mêlent des appels désespérés, des cris de douleurs, des râles. Qu'est-ce donc ? Ce sont quelques-uns de ces bandits que déjà châtie la Providence. Surpris par le fléau qu'ils ont déchaîné, ils roulent, s'abîment dans le foyer où leurs membres se tordent, se recroquevillent, se rapetissent, où leurs faces se convulsent, où ils meurent avec leur forfait devant les yeux, leur pensée dernière sollicitée par l'Inconnu, épouvantés par l'Eternité qui pour eux garde son terrible secret, et leur dernier soupir s'exhale en un cri suprême. Est-ce un blasphème ? Est-ce une prière ? Mystère !... Et toujours les flammes teignent le ciel, leurs lueurs éclairent d'autres visages de bandits, d'autres figures de femelles, animaux vils qui s'accouplent, impudiques et immondes, dans la rougeur des reflets sanglants d'un incendie révolutionnaire, et semblent d'infernales créatures, soudainement sorties d'antres souterrains et mystérieux pour terrifier l'Humanité !...

A huit heures et demie arrivent enfin d'honnêtes gens guidés par deux élèves de l'Ecole Polytechnique : MM. Roger et Juttier. M. Thévelin, quoique blessé, est revenu avec eux, et, pendant qu'ils opèrent sur un point, l'œuvre de destruction continue sur d'autres. A neuf heures, l'édifice s'affaisse en grande partie. Les cadavres se mêlent aux ruines. De ci, de là, couchés à terre, quelques émeutiers, pour apaiser la soif qui les dévore, lapent comme des chiens, en des ruisseaux où coule un atroce breuvage, un horrible mélange : du vin et du sang !...

Tout à coup, à onze heures, la lueur de l'incendie devient plus intense, prodigieuse même. C'est le château de Villiers qui brûle... Le château de Villiers où, d'après des témoins oculaires, les scènes que nous venons d'exposer se sont exactement reproduites, avec cette différence que lorsque l'incendie fut sur le point de s'éteindre, les émeutiers l'alimentèrent en y jetant ceux de leurs correligionnaires politiques qui gisaient à terre, ivres morts !...

A minuit, au moment où une tentative d'incendie a lieu dans l'aile gauche du château, des citoyens se précipitent et parviennent à l'éteindre. M. Thévelin est blessé une seconde fois. Les pompiers occupés à combattre le feu vers la façade du château, remarquent qu'il va gagner les cuisines et la tourelle du prince de Joinville. Mais ils sont impuissants. D'ailleurs les incendiaires rendent stériles leurs efforts et accomplissent leur œuvre infâme... Enfin, à quatre heures du matin, les émeutiers étant tous ivres-morts, on entreprend de sauver l'argenterie. Des sentinelles sont placées pour protéger cette opération qui, par miracle, réussit. L'argenterie est portée, au jour, à la mairie, par MM. Aguetta, brigadier des hommes de peine, Dubessy, serrurier, — avenue de Neuilly, — Gibault, couvreur, — Vieille Route : *Avenue du Roule* — Laplace, sapeur-pompier, tonnelier, Hemond, Briot, sapeurs-pompiers de la caserne de la rue de la Paix, conduits par M. Roger. Ce fut M. Ancelle, membre du conseil municipal, qui en prit possession.

A huit heures du matin, le 26, de nouveaux émeutiers arrivent en foule et font irruption dans le petit château habité par Mme la duchesse d'Orléans. Un pauvre perroquet, âgé de 80 ans, donné par Lord Bentinck à la reine Marie-Amélie, est attaqué par ces braves. Fait prisonnier, on le condamne à être fusillé ; mais M. Thévelin lui sauve la vie. Toute l'infernale orgie de la veille, et de la nuit, va recommencer, lorsque heureusement, vers dix heures, le général Ordener vient enfin occuper Neuilly, militairement. (1)

Tels sont les hauts faits accomplis en 24 heures par une bande d'énergumènes. Maintenant que nous avons vu ce dont sont capables des citoyens désireux d'obtenir des réformes, examinons un peu ce que coûtent de semblables moyens. Les renseignements qui suivent sont empruntés à un ouvrage de M. de Montalivet, intitulé : *Louis-Philippe. Liste civile.*

Bâtiments incendiés et entièrement détruits. Grand château.

Après avoir traversé la cour d'honneur, on se trouvait en face d'un porche d'ordre *dorique* grec, au-dessus duquel étaient sculptées les armes de la maison d'Orléans, et qui donnait entrée dans la grande antichambre des valets de pied. A droite et à gauche régnait un double portique de même ordre, qui servait à mettre

---

(1) Tout ce qui a trait aux journées de février 48, est dû à des récits de témoins oculaires et à l'ouvrage intitulé . *Pillage, Incendie,* février 48, par Marchal.

en communication les ailes latérales du château. Total de l'estimation du porche milieu et des deux galeries (1). . . 111.840.00

Après le péristyle venaient deux antichambres. La
première, celle des valets de pied, était de style
Louis XIV, et la seconde, celle des valets de chambre,
était ornée de colonnes en stuc d'ordre ionique.
Perte évaluée. . . . . . - 98.464.50

Venait ensuite le salon des étrangers, qui prenait
toute la largeur du château. Son magnifique plafond
en marqueterie, les sculptures, les arabesques, les
dorures dont il était couvert, ses dimensions enfin,
en faisaient une pièce splendide. Il était spécialement
destiné aux audiences. Evalué à 130.868.00

La salle de billard richement décorée était placée
entre le salon des étrangers et le grand salon de réception. La famille royale s'y réunissait souvent après
dîner, surtout dans les premières années qui ont
suivi 1830. . . . . 45.888.00

Le salon de réception décoré dans l'ordre corinthien était la plus grande et la plus belle pièce du
château. Ses lambris étaient en stuc précieux ; ses
voussures et son plafond étaient ornés de peintures
et de sculptures dorées ; c'est dans ce salon que se
réunissait la famille royale tout entière. Le roi et
les princes s'entretenaient avec les visiteurs, pendant
que la reine et les princesses, assises autour d'une
table, travaillaient à des ouvrages précieux, destinés
pour la plupart à des œuvres de charité. On pouvait
admirer dans le salon de réception une magnifique
mosaïque réprésentant le temple de Pœstum : elle
avait été donnée en présent par S. S. le pape Grégoire XVI à la reine Marie-Amélie. Cette vaste

A REPORTER. . . 387.060.50

(1) Toutes les évaluations ont été établies par MM. Lefranc, architecte du
domaine privé, Labrouste, architecte du gouvernement désigné par la commission des dommages, et M. le Ministre de l'Intérieur en a contrôlé tous les
détails.

REPORT . . . 387.060.50
mosaïque, ouvrage d'art inappréciable, a été sauvée
en grande partie. Les belles mosaïques, présent du
roi de Naples, qui décoraient la cheminée, ont été
complètement brisées et détruites. Evalué à . . . 170.578.00
 A côté du salon de réception s'ouvrait une pièce
servant de bibliothèque, qui contenait un grand
nombre d'ouvrages de prix. Evaluation pour la
pièce seule 31.330.50

Appartement de la Reine

 Le salon de la reine, ou de famille, était orné de
tous les portraits des princes et princesses. C'est
dans ce salon, sur un grand divan adossé à la chambre de la reine, que le roi allait prendre place toutes
les fois que les personnages politiques, admis aux
soirées de la famille royale, réclamaient de lui une
conversation particulière. Cette pièce communiquait
avec le grand salon, la bibliothèque et l'appartement
de la reine 45.888.00
 La vaste et belle chambre à coucher de la reine,
à la suite du salon de famille, était richement décorée
dans le style Louis XV. Elle avait vue par deux fenêtres sur la grande place du parc et par une fenêtre
latérale sur un berceau de verdure où les princes et
les princesses, enfants, avaient joué sous les yeux de
leur mère. Ces vues faisaient de cette pièce une des
plus agréables du château, et celle que la reine affectionnait le plus. Vers le fond de la chambre à coucher
à gauche, s'ouvrait un petit salon, visité souvent par
la reine : c'est là qu'était déposée, à côté des couronnes décernées aux princes, pendant le cours de leurs
études dans les collèges de Paris, la couronne offerte
au roi, alors duc de Chartres, par la ville de Vendôme, témoin de son courage et de sa générosité. . . 131.064.00

A REPORTER . . . 765.921.0

Aile gauche

REPORT . . . 765.921.00

Le rez-de-chaussée de cette aile contenait une vaste salle à manger, décorée avec une magnificence toute royale. Les faces latérales étaient ornées de peintures représentant les fleurs et les oiseaux de différents pays de la terre, avec les encadrements allégoriques. A la suite se trouvait la chapelle, restaurée et agrandie depuis 1830, et plus loin une petite galerie en pierre reliant l'aile gauche avec l'aile dite des Princes. Evaluation pour l'aile gauche 429.600.00

Bâtiment d'aile dite des Princes

Ce bâtiment était affecté dans toute son étendue à l'habitation du duc de Nemours, de la duchesse de Nemours et de leurs enfants. Il était clos à son extrémité, du côté de la cour du petit château, par le jardin des petits princes. La décoration intérieure de ce bâtiment était des plus remarquables. Les principales pièces étaient revêtues de lambris et de portes en bois indigènes avec incrustations d'arabesques en bois précieux des îles : un grand nombre de panneaux étaient ornés de belles peintures à l'huile faites sur glaces 486.795.00

Pagode du Prince de Joinville

Cette tour ou pagode s'élevait à l'une des extrémités du petit jardin du duc de Nemours. Elle faisait partie des appartements du prince de Joinville, situés au premier étage dans le bâtiment dit de la Pagode. Son architecture dans le style de la Renaissance et la richesse de son ornementation intérieure et extérieure en faisaient un petit monument remarquable. Le comble était de forme pyramidale et contenait un indicateur des vents, avec une boussole. Evalué à . . . 56.000.00

A REPORTER . . . 1.738.316.00

Bâtiment dit de la Pagode faisant face à la cour du Petit château

REPORT. . . 1.738.316.00

Ce bâtiment comprenait les appartements du prince et de la princesse de Joinville et de leurs enfants. Les pièces principales étaient revêtues de lambris, de voussures et de plafonds en chêne ; les panneaux de ces lambris étaient décorés de tableaux de marine, placés en partie sous glaces 120.080.00

Les autres parties du château, incendiées et complètement détruites, autres que celles désignées ci-dessus, renfermaient des appartements de maîtres, des dépendances de toutes sortes, des magasins, les offices et les cuisines. La perte de leur ensemble a été évaluée à 585.050.00

Maison hollandaise dans le parc, au bord de la Seine 75.600.00

Château de Villiers

Demeure du duc et de la duchesse d'Aumale, était orné de sculptures à l'extérieur et richement décoré à l'intérieur. Il a été estimé à 348.750.00

Bâtiments saccagés. Aile droite du grand château

Cette aile, qui comprenait l'appartement personnel du roi, celui de la princesse Adélaïde et la salle du conseil, n'a pas été incendiée ; mais elle a été saccagée au point qu'il n'y est pas resté une porte, une croisée, une cheminée, une glace intactes. Le cabinet du roi était l'une des pièces les plus modestes du château. C'est là que Louis-Philippe passait la plus grande partie de ses journées. Il y avait réuni un grand

A REPORTER. . . 2.867.796.00

REPORT. . . 2.867.796.00

'nombre de souvenirs de famille anciens et nouveaux
(1).

Petit château

Le petit château de Neuilly était consacré à l'habitation de Madame la duchesse d'Orléans et de ses enfants, le comte de Paris et le duc de Chartres. Il a été saccagé comme l'appartement du roi. Dans le voisinage du petit château se trouvait le jardin particulier du comte de Paris. Le prince, alors enfant, y travaillait souvent sous la direction de Monsieur Mathieu, jardinier, qui lui enseignait l'horticulture. Ce jardin contenait des modèles de construction pour les fortifications, les canaux, les écluses de navigation, etc. les matériaux préparés pour ces constructions étaient placés par le jeune prince sous la direction d'un appareilleur chargé de lui donner des leçons (2).

Le petit monument, en pierre et en marbre, de Diane de Poitiers, la serre chaude, divers papillons furent également visités par les démolisseurs. Parmi ces derniers, il en est un qui servait de résidence à la princesse Marie, devenue duchesse de Wurtemberg ; il est situé au n° 18 de l'avenue Sainte-Foy.

Pour les dégâts commis dans ces divers bâtiments, l'estimation fut de 95.000.00

A tout ce qui précède, il convient d'ajouter : 514 glaces dont pas une n'a été laissée entière. . . . 102.450.00

Pour la bibliothèque. Estimation faite par Monsieur Brenot, bibliothécaire du domaine privé. . . 29.800.00

Pour le mobilier 1.151.167.00

66 000 bouteilles de vins et 446 fûts, contenus dans les caves du château de Neuilly 300.580.00

Enfin pour 350 tableaux ou œuvres d'art, dont nous ne pouvons donner la liste, la perte fut évaluée à. . 290.000.00

TOTAL GÉNÉRAL . . 4.836.793.00

(1 et 2). Ces parties de l'ancien château existent encore. La première a son entrée boulevard d'Argenson N° 52 ; la seconde est située boulevard de la Saussaye n° 3.

Soit en chiffres ronds cinq millions, car dans ce qui précède ne sont pas compris les voitures, les fourrages, certaines constructions, etc., etc.

Si nous faisions œuvre d'historien, nous pourrions demander aux tribuns de méditer sur les documents et sur les faits que nous venons d'enregistrer, car des pages qui précèdent, il y a, en effet, une morale à tirer. Ne sont-ils pas bien coupables ceux qui, dans leur orgueil blessé, font descendre les hautes et délicates questions politiques et d'intérêt social jusque dans les carrefours, jusqu'au milieu des populations où gît la force brutale, où les mauvaises passions répondent au premier appel, et qui oublient que les multitudes n'obéissent presque jamais aux conseils de l'intelligence, de la raison, ni même de leurs intérêts ?...

La monarchie de Juillet terminée, Louis-Philippe, sous le nom de *Comte de Neuilly*, reprit le chemin de l'exil... Alors, la République lui succéda avec Louis Napoléon pour Président. Un des premiers actes du nouveau gouvernement fut de mettre sous séquestre les biens de la famille d'Orléans, quoique « la Chambre, « en 1830, ait accordé à Louis-Philippe la séparation du domaine « privé et des biens attenant à la Couronne » (1). Mais c'est en 1852 seulement qu'une décision fut prise. Le 22 janvier, Louis Napoléon rendit deux décrets (2). Dans le premier, après la formule d'usage, le Président de la République : « Considérant que « tous les gouvernements qui se sont succédé ont jugé indispen- « sable d'obliger la famille qui cessait de régner à vendre les biens « meubles et immeubles qu'elle possédait en France ;

« Qu'ainsi le 12 janvier 1816, Louis XVIII contraignit les mem- « bres de la famille de l'empereur Napoléon de vendre leurs biens « personnels dans le délai de six mois et que le 10 avril 1832, « Louis-Philippe en agit de même à l'égard des princes de la « famille aînée des Bourbons ;

« Décrète :

« Les membres de la famille d'Orléans seront tenus de vendre « dans le délai d'un an ».

Dans le second décret, le Président de la République « ordonnait

(1) D'Alton Shée. Mémoires. Chap. II. 2ᵉ série.
(2) Moniteur Universel.

« le retour à l'Etat des biens meubles et immeubles faisant l'objet
« de la donation du 7 août 1830 ».

Bien que le château de Neuilly et toutes ses dépendances eussent
toujours appartenu au domaine privé de Louis-Philippe, il n'en
fut pas moins confisqué et assimilé aux biens faisant l'objet de la
susdite donation. C'est cette spoliation qui détermina la réclama-
tion adressée en 1872 à l'Assemblée Nationale. En attendant,
l'Administration des Domaines commença par faire procéder à la
vente des matériaux, ou plutôt des ruines du château, et en retira
la somme de douze millions. Quelques lots, estimés à une centaine
de mille francs, restaient à vendre, lorsque l'Assemblée Nationale
ordonna qu'ils seraient restitués à la famille d'Orléans.

Tout de même, quelle singulière destinée que celle de Louis-
Philippe : Enfant, il étudie, sous les ombrages du Raincy, entre sa
sœur et Madame de Genlis ; plus tard, acteur adolescent dans les
grandes et terribles scènes de 1791, il s'essaye à parler, dans les
clubs, le langage des Révolutions : plus tard, encore, à Valmy, avec
l'auréole d'une glorieuse jeunesse, on le retrouve soldat de la République, lui qui est destiné à fuir deux fois devant cette forme de gouvernement ; puis exilé, s'éloignant d'un sol ensanglanté, supportant
noblement de longues infortunes, professeur à Reichenau, modeste
voyageur en Suède et en Norwège ; prince à Palerme, il y trouve
une douce et sainte compagne ; puis combattant, en Espagne et
dans le Midi, les armes défaillantes déjà du grand homme dont il
devait amener les cendres au bord de la Seine, il reprend, enfin,
en 1815, son rang et sa place auprès d'un trône sur lequel, ne fût-ce
que pour sa félicité personnelle, il eût mieux fait, peut-être, de ne
jamais s'asseoir... Et tout cela pour parvenir à la ruine de toutes
ses espérances, après la vie la plus agitée, les loisirs les plus
activement remplis, après les pénibles épreuves d'une puissance
contestée, d'une vie dix fois menacée, d'une paternité cruellement
détruite ! Amères vicissitudes, existence étrangement semblable à
ces rêves pénibles durant lesquels nous voulons à tout prix
atteindre un but fantastique et suprême qui, lassant notre force
intellectuelle, se dérobe constamment à nos efforts, puis, tout à
coup, s'évanouit devant nos yeux !...

Ne faisant pas une œuvre politique, nous en avons assez dit sur
le Roi. Mais avons-nous assez montré à nos lecteurs l'homme que

fut Louis-Philippe? Jamais les exemples de simplicité, de bienveillance, de bonté, ne sont assez nombreux. Plus ils partent de
haut, plus ils doivent être imités. Le roi Louis-Philippe fut surtout
un mari tendre et fidèle, un père juste et bon, et surtout un homme
dont le cœur, dont l'âme furent façonnés plus encore par les
épreuves que par l'éducation.

Bienveillant, il l'était jusqu'à l'extrême. « Un jour, à Neuilly,
« il aperçoit un gamin d'une dizaine d'années qui s'efforçait de
« dessiner sur une porte du parc avec un morceau de craie la
« figure du Roi, caricaturée sous la forme d'une poire. Louis-
« Philippe s'approcha doucement de l'enfant et, lui prenant la
« craie, lui dit : *Tu t'y prends mal; c'est comme cela qu'il faut*
« *faire*. Et il acheva lui-même la caricature. Puis, se tournant vers
« l'enfant confus et rougissant, il lui mit une pièce de cinq francs
« dans la main, à la grande joie du bambin qui se sauva en criant :
« *Vive Louis-Philippe !* pendant que le Prince lui faisait signe de
« se taire. » (1)

Nous avons dit plus haut ce qu'il pensait à l'égard de ceux qui,
dans les arts et dans les lettres, savaient se créer un certain nom.
Les hommes de lettres et les artistes étaient, en effet, toujours
sûrs de trouver auprès de lui la plus grande courtoisie.

Un jour, alors qu'il n'était encore que duc d'Orléans, il voulut
faire une visite matinale au peintre A. Sheffer. Le portier de la
maison qui ne le connaissait pas lui cria : — *Dites donc, Monsieur,*
puisque vous allez chez M. Sheffer, voudriez-vous lui monter ce
pantalon que je viens de lui raccommoder; c'est pressé. Le
prince qui avait déjà gravi un étage redescendit et dit en souriant :
— *Donnez, je m'en charge*. — Arrivé à la porte du peintre, il
sonna et fit son entrée en disant : — *Mon cher, voilà votre pan-*
talon raccommodé. Votre portier me l'a remis. Il paraît que c'est
pressé !

D'une amitié sûre, Louis-Philippe se tenait toujours au courant
des tentatives des hommes de lettres avec lesquels il était lié.
N'ayant pu assister à la première représentation des *Enfants*
d'Edouard, de Casimir de Delavigne, il voulut, néanmoins, être

(1) **Marq. de Flers.** Vie anécd. du Roi Louis-Philippe.

tenu au courant du résultat. Lorsqu'il connut le succès, le soir
même, il écrivit à l'auteur la charmante lettre suivante :

« Neuilly, samedi soir à minuit, 18 mai 1833.

« J'apprends avec grand plaisir, mon cher Casimir, le succès de
« votre pièce ; et je ne veux pas me coucher sans vous en avoir
« fait mon compliment. Vous savez combien j'ai toujours joui de
« de ceux que vous avez si justement obtenus ; mais je jouis
« doublement de celui-ci et je vous en félicite de tout mon cœur.
« Il vous vaudra une bonne nuit et à moi aussi.
« Bon soir.

« L.-P. (1). »

La simplicité du roi Louis-Philippe n'était pas moins grande
que ses autres qualités. Dans les premiers temps qui suivirent la
révolution de Juillet, l'apparence extérieure de la royauté fut
tout aussi simple que ses habitudes intérieures, car aimant le
travail, très régulier dans sa vie, Louis-Philippe se levait de
bonne heure, se plaisait à faire son feu lui-même en hiver, lisait
les journaux, faisait sa correspondance privée, puis déjeunait
très frugalement. Après, il redevenait Roi des Français, c'est-à-dire
assistait au Conseil des Ministres et recevait à titre officiel. Après
une nouvelle promenade, plus ou moins longue, il prenait un
second repas, composé des mets les plus simples. Il restait
ensuite jusqu'à dix heures du soir dans le salon de famille et se
retirait ensuite dans son cabinet pour y travailler de nouveau
jusqu'à une heure avancée de la nuit. Vie sobre, régulière,
intelligemment distribuée, que Louis-Philippe avait menée au
Palais-Royal et qu'il continua jusqu'à la fin de ses jours.

Louis-Philippe se rendait à Neuilly, dans un char-à-bancs
découvert, véritable voiture de famille dont on a souvent plaisanté,
mais qui était parfaitement commode et n'avait que le tort d'être
sans prétention. Voici, à propos de ce char-à-bancs une anecdote
assez curieuse rapportée par M. de Beaumont-Vassy (2).

« Don Carlos, le frère de Ferdinand VII d'Espagne, avait

(1) Marq. de Flers, *Vie anecd. du roi Louis-Philippe.*
(2) Les Salons de Paris et la Société parisienne sous Louis Philippe.

« résolu d'aller rejoindre ses partisans et de se mettre à leur tête
« pour revendiquer, l'épée à la main, le trône que lui avait enlevé
« la célèbre Pragmatique, abolissant la loi salique en Espagne et
« appelant ainsi les femmes à succéder. Don Carlos qui s'était
« réfugié à Londres ayant appris que la reine régente Christine
« était prévenue de la possibilité d'un débarquement, résolut de
« traverser la France, à l'insu de Louis-Philippe, et de franchir les
« Pyrénées. Sous un nom supposé, et accompagné d'un seul
« partisan, le prétendant vint à Paris, d'où, ses préparatifs ache-
« vés, il monta en chaise de poste. C'était par une belle soirée
« d'été. Les boulevards et les rues de Paris étaient couverts de
« promeneurs, d'équipages et de cavaliers qui se dirigeaient vers
« les Champs-Elysées et le bois de Boulogne. C'était surtout en
« approchant de la place de la Concorde, où s'élevait alors un
« simulacre en toile peinte représentant l'obélisque de Louqsor,
« que le bruit et le mouvement redoublaient. La chaise, renfer-
« mant don Carlos et le baron de Los Vallès, roulait rapidement
« sur le milieu de la chaussée lorsque, au moment où elle allait
« s'engager dans l'avenue des Champs-Elysées, elle fut, tout à
« coup, arrêtée par un mouvement de voitures qui s'opérait
« devant elle : un large char-à-bancs recouvert, venant du côté des
« Tuileries, avait traversé la place et s'engageait aussi dans
« l'avenue au milieu des équipages qui lui cédaient le pas. M. de
« Los Vallès s'empressa de jeter un coup d'œil sur cette voiture
« devant laquelle les autres s'arrêtaient, et, aussitôt, il reconnut
« le roi Louis-Philippe qui, accompagné de la reine et des prin-
« cesses, se rendait en famille à Neuilly. *Tenez, sire, regardez,*
« dit-il en saisissant le bras de don Carlos ; *voilà le roi des Français*
« *qui vient vous souhaiter bonne chance.* Le prétendant se pencha
« vivement hors de la portière et souleva sa casquette de voyage.
« Louis-Philippe porta la main à son chapeau et s'inclina gracieu-
« sement. La reine fit également un signe de tête et les jeunes
« princesses l'imitèrent. Seule, Madame Adélaïde demeura impas-
« sible et regarda le voyageur d'un air défiant. *Mon bon cousin*
« *d'Orléans,* dit don Carlos en s'enfonçant dans la voiture, *ne se*
« *doute guère en ce moment que je traverse ses Etats pour aller*
« *donner un coup d'épée dans son traité de la quadruple alliance.*
« La rencontre était singulière, chacun des deux voyageurs

8

« suivit son chemin et courut à ses destinées. Elles ne devaient pas
« être plus heureuses pour l'un que pour l'autre. »

Louis-Philippe aimait beaucoup la musique. Il affectionnait
particulièrement celle du bon vieux temps. Des concerts intimes
et de famille étaient donnés fréquemment au château de Neuilly par
la musique particulière du Roi. Souvent on y conviait Adolphe
Adam qui, admirateur de Grétry, s'était plu à appliquer aux
mélodies passionnées et charmantes de *Richard Cœur de Lion*
quelques unes des nouvelles forces musicales.

Pendant ces concerts intimes Louis Philippe se tenait assis devant
une table sur laquelle il écrivait tandis que madame Adélaïde et
les princesses se livraient à quelques travaux d'aiguille, et que les
princes, tout en causant, avec les officiers de service, jetaient de
temps en temps, à la dérobée, de curieux regards sur le personnel
féminin des exécutants, composé de jeunes élèves du Conserva-
toire. Le roi se levait lorsqu'il se trouvait surpris, ému par
l'un de ses vieux airs qu'il affectionnait.

Un soir, on avait placé un orgue d'Alexandre, d'invention
récente, devant la table du roi. Adam qui connaissait la faiblesse
de Louis Philippe pour les airs français d'autrefois exécuta la vieille
romance de Martini qui a pour titre : *Plaisir d'amour.* « Adam
« qui tenait les yeux fixés sur le clavier fut on ne peut plus surpris,
« lorsqu'il eût fini, de trouver le roi accoudé sur le buffet de l'orgue.
« La reine et Madame Adélaïde vinrent joindre leurs compliments
« à ceux du roi. Puis Louis Philippe loua beaucoup toutes les
« qualités de l'instrument qu'Adam venait de toucher ; et lorsque ce
« dernier lui en eût fait connaître le prix modique, qui permettait
« de le placer dans les communes trop pauvres pour acquérir de
« grandes orgues : *Ah! tant mieux !* s'écria le roi en riant, *ça nous*
« *délivrera du serpent. J'ai toujours détesté le serpent. C'est ce*
« *qui m'empêche d'être dévot*, ajouta-t-il en se tournant vers la
« reine, qui accueillit cette plaisanterie par un doux et bon
« sourire. (1) »

Cette réflexion du roi nous amène à la fin de notre chapitre.
C'est au même auteur que nous emprunterons les dernières lignes.

« Pendant toute son existence, le cœur de Louis Philippe fut ouvert

(1) P. Véron. Mémoires d'un bourgeois de Paris.

« à de vifs sentiments religieux. Cependant quelques historiens ont
« prétendu que sur le trône il se montra plus voltairien que catho-
« lique. Des hommes considérables, vivant presque dans l'intimi-
« té du roi, m'ont assuré qu'il se refusait toujours aux questions,
« aux discussions qui pouvaient toucher par quelque côté aux
« croyances religieuses. L'un de ceux auxquels il accordait le plus
« de confiance et d'amitié l'entendit même s'exprimer ainsi :
« *Pour tout ce qui est religion, chacun reste dans l'intimité de sa*
« *conscience, chacun reçoit les inspirations de Dieu ou obéit aux*
« *entraînements de son intelligence.* Tout le monde sait que Louis
« Philippe est mort religieusement. Voici les seules paroles qu'il
« adressa à la reine, après avoir reçu l'extrême onction : *Amélie*
« *es-tu contente de moi ?*

A ces paroles qui sortaient à la fois du cœur d'un croyant et du
cœur aimant de l'époux, la reine répondit :

— *Oui, et j'espère bientôt te rejoindre !* (1)

(1) **Marq. de Flers. Vie anecd. du roi Louis Philippe.**

LA MAISON DU ROI

Neuilly a tenu, comme on vient de le voir une place trop importante dans l'Histoire de la vie de Louis-Philippe, pour que nous
n'ayons pas cru intéressant de consacrer un chapitre spécial à la
constitution de la Cour du Roi des Français et à l'organisation de
la Maison des Princes. Les noms que nous donnons ci-après sont,
bien entendu, ceux des dignitaires au moment de la Révolution
de 1848.

Maison du Roi

Baron Atthalin, *Pair de France, Lieutenant Général* ; Comte
de Rumigny, *Pair de France, Lieutenant Général ;* Comte d'Hou-
detot, *Pair de France, Lieutenant Général, député ;* Baron de
Berthois, *Pair de France, Lieutenant Général, député ;* Comte
La Rochefoucaud-d'Estissac, *Pair de France, Colonel ;* Comte
Dumas, *Colonel, député ;* Comte Durosnel, *Pair de France, Lieu-
tenant Général ;* Baron Gourgaud, *Pair de France, Lieutenant
Général ;* Comte Jacob, *Pair de France, Vice-Amiral ;* Comte de
Chabannes Laplace, *Maréchal de Camp ;* Baron Aymard, *Pair
de France, Lieutenant Général ;* Comte Friant, *Général de Bri-
gade de la Garde Nationale.*
Aides de Camp honoraires du Roi : Vicomte de Rohan Chabot,
Pair de France, Maréchal de camp ; La Treyle, *Contre-Amiral.*
Officiers d'ordonnance du Roi : Comte de Grave, *Capitaine de
Corvette ;* de Deban-Laborde, *Capitaine ;* de Bonnet de Maurelhan
de Pothès, *Capitaine ;* Letellier-Valazé, *Capitaine ;* Brayer,

Capitaine ; Comte Perrot de Chazelle, *Capitaine* ; Frossard, *Capitaine* ; Aymé, *Capitaine* ; de Puy de Pouligne, *Capitaine* ; de la Motte de Broons-Vauvert, *Lieutenant de Vaisseau* ; Bro, *Capitaine de Cavalerie* ; de Malleville, *Capitaine d'Infanterie* ; Princeteau, *Capitaine d'Artillerie*. CABINET DU ROI : Baron Camille Fain, *Secrétaire de Cabinet* ; Lassagne, *Sous-Secrétaire* ; Albert, *premier Commis*. SECRÉTAIRE CHARGÉ DES SECOURS ET DES PÉTITIONS : de Chevilly. ECUYER COMMANDANT : Marquis de Strada. ECUYERS : Comte de Strada ; Baron de Préjean.

*
* *

Maison de la Reine

AUMONIER : Abbé Guillon, *Evêque de Maroc*. DAME D'HONNEUR : Marquise de Dolomieu. DAMES : Marquise du Roure ; Marquise de Chantérac ; Comtesse Camille de Sainte-Aldegonde ; Comtesse Mollien ; Duchesse de Marmier ; Comtesse Maurice d'Hulst ; Marquise de Lasteyrie. DAME HONORAIRE : Duchesse de Massa.

CHEVALIER D'HONNEUR : Comte Anatole de Montesquiou-Fezensac, *Pair de France, Maréchal de camp*. SECRÉTARIAT DES COMMANDEMENTS : *Secrétaire* : Borel de Brétizel ; *Sous-Secrétaire* : Busson. BIBLIOTHÈQUE : *Bibliothécaire* : Eichoff ; *Sous-Bibliothécaire* : Navarre.

*
* *

Maison de S. A. R. Mgr. le Comte de Paris

EDUCATION DE SON ALTESSE ROYALE : *Gouverneur :* Comte Beaudrand. *Instituteur* : Régnier.

*
* *

Maison du Prince Royal

AIDES DE CAMP : Baron Marbot, *Pair de France, Lieutenant Général* ; Comte de Montguyon, *colonel d'Etat-Major* ; Duc d'Elchingen, *colonel de Cavalerie, député* ; Baron de Chabaud

Latour, *colonel du Génie, député* ; Bertin de Vaux, *Pair de France, colonel de Cavalerie.* ECUYER HONORAIRE : Comte de Cambis. SECRÉTAIRE DES COMMANDEMENTS : de Boismilon. BIBLIOTHÉCAIRE : Augustin Thierry, *Membre de l'Institut.* MÉDECIN ORDINAIRE : Blache. CHIRURGIEN ORDINAIRE : Baron A. Pasquier. MÉDECIN DE LA CHAMBRE : Longel. CHIRURGIEN DENTISTE : Buchey.

*
* *

Maison de la Duchesse d'Orléans

INSTITUTEUR DE S. A. R. LE DUC DE CHARTRES : Courgeon.

DAME D'HONNEUR : Maréchale Comtesse de Lobau. DAMES : Comtesse Anatole de Montesquiou-Fezensac ; Comtesse de Chanaleilles ; Comtesse d'Hautpoul. *Lectrice* : Marquise de Vins de Peysac.

CHEVALIERS D'HONNEUR : Duc de Coigny ; Duc de Trévise. SECRÉTAIRE DES COMMANDEMENTS : Asseline. MÉDECIN ORDINAIRE : Chomel. DIRECTEUR HONORAIRE DE LA MUSIQUE DE S. A. R. Halévy.

*
* *

Maison du Duc de Nemours

AIDES DE CAMP : Comte de Colbert, *Pair de France, Lieutenant Général* ; Baron Boyer, *Lieutenant Général* ; Borel de Brétizel, *colonel.* OFFICIERS D'ORDONNANCE : Reille, *capitaine d'Etat-Major* ; Courbois d'Hurbal, *chef d'Escadron d'Artillerie.* SECRÉTAIRE DES COMMANDEMENTS : Larnac.

*
* *

Maison de
S. A. R. Madame la Duchesse de Nemours

DAME : Comtesse d'Oraison. LECTRICE ; Comtesse Antoine de Murat.

*
* *

Maison de
S. A. R. Mgr. le Prince de Joinville

AIDE DE CAMP : Hurnoux. OFFICIER D'ORDONNANCE : Touchard. SECRÉTAIRE DES COMMANDEMENTS : Aug. Trognon.

*
* *

Maison de
S. A. R. Madame la Princesse de Joinville

DAME : Vicomtesse de Barral. LECTRICE : Baronne Constance de Senneville.

*
* *

Maison de S. A. R. Mgr. le Duc d'Aumale

AIDÉS DE CAMP : Baron Jamin, *colonel,* marquis de Beaufort d'Hautpoul, *chef d'escadron d'Etat-Major.* SECRÉTAIRE DES COMMANDEMENTS : Cuvillier Fleury.

*
* *

Maison de
S. A. R. Madame la Duchesse d'Aumale

DAME : N... LECTRICE : Comtesse de Coiflier.

*
* *

Maison de
S. A. R. Mgr. le Duc de Montpensier

AIDE DE CAMP : Thiéry, *colonel d'artillerie*; OFFICIERS D'ORDONNANCE : Fiereck, *chef d'escadron d'artillerie,* Riffaut, *capitaine du Génie.* SECRÉTAIRE DES COMMANDEMENTS : de Latour.

*
* *

Maison de
S. A. R. Mme la Duchesse de Montpensier

DAME : Comtesse de Latour-Maubourg. LECTRICE : Comtesse de Bridieu.

*
* *

Maison de
S. A. R. Madame la Princesse Adelaïde

DAME D'HONNEUR : Comtesse de Montjoye : DAMES : Comtesse de la Tour du Pin ; comtesse de Rumigny ; comtesse de Chabannes ; baronne de Feuguertain.

CHEVALIÉR D'HONNEUR : Comte de Chastellux, *Pair de France, chef d'Escadron d'Etat-Major* ; SECRÉTAIRE DES COMMANDEMENTS : Lamy ; CHEF DU SECRÉTAIRE PARTICULIER : André ; BIBLIOTHÉCAIRE : Rolland.

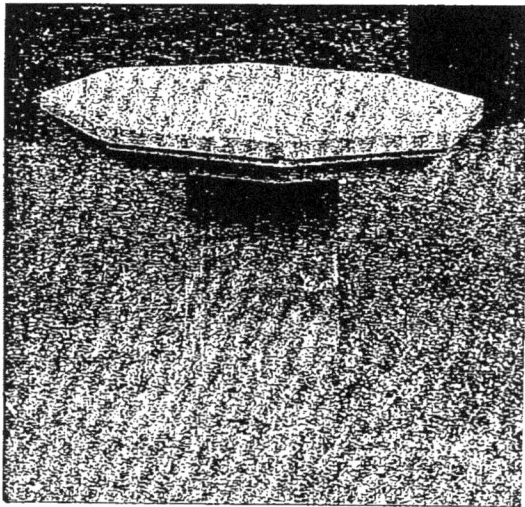

Table de Pierre

CE QUI RESTE
DU CHATEAU DE NEUILLY

Avant toutes choses, nous voulons exprimer toute notre gratitude à Monsieur Brault, notaire à Neuilly. Grâce à son extrême obligeance nous avions pu faire prendre, dans un ouvrage dont nous avons plusieurs fois cité le titre : *Domaine privé du Roi, Neuilly*, la photographie d'un plan qui devait permettre à nos lecteurs de nous suivre dans la description des vestiges du château de Neuilly. Car, c'est bien à tort que beaucoup de personnes s'imaginent qu'il ne reste rien de l'ancienne résidence de Louis-Philippe. Mais les difficultés de reproduction ont été telles que nous avons dû renoncer à l'intercaler dans cet ouvrage.

Tous nos remerciements également à M. Aubry, photographe, à Neuilly qui a bien voulu se mettre à notre disposition pour photographier l'ouvrage que nous venons de citer et prendre les différentes vues que renferme cet ouvrage.

La *rue des Belles-filles, rue Soyer* actuellement, servait de limite, avons-nous dit, au domaine royal. Quand il fut morcelé, cette rue fut prolongée jusqu'à la Seine, aussi passe-t-elle sur une partie de l'emplacement occupée par les bureaux des bâtiments dont on retrouve des traces dans la propriété formant l'angle de la *rue Ybry*, à droite en allant vers l'*avenue de Neuilly*.

Le *boulevard de la Saussaye* part de la *rue Soyer*. Au *numéro 3*, le petit château existe encore, et si l'on s'en rapporte au témoignage de quelques vieux habitants de Neuilly, cette construction a bien conservé son caractère, c'est-à-dire qu'elle n'a pas, comme on s'est efforcé de nous le faire croire, subi de modifications. C'est de là que part un souterrain qui passe sous l'*avenue Sainte-Foy* et dont l'existence fut révélée lors de l'exécution de certains travaux d'égoût. Il est vraisemblable que ce souterrain mettait le petit château en communication avec le pavillon habité par la princesse Marie. Le petit château fut la résidence de la duchesse d'Orléans, mère du comte de Paris et du duc de Chartres ; il est actuellement affecté à un pensionnat de jeunes filles.

Poursuivant son trajet, le *boulevard de la Saussaye* traverse l'emplacement d'un passage dit *de la Glacière* sur le plan, passe sur ce qui fut la cour de Chartres et se continue du côté gauche, à l'angle du *boulevard d'Argenson*, avec l'aile droite du château de Louis-Philippe, seule partie que n'ont pu détruire les incendiaires de 1848.

C'était le pavillon de la princesse Adélaïde. La construction extérieure est intacte, mais l'intérieur a subi de grandes modifications. Au milieu des deux retours d'équerre que ce pavillon offre vers la droite, en face des bâtiments, on voit encore dans le jardin la table ronde en pierre, sur laquelle le Roi des Français et sa sœur faisaient leur partie de piquet. C'est sur cette table, dit la tradition, que Louis-Philippe, encore duc d'Orléans, aurait signé son adhésion à la lieutenance générale du Royaume. La construction des caves qui sont sous ce bâtiment ne laisse aucun doute sur leur authenticité. Le long des murs de ces voûtes, on peut lire certaines inscriptions : *Corridor de Mademoiselle, chambre à coucher de Madame*, etc., qui semblent se rapporter aux conduites de chaleur des calorifères.

C'est dans ce pavillon que fut installé, à sa création, l'*Orphelinat des Arts*. Actuellement il est occupé par une *Maison de travail* dirigée par Mademoiselle Glaudel.

Afin de continuer notre examen du Neuilly actuel, nous ne poursuivrons pas plus loin le *boulevard de la Saussaye*. Revenant sur nos pas, mais du côté des numéros pairs, nous trouverons encore, au bout de l'*Avenue Sainte-Foy*, un reste du château de Neuilly — c'est à cet endroit que se trouvait la loge du concierge — Il suffit d'ailleurs de remarquer cette habitation pour lui reconnaître, malgré les modifications qu'elle a subies, une ressemblance avec les constructions du château de Neuilly.

Maintenant suivons l'*avenue Sainte-Foy* en remontant jusqu'au *boulevard du château*, nous tournerons à droite et la connaissance du plan, démontre que les immeubles occupant le carré formé par l'*avenue Sainte-Foy*, la *rue du château*, la *rue Soyer*, anciennement *rue des Belles-filles* et le *boulevard de la Saussaye*, ont pris la place des communs, des remises et des écuries.

En face, à l'angle de la *rue du Château* et de l'*avenue Sainte-Foy* étaient les bâtiments destinés au piquet de cavalerie, et à côté, mais sur la rue, se trouvait la Poste.

C'est à ce point que commence le *boulevard du Château*. Cette voie, si nous la traçions sur le plan, passerait sur le corps de garde et sur l'emplacement qu'occupait la grille d'honneur celle-ci faisant face au *boulevard d'Argenson*. Ce dernier, comme on le verra, a été continué en ligne droite sur le péristyle du château.

Il nous reste à mentionner quelques vestiges du château de Neuilly. D'abord, *avenue Sainte-Foy*, — cette voie s'arrêtait à la *rue du Château* — c'est le pavillon habité par la princesse Marie, lorsqu'elle eût épousé le duc de Wurtemberg. Dans cette habitation occupée maintenant par le pensionnat des Dames Dominicaines, naquit le duc de Wurtemberg dont nous avons fait mention dans un autre chapitre.

Boulevard d'Argenson 31. — Deux lions sculptés provenant du perron du château de Neuilly ornent aujourd'hui l'entrée d'une propriété qui s'étend jusqu'à l'*avenue Sainte-Foy* — c'est dans cette propriété qu'était la loge du concierge —

Boulevard de la Saussaye, au coin de la *rue Borghèse*, nous signalerons des pilastres dont deux des faces sont ornées de sculptures. Sur la face extérieure, elles furent mutilées soit en 1848, soit en 1871 ; mais elles ont été refaites récemment. Les mêmes motifs existent cependant sur la face opposée, c'est-à-dire à l'intérieur et semblent n'avoir subi aucun outrage, ce sont des emblèmes militaires de style Louis XVI et nous pensons que ce sont là les piliers de la grille qui donnait accès aux bâtiments occupés par le piquet de cavalerie ou par le corps de garde ; quoi qu'il en soit nous croyons utile de faire remarquer que si le style de ces emblèmes est antérieur à la prise de possession du château de Neuilly par Louis-Philippe — 1817 — cela n'implique pas que nos conjectures soient erronées, nous nous contenterons de rappeler qu'avant le duc d'Orléans, le château de Neuilly fut habité par Murat, Maréchal de France et, avant lui, par Voyer d'Argenson, Ministre de la Guerre.

C'est dans cette propriété qu'un comité de dames vient de faire édifier de nouvelles constructions destinées à recevoir un hôpital gratuit pour Enfants. — Dans un autre chapitre nous parlerons de la « *Maison Marguerite* ».

Au Raincy enfin, où Louis Philippe possédait également un château, il existe une grille tout entière, avec des piliers surmontés de sphinx, qui provient du château de Neuilly.

Nous savons également que les balcons en fer forgé, aux initiales entrelacées M. B. — Murat Bonaparte — du château de Villiers furent acquis par le prince Murat et transportés au château de Chambly (Oise).

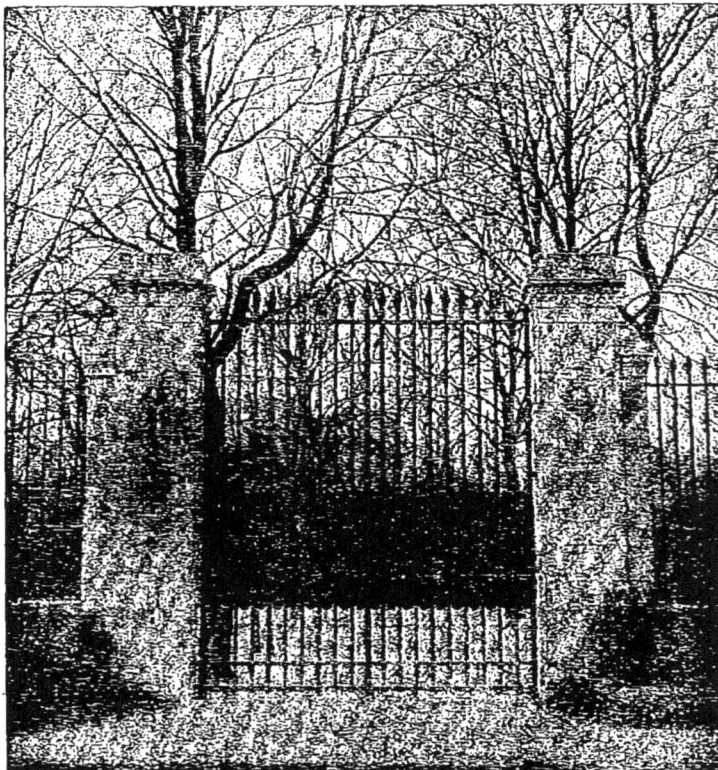

Grille de la villa Marguerite (boulevard de la Saussaye)

PORTE MAILLOT

Sur un plan daté de 1700 nous avons pu constater que le bois de Boulogne avait, au point qui est actuellement la sortie de **Paris**, l'*avenue Malakoff*, côté droit, et l'*avenue de Neuilly*, côté gauche, comme limites, et pour cette dernière jusqu'à la rue *Jacques-Dulud* qui n'était alors qu'un chemin.

Ce n'est donc pas de ce côté que se trouvait le jeu de *Mail* auquel cette porte, d'après certains auteurs, devrait son nom. Ce jeu, que l'on ne joue plus et qui, cependant fut très en vogue, n'est pas sans analogie avec celui que nous connaissons sous le nom de *croquet*. Il consistait à pousser une boule de buis avec une espèce de petite masse en bois, garnie de fer par les deux bouts et que l'on appelait mail, du nom de maillet, marteau de bois à deux têtes dont on se servait jadis pour briser les armures et dont s'armèrent les maillotins sous le règne de Charles VI.

Toutefois, nous savons par le P. Daniel qu'entre le mail ou maillet et le marteau d'armes tiré de l'arsenal par les factieux, il existait une différence. Tandis que le revers du maillet était carré ou un peu arrondi par les deux bouts, le marteau d'armes avait un côté carré et l'autre en pointe ou avec un tranchant.

Maintenant est-ce bien à ce jeu, ou à un emplacement qui lui aurait été consacré, que la Porte doit son nom ? Cette réflexion nous est inspirée par cette constatation qu'aucun des auteurs qui ont écrit sur Neuilly, avant 1800, par exemple, n'a parlé de ce mail...

Dans les recherches étymologiques l'ortographe est un point extrêmement essentiel. La fausseté de l'étymologie, en apparence la plus régulière, serait bien souvent démontrée pas sa seule orthographe ancienne. C'est donc un principe important de rechercher d'abord comment on écrivait, anciennement, le mot dont on veut connaître l'étymologie.

Or, en 1680, nous trouvons (1) à la date du 21 juillet, mention de Pierre Barat, portier de la porte *Mahiaulx*. La même ortho_ graphe se retrouve dans d'autres actes, de novembre 1680 en mai 1681. A partir de cette époque l'orthographe subit une modi- fication, que nous allons indiquer. « Le quatre aoust mil sept « cent un, je soubsigné vicaire et official de S. E. Monseigneur le « cardinal de Noailles, ay béni la chapelle sise dans l'enclos du « bois de Boulogne, près la porte *Mahiot*... »

Donc, d'après ces manières d'écrire ce nom, ce serait ailleurs, croyons-nous, que dans le mot *mail* qu'il faudrait chercher l'ori- gine du nom de cette porte... De la mention qui précède, il résulte qu'il y eût une chapelle dans le voisinage de la Porte Maillot. Où se trouvait-elle ? C'est ce que l'on ne saura probablement jamais, car les archives concernant le bois de Boulogne ont été détruites par la commune...

La porte Maillot n'a pas toujours été au point exact où elle est de nos jours. Elle était plus haut vers Paris. Le bois de Boulogne s'avançait alors jusqu'à l'avenue Malakoff et était limité, vers 1700, par l'avenue de Neuilly, qui, en somme, est une route Nationale, ayant le N° 13 et conduisant de Paris à Cherbourg.

Dans le cahier des charges relatives à une adjudication qui eût lieu le 12 brumaire an X (2) pour la fourniture d'arbres à planter dans le bois de Boulogne, il en est de particulières à la Porte Maillot. A l'article III, il est dit : « sera tenu l'adjudicataire de « faire placer à ses frais une barrière en poteaux et traverses de « chêne, bien scellés et conditionnés au pourtour de la demi-lune « de la Porte Maillot, au devant des arbres de ligne pour les « garantir des voitures ».

Article IV. « L'adjudicataire sera tenu également de faire pein- « dre ladite barrière de trois couches de couleur à l'huile dont la « dernière en vert ».

Enfin, la Maison Gillet, par exemple, moins grande que mainte-

(1) Archives locales. Registres paroissiaux.
(2) Archives du Conservateur du bois de Boulogne.

nant était éntourée de bois. Elle fut dégagée vers 1856, lorsque la société Charles Laffitte qui possédait des terrains dans la plaine de Longchamps, consentit à les échanger, pour la création d'un hippodrome, contre une portion du bois sur laquelle furent construits les immeubles bordés par le *boulevard Maillot* et la *rue Charles-Laffitte*.

Mais revenons en arrière. Déjà vers 1770, ce côté avait, grâce à J.-J. Rousseau et à Bernardin de Saint-Pierre, acquis une certaine célébrité. Une amitié très vive existait entre ces deux esprits faits pour s'entendre. Penseurs noblement inspirés, ils eurent la gloire de ressusciter les plus saintes croyances et de contribuer à la ruine d'une philosophie désespérante qui enlevait aux âmes ce qui fait leur force et leur consolation.

J.-J. Rousseau était l'ami du bois et dans ses *Confessions* entre autres passages, on trouve le suivant :

« D'abord après mon dîner j'allais me promener seul au bois de
« Boulogne, méditant des sujets d'ouvrages et ne revenant qu'à la
« nuit ».

Bernardin de Saint-Pierre (1) raconte une anecdote concernant celui qui fut son maître et son ami :

« Un soir, surpris par la pluie près du bois de Boulogne, vis à
« vis la Porte Maillot, nous entrâmes nous mettre à l'abri sous
« des marronniers dont les feuilles commençaient à naître. Beau-
« coup de gens avaient fait comme nous, et nous allions être
« mouillés lorsqu'un valet qui connaissait Jean-Jacques vint vers
« lui.

« — Eh ! bien, bonhomme, lui dit-il, d'où venez-vous donc ? il
« y a longtemps qu'on ne vous a vu.

« — C'est que ma femme a été longtemps malade et que moi-même
« j'ai été incommodé.

« — Oh ! pauvre bonhomme ! Mais vous n'êtes pas bien ici...
« venez, je vais vous trouver une place dans la maison...

« En effet, il nous conduisit dans une chambre haute. Chemin
« faisant, je demandai à Jean-Jacques :

« — Ce garçon me paraît bien familier avec vous ; il ne vous con-
« naît donc pas ?

(1) **Essai sur J.-J. Rousseau.**

9

« — Oh ! si, Nous nous connaissons depuis plusieurs années.
« Nous venions de temps en temps ici, dans la belle saison, ma
« femme et moi, manger une côtelette.

« En effet, Jean-Jacques et Thérèse allaient dîner à la Porte
« Maillot, et probablement le garçon, touché de sa simplicité le
« prenait pour quelque honnête artisan de la capitale et l'appelait
« toujours *bonhomme*. »

Cette citation permet de supposer que déjà il existait à la Porte
Maillot un établissement public. Où était-il situé exactement et
quel était son genre ? Si l'on songe qu'à toutes les portes de Paris
il y avait des guinguettes, dont quelques-unes sont restées célèbres,
on supposera que l'entrée du bois n'en était peut être pas dépourvu.
La maison Gillet eût-elle cette origine ? Rien ne nous a fixé sur
ce point. Mais nous savons que cet immeuble, qui comme on le
pense a subi d'importantes modifications, faisait partie, avec d'autres dépendances, d'une ferme nommée *La Faisanderie*, laquelle se
trouvait tout proche et a donné son nom à une rue de Paris également peu éloignée.

La confiscation des biens de la couronne par la Convention,
détermina leur vente.

Le comte de Saint-Simon, fondateur du *Saint-Simonisme* et
connu pour ses spéculations sur les biens nationaux, se rendit
acquéreur de la ferme de *La Faisanderie* et de ses dépendances.
— Le 4 messidor, an IV, — 22 juin 1796 — il céda cette propriété
à MM. Ereinrech de Redern et Béhague Richard. Le 17 thermidor,
an VII — 5 août 1799 — ce dernier céda sa part à M. de Redern
qui, le 30 décembre 1818, donna pouvoir à M. Casimir Périer,
membre de la chambre des députés, pour conclure une vente au
roi Louis XVIII représenté par M. de Chardebeuf, comte de
Pradel, directeur de la maison du roi. Toutefois cette vente ne
concernait que la ferme et dans l'acte il était stipulé que M. de
Redern conservait ses droits sur *la maison ci-devant occupée par
Beauvilliers et lors de la vente par Gillet*. Enfin le 4 décembre
1819, M. de Redern vendit cet immeuble à M. Casimir Périer dont
les héritiers, en 1838, traitèrent avec M. Devillers qui, dix ans
auparavant, avait épousé Mademoiselle Gillet.

ROUTE DE LA RÉVOLTE

Nous n'aurions sans doute point parlé de la route de la Révolte si presque tous nos devanciers n'avaient reproduit les faits auxquels, disent-ils, elle doit son nom. Une autre raison, plus attristante, plus moderne, nous a décidé à lui consacrer une page : c'est le drame dont elle fut le théâtre et dont nous ferons le récit dans le chapitre suivant.

En 1750, sous le règne de Louis XV, la police existait bien, mais ce n'était pas pour assurer la sécurité publique. Elle laissait volontiers les *Marcaudiers*, les *Rifodés* et les *Sabouleux* et autres catégories de truands, voleurs et bandits, tenir le haut du pavé dans les rues de Paris. Elle semblait surtout instituée pour veiller à la sûreté des grands seigneurs qui fréquentaient des maisons plus ou moins respectables. Quant aux simples particuliers, ils se défendaient comme ils pouvaient. Cependant lorsque les plaintes affluaient en trop grand nombre à la Lieutenance générale de la Police, on donnait des ordres aux exempts qui, alors, procédaient par voie d'enlèvements, c'est-à-dire que de temps en temps on faisait des râfles, et les gens sans aveu, les mendiants, et même des gens honorables, disparaissaient tout à fait. Bien entendu, ces disparitions n'étaient précédées d'aucune formalité judiciaire, les exempts étant les maîtres absolus. Certains auteurs prétendent que vers 1750, un des exempts de la police s'avisa d'enlever un enfant avec l'intention de rançonner la mère avant de le lui rendre.

Du reste, voici le passage d'une lettre de Peuchet, attaché à la direction de l'administration de la police de la Commune de Paris : « L'on n'a pas oublié les excès commis il y 20 ou 30 ans par les « officiers de police chargés de l'arrestation des mendiants simples.

« Je me rappelle avoir vu, au faubourg Saint-Jacques, un père de
« famille arraché des bras de ses enfants..... »

Barbier (1) porte une accusation plus grave contre le gouvernement de cette époque : voulant peupler le Canada, il aurait donné
l'ordre d'enlever tous les enfants rencontrés seuls ou vagabondant
dans les rues. Une prime de 15 livres par tête était accordée aux
exempts. Or il arriva qu'un jour, Berryer étant Lieutenant général
de la police, un enfant fut ravi sous les yeux de sa mère. Quel que
fût le motif de cet enlèvement, il donna lieu à une espèce de
révolte... La mère, qui habitait le faubourg Saint-Antoine, ameuta
tout le quartier par ses cris et bientôt toutes les mères se joignirent
à elle. En peu d'heures tous les esprits furent échauffés et les bruits
les plus divers et les plus sinistres se répandirent par la ville.
L'émeute éclata. Mais les gardes françaises, les mousquetaires, les
suisses et enfin les différents corps de la Maison du Roi arrivèrent
successivement. La révolte fut vite réprimée et les premiers mutins
qui tombèrent entre les mains de la troupe, furent, sans autre
forme de procès, passés par les armes...

Quelques mois après, Louis XV, le Bien-Aimé, devait se rendre
de Versailles à Compiègne. Il était alors d'un usage constant que,
pour effectuer ce trajet, le Roi passât par Paris. Mais ses courtisans lui firent observer qu'il compromettrait son autorité royale
en daignant honorer de sa présence une ville rebelle. « Alors,
« disent les auteurs dont nous parlons plus haut, le Roi donna des
« ordres pour que, en toute hâte, l'on conduisit un chemin qui, de
« la route de Versailles, se dirigerait vers Saint-Denis. » C'est là
une erreur. La route dont il s'agit existait déjà depuis au moins une
vingtaine d'années, car on la trouve parfaitement indiquée sur un
plan dressé par Roussel, en 1730.

Que le Roi, à propos des circonstances que nous venons d'exposer, l'ait prise pour la première fois et qu'on lui ait attribué le nom
qu'elle porte, c'est très possible. Mais alors il eut été plus logique
de la dénommer *Route de la Rancune royale*.

_____

(1) Journal.

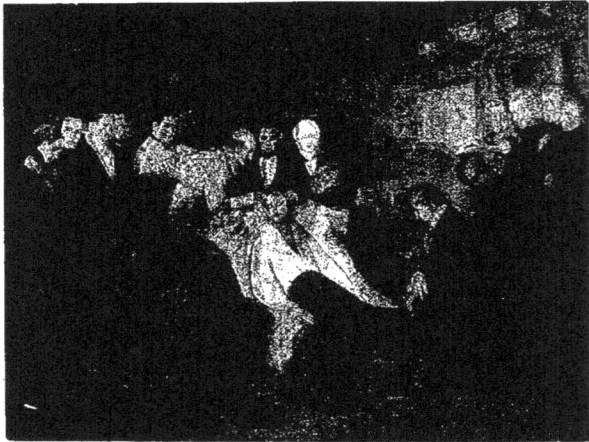

La Mort du duc d'Orléans.

MORT DU DUC D'ORLÉANS

Avant d'aborder le récit du triste accident qui causa la mort du duc d'Orléans, nous croyons utile d'évoquer son caractère. « Bon « fils et bon frère, il disait de lui-même : *Je ne prends jamais une* « *décision importante sans consulter Nemours* (1)... »

Entre les deux frères, il existait une telle affection que nous croyons utile de reproduire ici leurs portraits d'après le vicomte de Beaumont Vassy (2).

« Autour de Louis-Philippe se groupait une nombreuse et jeune « famille que deux fils dominaient de la tête. L'aîné, le duc de « Chartres, dont la révolution — 1830 – venait de faire un duc « d'Orléans, avait reçu de la Constitution nouvelle le titre de « prince royal, emprunté aux Cours d'Allemagne, la désignation « de Dauphin ayant paru trop monarchique pour être appliquée « au fils du Roi, anomalie fréquente à cette époque singulière.

« Grand, et d'une taille élancée, le duc d'Orléans devait à l'édu- « cation publique que, par un calcul de Louis-Philippe, ses frères, « ainsi que lui, avaient reçue, un aplomb, une juste confiance en « lui-même et une facilité de parole souvent heureuse qui préve- « naient favorablement. C'est un réel avantage pour les princes « que ces qualités qui seraient peu de chose pour les autres hommes, « surtout lorsque la nature y a joint un physique élégant. Le pre- « mier mouvement du duc de Chartres avait été de voler, à la tête de « son régiment, le 1er hussard, au secours de Charles X menacé, et « rencontrant Madame la Dauphine qui se hâtait de rejoindre le

(1) P. Véron. Mémoires d'un bourgeois de Paris.
(2) Les Salons de Paris et la Société parisienne sous L. P.

« cortège royal par des routes détournées, de la protéger contre
« les populations déjà menaçantes. Averti promptement de la por-
« tée des évènements par les soins de Louis-Philippe, il dût rentrer
« immédiatement à Paris et se mettre à la tête de la jeunesse
« libérale.

« Un des graves et inévitables inconvénients de l'éducation
« publique de M. le duc de Chartres, c'était la camaraderie obligée
« qu'elle avait créée entre lui et un assez grand nombre de jeunes
« gens plus ou moins capables, plus ou moins honorablement pla-
« cés dans le monde, quelques-uns se recommandant par des noms
« révolutionnaires, tous se croyant créanciers du jeune prince par
« le seul fait de leur présence simultanée sur les bancs de l'école
« et se croyant nécessairement appelés à occuper un emploi élevé
« dans l'Etat. Fâcheux entourage auquel le duc d'Orléans aurait
« pu, sans le tact qui le distinguait, emprunter des manières peu
« dignes de son haut rang et un langage dont le laisser-aller déplai-
« sait singulièrement au roi, lorsque l'imprudence des propos
« n'allait pas jusqu'à embarrasser sa politique. De précieuses qua- .
« lités de cour eussent, d'ailleurs, amplement racheté chez l'homme
« les défauts qu'on aurait pu signaler chez le prince dont la jeune
« carrière devait être si cruellement et si soudainement brisée.
« Aussi lorsqu'une funeste catastrophe vint le ravir à sa famille,
« la joie des partis hostiles fut-elle moins grande que leur sympa-
« thique émotion.

« Le duc de Nemours, second fils du roi, n'avait que seize ans
« lorsque la Révolution de Juillet éclata. Esprit droit, tête bien
« organisée, cœur loyal, ce prince devait être un des plus sérieu-
« sement capables des enfants de Louis-Philippe, et pourtant l'un
« des moins populaires. Le sentiment de sa dignité personnelle
« passait pour de la froideur aux yeux des masses prévenues ; et
« bien que sa nature physique fut encore plus distinguée que
« celle de son frère, elle frappait moins au premier abord, parce
« qu'elle manquait d'expansion. Le roi résumait parfaitement les
« qualités et les défauts de cette nature, en disant de son second
« fils : *Nemours aurait dû naître archiduc.* »

Mis de bonne heure aux études, le duc de Chartres était, à dix
ans, de la part de son précepteur, l'objet de la note suivante :

« Le duc de Chartres n'a pas assez de tenue avec Becker et fait

« souvent bien des choses qui rebutent cet excellent homme ; il
« est vrai que c'est en badinant, mais il arrive à un âge où il est
« bien important qu'il s'habitue à une sorte de réserve et de
« maintien dans ces rapports-là. »

Au dessous de ces lignes le duc d'Orléans écrivit :

« Je dirai à Chartres qu'on ne doit badiner qu'avec ceux à qui
« leur position dans le monde permet de nous le rendre, or,
« comme Becker doit nécessairement s'en abstenir avec lui, il y
« a, à la fois, inconvenance, mauvais goût et défaut de tact à se le
« permettre avec lui. C'est, en outre, un mauvais exemple à donner
« à ses frères et sœurs, et il faut que Chartres se corrige absolu-
« ment de cette mauvaise habitude (1). »

Envoyé au collége Henri IV, comme, plus tard, le furent ses
frères, le duc de Chartres qui devint duc d'Orléans, puisa des
connaissances aussi variées qu'étendues et s'initia à cette vie
sociale qui, d'ordinaire, n'existe jamais pour les princes.

Il était de haute taille, blond, bien fait et donnait beaucoup de
soin à sa toilette. L'affabilité et la franchise caractérisaient sa
figure qui était, ordinairement, fort colorée. Il parlait avec une
égale facilité l'italien, l'anglais et l'allemand. Aimant les arts par
instinct, par goût, plutôt que par étude, il se plaisait à leur prodi-
guer des encouragements et visitait souvent les ateliers de Paris
dans lesquels il avait fait des commandes. Son extrême affabilité,
l'agrément de son commerce, sa générosité envers les artistes et
les gens de lettres lui avaient acquis de nombreuses sympathies.
C'était, du reste, un prince à l'esprit ouvert et libéral, qui paraissait
attaché au gouvernement constitutionnel, et pénétré largement des
idées de la Révolution (2).

Dans son testament daté de Toulon, le 9 avril 1840, on trouve ce
passage vraiment remarquable et qui, à lui seul, peint bien l'esprit
de ce prince mort trop jeune.

« C'est une grande et difficile tâche, écrivait-il, que de préparer le
« Comte de Paris (3) à la destinée qui l'attend, car personne ne peut
« savoir dès à présent ce que sera cet enfant lorsqu'il s'agira de re-

(1) Marq. de Flers. Vie anecd. du Roi Louis-Philippe.
(2) Revue Retrospective. Année 1848.
(3) Son fils ainé.

« construire sur de nouvelles bases une société qui ne repose
« aujourd'hui que sur des débris mutilés et mal assortis de ses orga-
« nisations précédentes. Mais que le comte de Paris soit un de ces
« instruments brisés avant qu'ils aient servi ou qu'il devienne l'un
« des ouvriers de cette régénération sociale qu'on entrevoit encore
« qu'à travers tant d'obstacles, qu'il soit roi ou qu'il demeure
« défenseur inconnu et obscur d'une cause à laquelle nous appar-
« tenons tous, il faut qu'il soit avant tout un homme de son temps
« et de la nation serviteur passionné et exclusif de la France et de
« la Révolution. »

Dans un autre ouvrage, nous lisons : « Comme homme, mon
« frère aîné était grand et d'une taille élancée, exceptionnellement
« élégante. A cheval, en uniforme, c'était un superbe cavalier, et
« sa prestance militaire plaisait également au soldat et à la foule.
« Brave !... il l'était jusqu'à la témérité..... Il était d'un grand
« sang-froid et d'une hardiesse extraordinaire. A l'époque où les
« tentatives d'insurrections étaient continuelles à Paris, *il* ou *elle*
« avait eu l'idée, au moins originale, de se donner rendez-vous
« dans une rue peu poétique qui existe encore aujourd'hui, la rue
« Tiquetonne. Or, voilà que des rumeurs sinistres se font entendre,
« puis s'apaisent pour recommencer de plus belle. Bientôt on
« distingue des bruits lointains de tambours, suivis de coups de
« fusils. C'est la situation du IVᵉ acte des *Huguenots*. On se
« précipite à la fenêtre ; la rue est pleine d'insurgés en armes,
« occupés à construire des barricades ! Comment s'échapper, lui,
« le Prince royal, connu du monde entier. Je relevai, me dit-il,
« le collet de mon paletot et j'eus la chance d'arriver dans la rue
« au moment où l'on traînait une voiture pour la renverser comme
« moyen de barricade. Je m'y attelai à l'instant, aidai à la culbuter
« et à accumuler autour d'elle pavés et matériaux, avec un zèle
« qui eût désarmé tout soupçon ; puis, guettant le moment, je
« m'échappai... Une heure après, il était à cheval en uniforme et la
« garde municipale enlevait *sa* barricade à la baïonnette » (1).

Le 13 juillet 1842, le duc d'Orléans — Ferdinand-Philippe-Louis-
Charles-Henri, duc de Chartres, né à Palerme, en 1810, avait pris
le titre de duc d'Orléans lors de l'avénement au trône de Louis-

(1) Prince de Joinville. Vieux souvenirs.

Philippe, son père — devait partir pour Saint-Omer passer l'inspection des régiments désignés pour la formation du corps d'opérations sur la Marne ; puis de là se rendre à Plombières où était déjà la duchesse. Au Louvre, où le prince occupait le pavillon de Marsan, tous les préparatifs en vue de ces voyages étaient terminés. Officiers et équipages n'attendaient plus que le signal du départ. Mais la mort, aveugle et impitoyable, qui frappe au hasard, devait, ce jour-là, montrer, comme l'a dit Malherbe, que :

> Le pauvre en sa cabane où le chaume le couvre
> Est sujet à ses lois,
> Et la garde qui veille aux barrières du Louvre
> N'en défend pas les Rois.

A onze heures, le prince monta dans sa voiture. un cabriolet à quatre roues, attelé de deux chevaux, à la Daumont. Il se rendait à Neuilly dans le but de faire ses adieux au Roi, à la Reine et à toute la famille royale. Jusqu'à la barrière de l'Etoile, le trajet se fit sans incident. Mais à cet endroit, le prince crut remarquer que l'un des chevaux montrait un énervement peu naturel. Il en fit l'observation au postillon. A l'approche de l'écurie, la vitesse augmenta. Le porteur qui avait déjà pris le galop, donna quelques ruades au palonnier. Attaché très court, le cheval se sentit gêné et c'est alors qu'il s'emporta, entraînant le cheval sous main. A la jonction de l'Avenue de Neuilly et de la route de la Révolte, l'attelage était littéralement emballé. *Vos chevaux s'emportent !* cria le duc, qui se dressa tout debout dans sa voiture...

On a prétendu (1) que le duc d'Orléans sauta de son cabriolet « comme il l'avait fait maintes fois ». Mais le caractère sérieux et réfléchi du prince, son sang-froid, ne permettent pas d'admettre cette version. Quoi qu'il en soit, en face la riche demeure de Lord Seymour, le prince tomba hors de sa voiture et cela si malheureusement qu'il se fractura la partie postérieure du crâne, d'une oreille à l'autre, jusqu'à l'os frontal, au point que celui-ci était presque entièrement détaché de la tête.

Les témoins de cet épouvantable accident se précipitèrent vers l'auguste victime et la transportèrent dans la plus proche habitation. C'était celle d'un nommé Cordier, épicier, 4, route de la

(1) Moniteur universel, juillet 1842.

Révolte, et sur la façade on lisait également en grosses lettres : CHANUDET, paveur.

« Les faiseurs de drame et les poètes qui entreprennent encore
« le poème épique auront beau se mettre l'esprit à la torture pour
« inventer, pour arranger, convenablement, les plus poignantes
« douleurs, trouveront-ils jamais rien qui ressemble au drame
« qui se passa en ce moment ? Ces trois ou quatre hommes qui
« relèvent ce cadavre, ce gendarme qui dit le nom du mort, cette
« cabane qui s'ouvre pour le recevoir, non pas une cabane de
« paysan, dont la pauvreté même n'est pas sans élégance, rustique
« misère dont la poésie, la peinture et même l'histoire, ces grandes
« arrangeuses de toutes choses, finissent toujours par tirer un
« bon et beau parti, mais un de ces intérieurs sans nom comme
« Paris seul en présente : du vin, de l'eau-de-vie, des tables rougies,
« des meubles brisés, des murailles lézardées, des matelas que
« l'on jette à terre dans l'arrière boutique et sur lesquels était
« l'héritier direct d'une si grande monarchie, pendant qu'à deux
« pas de là cette maison toute grande, la maison paternelle toute
« emplie de serviteurs empressés, la plus opulente maison de
« France, sous ses lambris dorés, sous ses frais ombrages, la
« maison tout entière y compris le Roi et la Reine des Français
« appartient à ce noble jeune homme. Ah ! c'est triste à dire,
« c'est triste à voir !... Tel est pourtant l'admirable bon sens des
« hommes du peuple de France qu'ils ont mieux aimer transpor-
« ter le Prince Royal dans cette humble boutique habitée par un
« français que de le porter dans la maison hospitalière de Lord
« Seymour : *Il n'est pas juste* disait un de ces hommes *qu'un
« prince de France meure chez un Anglais !* (1) »

. . . .

Le docteur Putel, de Neuilly, accourut le premier et donna au prince les soins les plus empressés. Il fut bientôt suivi du docteur Destouches, médecin du Roi. Une saignée fut pratiquée ; 43 sang-sues furent appliquées. Tout fut vain. Sur ces entrefaites arrivèrent successivement le docteur Pasquier fils, premier chirurgien du prince ; le duc d'Aumale qui était alors colonel du 17ᵉ léger en garnison à Courbevoie et enfin le duc de Montpensier.

Pendant ce temps le Roi, la Reine, la Princesse Adélaïde et la

(1) Jules Janin. Le Prince Royal.

Princesse Clémentine avaient été prévenus de l'horrible malheur qui les frappait soudainement. Sans attendre que les voitures fussent attelées toute la famille royale se rendit à pied auprès du duc d'Orléans.

Aucune plume ne saurait rendre l'aspect déchirant que présentait la chambre. Le prince, étendu sur des matelas, était entouré de ses frères et des médecins, tous mornes, abattus, ayant sur le visage l'empreinte d'une inexprimable angoisse... A la vue de sa famille, de grosses larmes, parait-il, s'échappèrent des yeux du prince. Quelques mots en allemand, à l'adresse de sa femme, pensons-nous, passèrent incompris, de tous, entre ses lèvres décolorées.. Puis plus rien !... Incapable de parler, la mort le couvrant de son aile, il ne put rien dire pour consoler ceux qui, désespérés, assistaient au douloureux spectacle d'une agonie caractérisée par l'agitation des bras, les convulsions du visage, les efforts à la fois horribles et touchants d'une volonté qui cherchait à ressaisir la vie à mesure qu'elle lui échappait.

« Que ceux qui pourront l'écrire racontent cette scène de deuil
« et de misère ; même ceux qui en ont été les bien tristes témoins
« ne peuvent et n'osent pas raconter ces sanglots, ces larmes, ces
« silences, ces étonnements, ces prières, ces angoisses stupides ;
« eux aussi, tout comme l'historien qui veut se mettre par la
« pensée, au niveau de pareilles douleurs, ils n'ont rien vu, ils
« n'ont rien appris, ils ne savent rien, ne leur demandez rien, ils
« ne sauraient que vous répondre. Mais le plus étonné de tous
« ceux-là, ce devait être le propriétaire de cette masure, quand il
« a vu arriver, chez lui, tous ces fantômes de Roi, de Reine,
« de Princes, de Princesses qui pleuraient sans vouloir être
« consolés ; quand il a entendu retentir sous son plafond enfumé,
« tous les grands noms de cette monarchie aux abois, cet homme-
« là a dû se dire tout bas à lui-même : Pourquoi donc tous ces
« gens-là prennent-ils ma cabane pour le château de Neuilly ?
« Hélas, non, ce n'était pas le château de Neuilly, cette cabane ;
« mais ce devait être désormais une chapelle funèbre, cette cabane
« allait devenir un tombeau et ce grabat devait se transformer en
« autel (1) ».

(1) J. Janin — Le Prince Royal.

En des circonstances aussi cruelles, la maternité se double d'une triste prescience. La Reine comprit que la fin venait douloureusement lente... A sa prière l'abbé Deleau, alors curé de Neuilly, s'empressa de venir auprès de l'auguste mourant lui apporter les derniers sacrements et, à quatre heures, le duc d'Orléans expirait après plusieurs heures de souffrances dont l'ensemble eût épouvanté le cœur le plus intrépide, l'âme la plus intéressée.....

— *Encore si c'était moi !* s'écria le Roi dès que la mort eût achevé son œuvre....

Presque aussitôt un funèbre cortège fut organisé, on plaça le corps du prince sur une civière que des sous-officiers portèrent jusqu'à la chapelle du château. En avant, marchait le général Atthalin ; derrière, venaient, abîmés dans une indicible douleur, tous les membres de la famille royale ; puis le maréchal Soult, les ministres, le maréchal Gérard, les officiers généraux, les officiers du Roi et des Princes.

Quant aux causes de la mort du duc d'Orléans, elle sont indiquées dans le procès-verbal de l'autopsie pratiquée par le docteur Pasquier assisté de six autres médecins. Dans ce procès-verbal, il est dit que « le prince a dû tomber soudainement par l'effet d'une « secousse qui, pendant qu'il était debout dans sa voiture, lui « aurait fait perdre l'équilibre (1) ».

Voici l'acte de décès extrait des registres de l'Etat civil de la Maison Royale.

« Du mercredi treizième jour du mois de Juillet mil huit cent « quarante-deux à six heures du soir.

« Acte de décès de Très Haut et Très Puissant Prince Ferdinand- « Philippe-Louis-Charles-Henri d'Orléans, Prince Royal, né à « Palerme, le trois septembre mil huit cent dix, fils de Très Haut, « Très Puissant et Très Excellent Prince Louis-Philippe, premier « du nom, Roi des Français, et de Très Haute, Très Puissante et « Très Excellente Princesse Marie-Amélie, Reine des Français, « marié à Très Haute et Très Puissante Princesse Hélène-Louise- « Elisabeth, Princesse de Mecklembourg-Schwerin, décédé ce « jourd'hui à quatre heures de l'après-midi en une maison, sise

(1) Moniteur Universel. Juillet 1842.

« commune de Neuilly, département de la Seine, où il avait été
« transporté à la suite d'une chute de voiture. »

« Le présent acte dressé par nous, Etienne-Denis, baron
« Pasquier, chancelier de France, Président de la Chambre des
« Pairs, Grand Croix de l'ordre royal de la Légion d'honneur,
« remplissant aux termes de l'ordonnance royale du 23 mars 1816,
« les fonctions d'officier d'Etat civil des Princes et Princesses de
« la Maison Royale, accompagné de Elie, Duc Decazes, Pair de
« France, Grand Référendaire de la Chambre des Pairs, Grand
« Croix de l'ordre royal de la Légion d'honneur, assisté de
« Alexandre Laurent Couchy, garde honoraire des Archives de la
« Chambre des Pairs, chevalier de l'ordre royal de la Légion
« d'honneur ».

« En présence et sur la déclaration de Jean de Dieu, Soult, duc
« de Dalmatie, Pair et maréchal de France, Ministre de la Guerre,
« Président du Conseil des Ministres, Grand Croix de l'ordre
« royal de la Légion d'honneur, né à Saint-Amans-la-Bastide
« (Tarn), âgé de soixante-treize ans, premier témoin ».

« Et de Nicolas-Ferdinand-Martin — du Nord — Garde des
« Sceaux, Ministre de la Justice et des Cultes, Grand officier de
« l'ordre royal de la Légion d'honneur, né à Douai — Nord — âgé
« de cinquante et un ans, deuxième témoin ».

« Fait au château de Neuilly où nous nous sommes transportés
« en vertu d'ordres du Roi. et où le corps du Prince décédé, placé
« dans la Chapelle du château, nous a été représenté par Louis-
« Marie-Jean-Baptiste, baron Atthalin, Pair de France, Lieutenant
« Général, Aide de camp du Roi, Grand officier de l'ordre royal
« de la Légion d'honneur ».

« Et ont, les personnes ci-dessus désignées, signé avec nous
« après lecture faite, au château de Neuilly, les jour, mois, et an
« que dessus »....

. . . .

Le jour de la mort du duc d'Orléans, la duchesse, avons-nous dit
était à Plombières, un de ses frères, le duc de Nemours, était
également absent. Et voici dans quels termes, la Reine lui
annonça cette mort si imprévue (1).

_____

(1) Véron. Mémoires d'un bourgeois de Paris.

Neuilly, le 13 Juillet 1842

« Mon pauvre ami, nous avons perdu notre Chartres chéri.
« Reille te donnera les détails de ce malheur affreux. Victoire et
« Clémentine partent pour aller chercher la trop infortunée
« Hélène; arrive, toi, pour consoler ton malheureux père qui a
« besoin d'appui. Tu as perdu un vrai ami.. J'ai perdu un trésor..
« J'ai donné le dernier baiser sur ses lèvres froides... Prions
« Dieu pour lui !.... »

Le Prince de Joinville était en mer, au golfe de Naples :
« Tout à coup, raconte-t-il, (1) monta au mât du vaisseau amiral
« l'ordre d'appareiller. L'amiral se rendit à bord de la Belle-
« Poule — où était le prince — et, reçu à la coupe, il m'entraîna
« dans ma chambre et me dit : *Votre frère, le duc d'Orléans, est*
« *mort, tué dans un accident de voiture. J'ai ordre de vous*
« *envoyer immédiatement à Paris* ».

Et un peu plus loin, le Prince ajoute : « J'arrivai à temps à
« Neuilly pour prendre part aux obsèques solennelles qui lui
« furent faites à Notre-Dame, au milieu des témoignages touchants
« d'une douleur universelle. Nous le conduisîmes ensuite à la
« chapelle funéraire de Dreux, puis nous nous enfermâmes à
« Neuilly pour nous serrer les uns contre les autres et pleurer
« dans la retraite et le silence ».

Ce fut, en effet, un deuil national et Victor Hugo se fit l'écho
de la douleur de tous en disant à Louis-Philippe : *La nation
pleure le Prince, l'armée pleure le soldat et l'Institut regrette le
penseur* . . . .

. . . .

La maison où le prince était mort, fut fermée le lendemain
de l'événement. Des personnes envoyées du château firent un
inventaire minutieux de tous les meubles et des divers objets qui
garnissaient la pièce occupée par le prince. Le locataire,
M. Cordier, voulut même enlever une faulx suspendue au mur,
mais on le pria de n'en rien faire. Puis un plan très exact de
cette chambre fut établi avec chaque chose à sa place. Alors tous

(1) Vieux Souvenirs.

les objets qu'elle renfermait furent transportés au château de Neuilly et replacés dans un local qui reproduisit exactement celui de la route de la Révolte.

Au seuil de cette chambre, emplie de ces tristes et pieux souvenirs, où elle venait chaque jour comme sur une tombe, la Reine laissait sa Royauté pour redevenir, de celui qu'elle pleurait, la mère douloureusement meurtrie.....

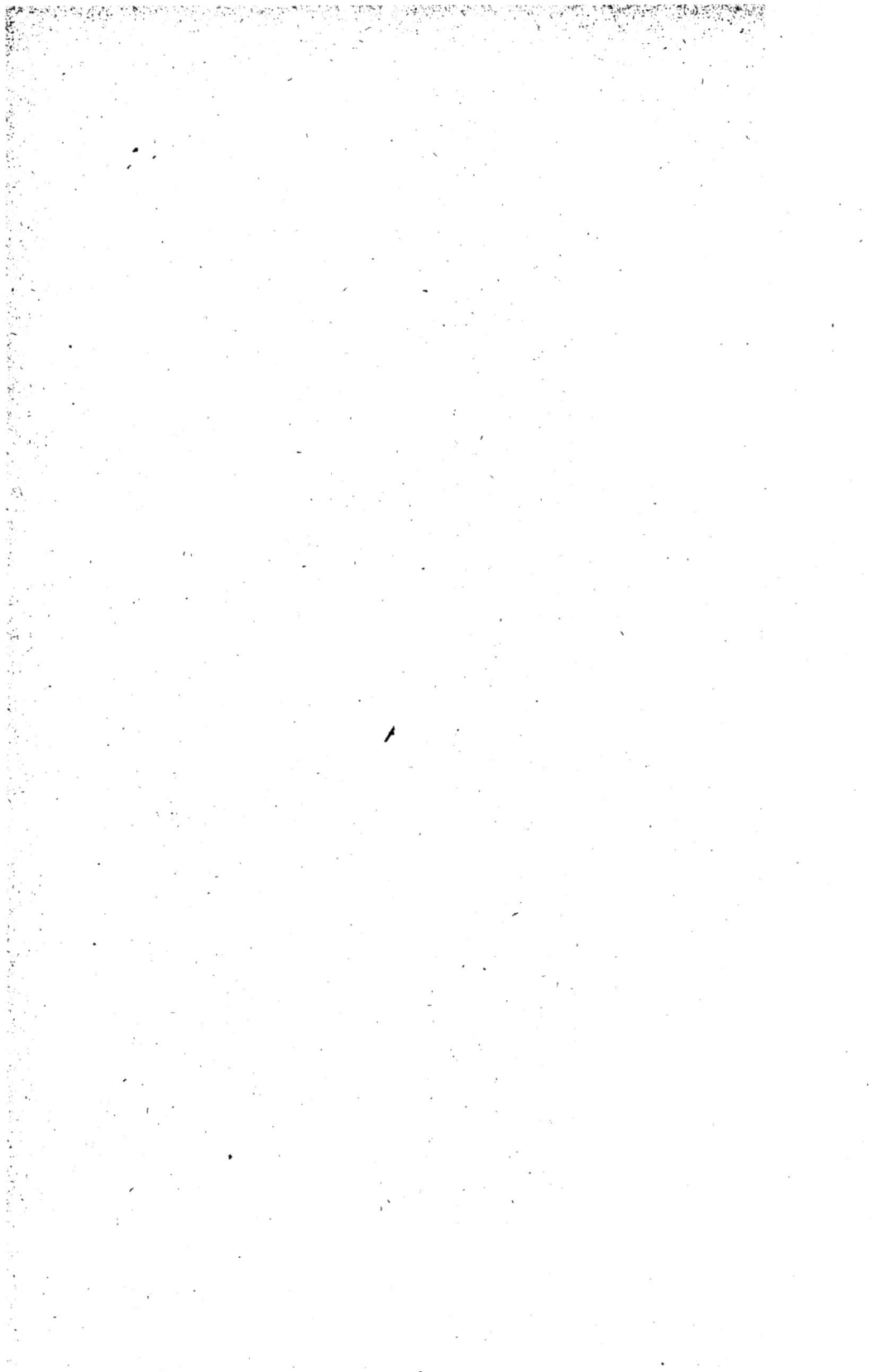

CHAPELLE N.-D. DE LA COMPASSION

Le triste événement dont nous venons de faire le récit avait plongé la famille royale dans une douleur si profonde qu'elle conçut le projet d'en perpétuer le souvenir. La Reine avait bien, comme nous l'avons dit, fait reproduire avec une rigoureuse exactitude, dans une des pièces du château de Neuilly, l'humble logis où le Prince avait rendu le dernier soupir. Mais c'était là un de ces sanctuaires comme la religion de la Mort nous inspire d'en avoir.

En effet, lorsque nous sommes frappés dans nos affections les plus chères, que la perte d'un être tendrement aimé fait autour de nous une solitude telle que le reste de la terre nous semble inhabité, est-ce que l'âme ne se plaît pas dans la contemplation de ces menus objets qui nous parlent de ceux dont la disparition fait couler nos larmes ? Ces riens, moins fragiles, et plus durables cependant que la vie humaine, évoquent en notre esprit l'image des disparus, les font revivre à nos yeux éplorés et entretiennent en notre cœur l'affection, dont, vivants, nous les entourions. De ces riens nous recevons une impression pénible et douce à la fois : pénible parce qu'elle alimente les regrets, hélas, stériles, et qu'elle prolonge une douleur dont l'Irrémédiable fait toute la Vanité. Mais aussi combien douce ! Ne fortifie-t-elle pas en notre esprit la croyance que la mort physique ne saurait être le dernier mot de l'énigme ? N'affermit-elle pas en nous la pensée que tout ce qui est du domaine de ce monde est soumis à d'inéluctables lois ? Ne nous enseigne-t-elle pas la résignation ? Enfin sur les ruines que le désespoir a faites en nous, n'est-ce pas cette impression qui fait éclore la fleur divine, l'espérance de revoir un jour, dans la clarté radieuse de l'Éternité, tous ceux qui nous ont laissés en route ?

Au milieu de tous ces objets qui, provenant de la maison de la route de la Révolte, avaient été les témoins indifférents, silencieux de la mort du duc d'Orléans, la Reine et la Duchesse venaient, chaque jour, revivre les heures cruelles de la séparation, car le trône ne console ni une mère ni une épouse !... En leurs méditations, soulevant le voile que la nature a tendu à la fin de toute carrière terrestre, elles découvraient mieux cette immortalité dont la vie présente est le pénible noviciat ; elles comprenaient mieux les hautes rénumérations accordées à la vertu par un juge éminemment équitable et s'en allaient l'âme, sinon consolée, au moins apaisée par l'espérance !

Mais ce n'était pas assez de ce sanctuaire. A la prière de la reine Marie-Amélie, le roi Louis-Philippe voulut qu'un monument pieux vint rappeler à tous la mémoire du prince dont la mort avait été un deuil public. Déjà, le 19 juillet 1842, le Roi avait attaché le souvenir du duc d'Orléans à la création de l'arme des chasseurs à pied qui lui avait été confiée. Donc, par une ordonnance spéciale, Louis-Philippe avait décidé que les dix bataillons prendraient à l'avenir la dénomination de chasseurs d'Orléans.

En 1820, Louis-Philippe, alors duc d'Orléans, possédait les terrains sis route de la Révolte 4 et 6. Dans le cours de cette même année, en vertu d'un acte reçu par M. Ancelle, notaire, il les échangeait avec un terrain enclavé dans le domaine de Neuilly, vers Villiers, qui appartenait à un sieur Josset. Des mains de celui-ci, la propriété de ces terrains passa entre celles d'un sieur Parmentier et sur leur emplacement s'éleva une maison qui fut occupée par Cordier, épicier, Perrotti, fumiste et Chanudet, paveur.

Survint la mort du duc d'Orléans et Louis-Philippe voulut réaliser le vœu de la Reine. Ce fut M. de Montalivet qui eut la charge des négociations. Elles ne paraissent pas avoir été bien laborieuses à en juger par les deux lettres suivantes (1).

    « A Monsieur le Baron Fain.

            « Paris samedi matin, 16 Juillet 1842.

« Mon cher ami, je vais m'occuper pieusement de l'acquisition
« de la petite maison où s'est accompli le malheur affreux qui nous
« désespère.

(1) Revue Rétrospective. Année 1848.

« J'aurais grand besoin de voir M. Lefranc l'architecte, je te
« prie de me dire s'il est à Neuilly et, dans ce cas, de me l'envoyer.
« S'il n'est pas chez lui, on pourrait y mettre un mot qu'il trou-
« verait à son retour de Dreux.

« Tout à toi de cœur.

« Montalivet »

« *Au même.*

« Paris 17 Juillet 9 heures 1/2 soir.

« Mon cher ami, j'ai vu à cinq heures et demie, M. Parmentier
« et sa mère, propriétaires du terrain de douloureuse mémoire.
« Tout est convenu aux conditions que le Roi connaît. Sa Majesté
« aura le terrain tout entier. Demain à neuf heures un quart j'ai
« MM. Dentend et Rousseau, notaires, pour la signature du
« contrat.

« Les gens du service de jeudi seront tous en deuil.

« Tout à toi de cœur.

« Montalivet »

Une somme de cent dix mille francs, prix de cette acquisition,
fut versée à la veuve et aux héritiers de Parmentier ; Perrotti,
entrepreneur de fumisterie et Cordier, épicier, reçurent une
indemnité ; ce dernier fut, en outre, placé comme suisse portier
à l'une des entrées du château de Versailles. L'étendue du terrain
ne paraissant pas suffisante pour les projets de l'architecte, de
nouvelles négociations furent entamées pour acquérir un terrain
voisin appartenant à M. le marquis d'Aligre. La lettre suivante
mit fin à ces pourparlers (1).

« A M. Fontaine, architecte du Roi.

Paris 27 octobre 1842

« Monsieur,

« Je ne puis mettre aucun prix à la cession du terrain dont je
« suis le propriétaire.

« J'en attacherai un très réel à pouvoir l'offrir respectueusement
« à Leurs Majestés à titre d'hommage de piété, pour le joindre au

(1) Revue Retrospective. Année 1848.

« monument religieux destiné à perpétuer un souvenir si doulou
« reux.

« Le terrain est donc à la disposition de Leurs Majestés.

« Je serai à vous tous les matins de midi à deux heures.

                              « J'ai l'honneur d'être, etc.

                                        « d'Aligre. »

Alors, sur cet emplacement, d'une superficie de 3250 mètres,
le roi fit édifier : 1° une chapelle ; 2° un bâtiment destiné à la
famille d'Orléans et à l'habitation du Chapelain et du sacristain.
Tout le terrain fut clos de murs, avec deux entrées sur la *route
de la Révolte*, par deux grandes grilles en fer et une petite porte
pleine placée contre la demeure du sacristain (1). »

L'année suivante, 1843, le roi rendit l'ordonnance suivante :

« Louis-Philippe, roi des français, à tous présents et à venir
« salut !

« Voulant consacrer par un monument pieux le lieu où nous
« avons eu l'inexprimable douleur de recevoir le dernier sou-
« pir de notre fils bien aimé le duc d'Orléans, Prince Royal,
« subitement enlevé à notre tendresse et à l'amour de la France,
« et voulant mettre à la charge de notre domaine privé toutes
« les dépenses nécessaires à un entretien digne et convenable de
« ce monument qui fait partie ainsi que toutes ses dépendances
« de notre susdit domaine privé, afin que la garde et la conser-
« vation en soient toujours confiées à nos successeurs, descendants
« et héritiers, et ne puisse sortir de leurs mains.

« Sur le rapport de notre Garde des Sceaux, Ministre secré-
« taire d'État au département de la Justice et des Cultes,

« Nous avons ordonné et ordonnons ce qui suit :

« Art. I. Une chapelle royale sera établie, route de la Révolte,
« n° 4, sur l'emplacement de la maison dans laquelle notre fils
« bien aimé le duc d'Orléans, prince royal, a rendu le dernier
« soupir.

« Art. II. Ladite chapelle sera placée sous l'invocation de
« Notre-Dame de la Compassion ; elle sera desservie par un
« chapelain dont le droit de nomination nous appartiendra et

(1) Archives de la famille d'Orléans.

« passera, après nous, à nos successeurs et héritiers, sauf l'ins-
« titution canonique.

« Art. III. Le chapelain jouira d'un traitement annuel de
« deux mille francs et sera logé dans une maison que nous avons
« fait construire à cet effet.

« Art. IV. Une rente sur l'Etat de 8000 francs sera immobi-
« lisée de manière à pourvoir : 1º au paiement du traitement du
« chapelain ci-dessus fixé ; 2º à l'entretien d'un sacristain qui
« remplira en même temps les fonctions de suisse portier ; 3º
« aux frais du culte et du luminaire, à l'entretien et au renou-
« vellement des ornements, des vases sacrés et de tous autres
« objets nécessaires à la célébration des offices ; 4º à la conserva-
« tion et à l'entretien des bâtiments de la chapelle, et de ses
« dépendances et de la maison d'habitation du chapelain et du
« sacristain ; 5º au paiement des impôts et des charges générales
« ou locales.

« Cette rente sera constituée sur le grand-livre de la Dette
« inscrite au moyen d'un capital suffisant qui sera fourni par
« notre domaine privé. Ladite rente commencera à courir du
« 1er juillet de la présente année.

« Art. V. L'emploi de ladite rente sera réglé par nous et
« par nos successeurs et héritiers sur la proposition de l'admi-
« nistration de notre domaine privé, assisté d'un conseil d'admi-
« nistration spécial composé ainsi qu'il suit : 1º l'administration
« du domaine privé, président ; 2º le chapelain ; 3º un membre
« laïque à notre choix.

« Art. VI. Nous entendons que les ordres que nous venons de
« prescrire pour l'administration de la rente ci-dessus constituée
« soient fidèlement observés par nos successeurs et héritiers qui
« deviendront propriétaires de la chapelle Notre-Dame-de-la-
« Compassion.

« Art. VII. Notre Garde des Sceaux, ministre, secrétaire d'Etat,
« de la Justice et des Cultes et l'administrateur de notre domaine
« privé, sont chargés, chacun en ce qui les concerne, de l'exécution
« de la présente ordonnance. »

           « Fait au palais de Neuilly, le 28 Juin 1843.
                   « Signé : Louis-Philippe.
      « Vu : Martin (du Nord), Bocher »

La chapelle a peu d'élévation et sa forme est celle d'une croix grecque. L'aspect en est simple et sévère. Et si le corps du Prince avait dû reposer sous son toit on aurait pu graver au fronton, avec une variante, l'inscription désirée sur son tombeau par le Lollius des anciens (1).

« Un grand espace, tenant à la fois de la cour et du jardin « planté de cyprès entoure le monument (2) ». A l'intérieur, l'autel, placé au point d'intersection de la croix, est sur le lieu même où l'infortuné prince expira. Tous les ornements, tous les accessoires, l'ensemble tout entier d'ailleurs respire le deuil, la tristesse ; et lorsqu'on pénètre dans cette chapelle, on comprend que l'inexprimable douleur, dont parle l'ordonnance royale, a présidé à son arrangement.

Les croisillons sont ornés de vitraux dûs au pinceau de Ingres et le musée du Louvre possède les originaux de ces dessins. Les figures qui les décorent furent choisis par la Reine Marie-Amélie, ainsi qu'en témoigne la lettre qui suit et publiée par la *Revue Rétrospective* (3) :

« A Monsieur le Comte de Montalivet.

« Paris, 19 Juillet 1842.

« Mon cher Comte,

« Je t'envoie la liste des douze sujets choisis par la Reine pour « les vitraux de la chapelle à ériger. Tu remarqueras que le nom « qui est le premier dans la pensée, celui de Ferdinand, ne figure « pas sur cette liste ; c'est qu'il figure avant tous les autres, par « la représentation de la statue couchée.

« Sujets pour les douze vitraux de la chapelle : 1° Saint-Philippe, « apôtre ; 2° Saint-Louis, roi ; 3° Saint-Henri, empereur ; 4° Saint-« Charles Borromée ; 5° Saint-François d'Assise ; 6° Saint-Antoine

---

(1) Ut viator, possit dicere, Vale Lollii : Sous cette pierre Lollius a voulu être enterré afin que le passant pût dire : adieu Lollius.

(2) Archives de la famille d'Orléans.

(3) Année 1848.

« de Padoue ; 7° Saint-Raphaël, archange ; 8° Saint-Clément, pape
« et martyr ; 9° Sainte-Amélie, reine ; 10° Sainte-Hélène, impéra-
« trice ; 11° Sainte-Adelaïde, impératrice ; 12° Sainte-Rosalie,
« patronne de Palerme.

« Mille amitiés,

« Fain. (1) »

« A la place de Saint Raphaël, archange, on désire Saint Robert, évêque
de Worms. »

Des cartouches surmontés d'une couronne royale, contiennent
les initiales du duc d'Orléans — Sur le côté droit de la chapelle,
un admirable cénotaphe, œuvre du sculpteur Triquetti représente
le prince, grandeur naturelle, tel qu'il était sur les matelas de
l'épicier Cordier et qui furent le lit improvisé de son agonie. A
son œuvre, Triquetti ajouta un ange qui avait été sculpté par la
douce princesse Marie d'Orléans de poétique mémoire.

La délicate beauté de cette figure, son expression, son agenouil-
lement, ses mains étendues et jointes au-dessus du corps du
prince, en font comme un symbole.

Devant l'autel sont trois prie-Dieu qui, comme les ornements
servant au culte, ont été brodés par les mains pieuses de la reine
Marie-Amélie. Les deux grands servirent au Roi Louis-Philippe
et à la Reine. Le troisième, tout petit, très bas, était celui du
comte de Paris, frère du duc de Chartres, tous deux fils du duc
d'Orléans.

Lorsque survint la guerre de 1870, cette chapelle faillit être
démolie, comme la maison d'habitation, à cause des servitudes
militaires imposées à la zone. L'intervention du général Chabaud-
Latour, ancien compagnon d'armes du duc d'Orléans, parvint à
la sauver. Cet officier général démontra que son peu d'élévation
et de surface n'en pouvaient faire un point de mire. Néanmoins, on
prit des précautions et afin d'éviter qu'ils ne fussent dérobés,
profanés, mutilés, on mit en sureté tous les objets précieux. Les

(1) Nous ferons remarquer, en passant, que toutes ces figures se rattachent,
par un lien quelconque, à la vie du duc d'Orléans. Les unes, en plus grand
nombre, évoquent soit ses prénoms, soit les prénoms de quelques-uns des
membres de la famille royale ; la dernière fait songer au lieu de sa naissance.

vitraux, les sculptures, le mausolée, le tableau de *Claudius Jac-quand* furent enlevés également. Seuls, les murs restèrent, encore furent-ils, sur le conseil du génie militaire, entourés d'une épaisse palissade de bois, soutenue par d'énormes madriers qui, en raison du froid de l'hiver, n'échappèrent aux maraudeurs que grâce a la vigilance d'un brave homme nommé Tonnelier. Armé d'une pioche, 'il parvint, avec cet instrument, à empêcher de nombreuses tentatives de dévastation. Mais, malgré sa bonne volonté, il ne put rien contre le génie militaire qui exigea la démolition de la maison et des murs, et l'arrachage des cyprès.

A la fin de cette malheureuse guerre, la chapelle fut à nouveau parée de ses objets religieux et de ses œuvres d'art. Mais son iso-lement et surtout l'éloignement de son gardien, la rendirent l'objet des convoitises des malfaiteurs qui, à plusieurs reprises, la dévalisèrent. Enfin, le 6 janvier 1896, des voleurs ayant pénétré dans la chapelle Notre-Dame de la Compassion et furieux de n'y avoir rien trouvé, brûlèrent le célébre tableau de *Claudius Jac-quand.* Sur cette toile, le peintre avait représenté le duc d'Orléans recevant l'*Extrême-Onction.* Auprès de lui, étendu, étaient groupés tous les membres de la famille royale, les officiers, les médecins, le curé. Une des gravures de notre monographie donne une reproduction bien faible de cette œuvre d'art à jamais perdue.

PRINCES ET PRINCESSES D'ORLÉANS
Nés ou Décédés à NEUILLY

Indiquer dans un chapitre spécial les noms et la vie des personnages nés sur le territoire d'une localité, ce n'est pas élargir le cadre de sa monographie ; c'est le compléter. Mais, au moment d'ouvrir ce chapitre, quelques réflexions s'imposent à notre pensée.

Nous avons, jusqu'à maintenant, évité avec un soin extrême de donner à cet ouvrage un caractère politique ; bien plus, nous nous sommes interdit toute espèce de jugement, de nature à nous faire prendre position dans la lutte des partis. Et cependant ce ne sont pas les exemples de comparaison qui nous ont manqué : on en conviendra. Or, voici qu'après avoir longuement parlé du Roi des Français, les nécessités de cet ouvrage nous conduisent à faire la biographie des Princes et Princesses d'Orléans, nés ou décédés à Neuilly.

Que diront, que penseront certains esprits ?... De cela, nous n'avons cure, car, en ouvrant ce chapitre, nous n'avons voulu et ne voulons faire pour les membres de la famille d'Orléans, que ce que nous ferons, un peu plus loin, pour d'autres personnages dont le moment n'est pas encore venu de citer les noms.

Toutefois, nous n'aurons pas la naïveté de nous faire illusion. Nous sommes persuadé que la suspicion nous frappera quand même, car lorsque la politique s'en mêle, on est toujours suspect de ne pas dire du mal des adversaires de ceux qui vous lisent ou de ceux à qui l'on parle. Les sectaires, gens d'esprit étroit et mesquin, ont érigé cela en règle générale. C'est donc à eux seuls que ce chapitre pourra porter quelque ombrage et c'est également leur malveillance qui prêtera à ce livre un caractère que nous avons éviter de lui donner et qu'il n'a pas.

*
* *

1º *Marie-Clémentine-Léopoldine-Clotilde* d'Orléans, titrée : Mademoiselle de *Beaujolais*, est née à Neuilly, le 3 juin 1817.

Dans les « Vieux Souvenirs » du prince de Joinville, nous avons relevé une anecdote touchant cette princesse. C'était à un bal aux Tuileries, la princesse Clémentine et son frère, le prince de Joinville, tous deux en costume de l'ancienne Cour, dansaient le menuet. Tous les invités formaient le cercle autour des deux jeunes gens. La princesse, particulièrement, était jolie et gracieuse. Survint le Roi Charles X qui se dirigea vers elle et la complimenta sur sa grâce ; puis s'adressant au duc d'Orléans, il ajouta :

— Si j'avais quarante ans de moins, Monsieur, votre fille serait reine de France !...

La princesse Clémentine a épousé le duc de Saxe Cobourg Gotha et le prince Ferdinand, Roi de Bulgarie, est son fils.

*
* *

2º *Françoise-Louise-Caroline*. princesse d'Orléans, titrée Mademoiselle de *Montpensier*, née à Twickenham, le 28 mars 1816, morte à Neuilly, le 21 mai 1818 (1).

*
* *

3ᵉ *François-Ferdinand-Philippe-Louis-Marie* d'Orléans, titré prince de *Joinville*, né à Neuilly, le 14 août 1818. Voici en quels termes, l'annuaire historique de Lesur, annonce cette naissance : « Madame la duchesse d'Orléans est accouchée ce « matin d'un prince. M, le duc d'Orléans est venu à deux heures « l'annoncer au Roi. Ce 3ᵉ fils a reçu les noms de François-Ferdi-

_____

(1) Un membre de l'Université (Gabriel Peignot). Pièces Généalogiques de la Maison d'Orléans.

« nand-Philippe-Louis-Marie et le titre de prince de Joinville. Il
« aura pour parrain et marraine L. L. A. A. R. R. le prince et la
« princesse héréditaires des Deux-Siciles, représentés par S. A. R.
« Madame la duchesse de Berri et par S. A. R. Monseigneur le duc
« de Chartres. » Troisième fils du roi Louis-Philippe, la légende,
sous le règne de son père, le représentait comme un esprit vif,
primesautier, frondeur, ennemi de l'étiquette. Son éducation fut
la même que celle de ses frères, et, lui-même, par le récit que nous
avons emprunté au volume de *Souvenirs* qu'il a publié, nous a
dit ce qu'elle était. Mais la légende pour être complète, aurait pu
ajouter que le prince était, lorsqu'il le voulait, un esprit également
studieux. Voici deux notes de son professeur : « LUNDI 19 AOUT
« 1824. (Le prince avait alors 6 ans). MATIN : *Écriture et calcul* :
« BIEN. IDEM *pour le rudiment et l'allemand.* SOIR : *Catéchisme,*
« *rudiment, explications. conjugaisons latines* : BIEN. MAL *pour*
« *l'emploi du temps. Conduite* : Il n'a pas été docile en promenade.
« Il a encore cueilli des fleurs dans le parc, quoique Monseigneur
« l'ait réprimandé hier à ce sujet. »
     Et au bas de cette note, le duc d'Orléans avait ajouté : « Si
« Joinville continue à s'amuser à la dévastation, il me forcera à
« prendre des mesures sévères pour l'en corriger. Il ne doit rien
« cueillir sans en avoir demandé et obtenu la permission. Il s'est
« bien conduit dans le bateau et, en considération de cette bonne
« conduite, je lui pardonne le reste pour cette fois. J'espère qu'il
« ne me donnera pas lieu de regretter cette indulgence.
     « JEUDI 22 AOUT 1824. Le travail du matin a été très bien. Avant
« sa leçon d'allemand il m'a promis qu'on serait content de lui, il
« m'a tenu parole ; on a été très content de lui et il semble avoir
« voulu effacer les deux mauvaises notes consécutives qu'il avait
« eues. Le travail du soir a été presque aussi bien. La conduite est
« à l'unisson du travail.
     Sur cette note, le duc d'Orléans écrivit : « J'ai été aussi fort
« content de l'effet que lui ont fait mes exhortations d'hier et celles
« de sa tante ce matin. J'espère que cet effet sera durable et il s'en
« trouvera bien, car nous l'en aimerons tous davantage (1). »
     La légende, avons-nous dit, prêtait au prince de Joinville un

_____

(1) Marq. de Flers. Vie anecd. du Roi Louis-Philippe.

esprit vif, primesautier, frondeur. C'était en effet le *boute-en-train*
de la famille, toujours prêt à rire et amuser les autres par ses
plaisanteries. Il n'avait aucun souci de l'étiquette et s'en moquait
aisément, au grand désespoir de quelques-uns des membres de sa
famille. On raconte de lui une foule de plaisanteries, dont quelques-unes révèlent un esprit original. Ces dernières ne peuvent
trouver place ici ; leur récit nous entraînerait trop loin. Mais dans
les notes de son professeur, « nous avons vu que le jeune prince
« de Joinville avait la mauvaise habitude, en entrant chez
« quelqu'un ou quelque part de se mettre en possession de toutes
« les clefs qui lui tombaient sous la main. » Cette habitude semble
lui avoir valu autant de réprimandes que celle qu'il avait également
d'ouvrir tous les robinets des fontaines

    « Lorsque la famille royale habite Neuilly, dit M. Appert, (1) elle
« fait souvent des promenades sur la Seine. Plusieurs jolis bâti-
« ments, conduits par une compagnie de marins attachés à ce
« château, sont toujours prêts et parfaitement disposés pour ces
« agréables voyages. Le prince de Joinville, dans sa jeunesse,
« s'occupait beaucoup de cette marine en miniature et c'est avec
« elle que S. A. R. a commencé sa carrière d'amiral : »

    Est-ce, en effet, là que le prince de Joinville a pris le goût de la
marine ? Quoi qu'il en soit, à 13 ans, il s'embarque comme élève à
bord de la frégate *l'Artémise* et fait quelques voyages sur les côtes
de France et d'Italie, accompagné du capitaine Hernoux qui devin[t]
son aide de camp. Reçu à l'Ecole Navale de Brest, il fut, en 1836,
nommé lieutenant de vaisseau à bord de *l'Iphigénie*. Il partage
son temps entre les voyages et quelques séjours dans sa famille.
Bien que ceux-ci soient de courte durée, ils n'en ont pas moins des
conséquences qui provoquent l'intervention de sa famille. « C'est
« ainsi que peu de temps avant qu'une sollicitude toute mater-
« nelle eût fait éloigner momentanément de Paris une jeune cory-
« phée de l'Opéra, par trop éprise du prince de Joinville, alors
« dans tout l'éclat de son adolescente beauté, le prince, interpellé
« par la Reine qui s'étonnait de ne plus lui voir une très riche
« montre, récent cadeau de famille, lui répondit : *Elle est chez*
« *ma tante*. A quelques jours de là, la Reine eût l'idée de deman-

_____

(1) **Dix ans à la Cour** de Louis-Philippe.

« der à Madame Adélaïde par quel hasard elle avait repris chez
« elle la montre de son neveu.

« — *Mais sa montre n'est pas du tout chez moi,* répondit
« Madame Adélaïde.

« — *Cependant il m'a bien dit qu'elle était chez sa tante. Il
« est vrai qu'il avait un air singulier en me disant cela.*

« La Reine Marie-Amélie n'était pas obligée de savoir ce qu'en
« langage populaire on appelle *avoir sa montre chez ma tante,* et
« le jeune prince avait pu difficilement réprimer son envie de
« rire en lui faisant cette amusante réponse. (1) »

Survient la guerre du Mexique en 1838. On lui donne le commandement de la corvette *La Créole.* A la tête des colonnes de
débarquement, il force les portes de la Vera Cruz et, de sa propre
main, fait prisonnier le général Arista. L'amiral Baudin félicite
le prince devant toute l'escadre ; il est décoré de la Légion d'honneur, puis nommé capitaine de vaisseau. Rentré en France, il
accompagne son frère, le duc d'Orléans, au camp de Saint-Omer.
Dans des soirées offertes par le Prince Royal, il se montre ce qu'il
est réellement : spirituel, gai, aimable. Il personnifie l'esprit et
l'entrain français. Le prince, bon danseur, insensible à la fatigue,
fait surtout valser les jeunes anglaises, et celles qui veulent avoir
la gloire de danser avec le prince doivent la payer. En effet, il les
entraîne, et ne les reconduit que lorsqu'elles n'en peuvent plus.
Et comme son frère lui fait remarquer qu'il n'a fait danser que
des anglaises, il lui répond : *Laisse donc, je prends ma revanche
de Waterloo !*

En 1840, le Roi le charge de ramener en France les restes de
Napoléon, ce qui le fait qualifier de « Vieux Croque-Mort » par le
duc d'Aumale dans une lettre écrite par ce dernier le 3 novembre
1840. Sa mission remplie, on lui en confie une autre plus délicate.
Sur le même navire, la *Belle Poule,* il parcourt la côte occidentale
d'Afrique, où se faisait impunément la traite des noirs et où les
Anglais pratiquaient effrontément les droits de visite. « A Alberda,
« il donna un de ces exemples d'audace et de témérité qui le ren-
« daient si populaire parmi nous. Il ne voulut pas reconnaître à
« l'Angleterre le droit de visite, et déclara que là où la France

---

(1) Vte de Beaumont-Vassy, Les Salons de Paris sous Louis-Philippe.

« avait son drapeau, elle n'avait pas besoin de l'autorisation d'un
« gouvernement étranger quel qu'il fût pour se rendre dans ses
« possessions. Monté sur le vapeur *le Galibi*, il passa devant les
« forts de Sainte-Marie Bathurst en refusant d'y mouiller, au
« risque d'entraîner un conflit. Ce coup de tête, qui souleva
« quelques orages dans les Conseils, répondait à sa préoccupation
« constante de suprématie de la France sur l'Angleterre. (1) »

En 1843, il se rendit à Rio de Janeiro où il épousa, le 1er mai,
la princesse Francesca de Bragance, sœur de don Pedro II.

En 1845, après avoir, entre temps, siégé à la Chambre des Pairs,
le prince de Joinville prit le commandement de l'escadre d'évolution, croisa sur les côtes du Maroc, bombarda Tanger et s'empara
de Mogador. A cette affaire, sa conduite fut toute de bravoure et
de témérité. S'il ne fut pas tué, c'est grâce au lieutenant de vaisseau Coupevent des Bois qui le couvrit de son corps. Comme
récompense de la prise de Mogador, le prince de Joinville fut
nommé vice-amiral.

La Révolution de 1848, trouva le prince à Alger, auprès de son
frère le duc d'Aumale. En apprenant la chute de leur père, ni l'un
ni l'autre n'eurent un mot d'amertume et cependant, tous deux
perdaient leur commandement et leur pays, et tous deux
encore devaient, durant bien des années, errer du couchant à
l'orient, toujours sous le coup de la douleur et du bannissement.

Le prince de Joinville se rendit en Angleterre, à Charlemont, où
il retrouva sa famille exilée. Jusqu'en 1861, il voyage et, enfin,
lorsque la guerre éclate en Amérique, trouvant là un aliment
à son activité, il part pour New-York, emmenant avec lui son fils,
le duc de Penthièvre, qui va faire ses études de marine à l'école
de New-Port et ses neveux, le comte de Paris et le duc de Chartres,
qui serviront sous les ordres de Mac Clellan. Pendant quatre
mois, il suit les opérations, prenant des notes, des croquis, il erre
librement, de sorte que rien ne lui échappe, ni les grands mouvements, ni les escarmouches, voyant tout d'en haut, en stratégiste,
en écrivain militaire.

Vient 1870. Il s'associe à la demande d'abrogation des lois
d'exil, et après le 4 septembre, il réclame auprès des membres du

(1) Ch. Yriarte. Les Princes d'Orléans.

gouvernement de la Défense Nationale, le droit de se faire tuer
pour son pays ; on lui refuse ce droit par crainte de compétitions
politiques. Il ne reste aux princes qu'à reprendre le chemin
de l'exil. Mais, un jour, le Prince de Joinville et le duc de Chartres
manquent à la réunion de famille. Tous les deux, sous des noms
d'emprunt, ont gagné la France. Le prince de Joinville laisse son
neveu à Rouen, tandis que lui, se dirige vers Orléans. Il se
présente au général Martin des Pallières, qui a raconté cette
émouvante entrevue (1) et pourquoi il crût devoir refuser d'ac-
céder à la prière de ce prince qui ne rentrait d'exil que pour
demander à mourir obscurément pour la France, à s'ensevelir
dans sa ruine, au moment où l'issue de la lutte apparaissait
désespérée. Un peu plus loin, dans ce même ouvrage, le général
ajoute : « Je saisis dans le regard du prince un éclair de
« désespoir, il me prit la main qu'il serra en silence, et partit. Je le
« vis s'éloigner, seul, d'un pas rapide, et il me fallut quelques
« instants pour me remettre et ne pas trahir la douloureuse émo-
« tion qui faisait déborder mon cœur ».

Cependant, sous le nom de colonel Lutteroth, il avait assisté
aux affaires du 15e corps en avant d'Orléans, avait pris part
au combat dans une des batteries de la marine, et n'avait quitté
la ville qu'avec les derniers de nos soldats. Mais une telle situation,
surtout en temps de guerre, était, on en conviendra, grosse
de périls. Malgré les refus déjà éprouvés, le prince de Joinville ne
se tenait pas pour battu. Il lui semblait qu'il avait, lui, enfant de
la France, un devoir à remplir, et ce devoir il lui paraissait
impossible que l'on continuât à l'empêcher de l'accomplir. Et, en
voyant les désastres s'accumuler, l'ennemi fouler le sol français, il
en était arrivé, lui, fils de roi, à envier le sort du fils du
dernier des paysans de France.

Le 22 décembre, il se confie au général Jaurès, le priant de solli-
citer pour lui, l'autorisation de suivre les opérations du général
Chanzy, promettant de garder la plus grande réserve et de ne se
révéler à personne. Le général en chef (2) ne crut pas devoir refuser ce que le gouvernement de la République accordait à tous les

(1) Orléans.
(2) Général Chanzy. La deuxième armée de la Loire.

Français. Cependant, il en référa à Gambetta, alors ministre de la guerre. Gambetta refusa, par une lettre, dans laquelle, après avoir examiné et jugé la conduite du prince, il disait « Comme républi- « cain, comme membre du gouvernement, je dois faire respecter « les lois ; demain, M. le colonel Luttheroth sera conduit en lieu « sûr. Telles sont les instructions que je vous prie de faire « exécuter ».

Dès la réception de cette lettre, le 29, le général en chef fit prévenir le prince de Joinville par le commandant de Boisdeffre, son aide de camp, que l'autorisation lui était refusée par le gouvernement, l'invitant en même temps à faire connaître l'heure de son départ du Mans, et le lieu où il comptait se rendre pour s'embarquer. Le prince répondit qu'il partirait le soir même pour Saint-Malo et écrivit la lettre suivante au commandant de la deuxième armée.

« Le Mans, 29 décembre 1870

        « Général,

« Je ne veux pas m'éloigner sans vous remercier de ce que vous « avez fait pour moi, votre loyauté de soldat avait compris qu'on « peut vouloir servir son pays uniquement parce qu'on l'aime. « Vous aviez compris la douleur de quelqu'un qui a porté l'épée, « de rester seul, oisif, dans la crise terrible que nous traversons. « Tous mes vœux les plus ardents accompagnent vous et votre « armée ».

« Croyez à mes sentiments reconnaissants.

                « Signé : Fr. d'Orléans. »

Mais le prince ne put partir comme il en avait l'intention. Par une lettre datée du 12 janvier, écrite de Twickenham au *Times*, en rectification d'un récit fantaisiste fait par ce journal, on apprit du prince de Joinville qu'il avait été arrêté par un commissaire de police, conduit à la Préfecture du Mans où il fut retenu cinq jours, puis, enfin, embarqué à Saint-Malo pour l'Angleterre.

Bien qu'il n'habitât pas la France, le prince de Joinville fut néanmoins, aux élections du 8 février 1871, nommé représentant dans la Manche et dans la Haute-Marne. Il opta pour ce dernier département. Son élection fut validée le 8 juin, après l'abrogation des lois d'exil. Aux élections générales de 1876, le prince ne se représenta pas.

Il était passé dans le cadre de la réserve de la marine quand il fut atteint par la loi du 23 juin 1886, expulsant les prétendants et leurs fils aînés, et excluant les autres membres de leur famille de toutes les fonctions publiques.

Ecrivain militaire, le prince de Joinville a publié deux volumes d'Etudes sur la Marine et récits de guerre. Le premier comprend : *L'Escadre de la Méditerranée. — La Question chinoise. — La Marine à vapeur dans les guerres continentales.* Le second renferme également trois sujets : *L'Armée du Potomac. — La Marine en France et aux Etats-Unis en 1865. — Encore un mot sur Sadowa.*

Le prince de Joinville a écrit un volume intitulé *Vieux Souvenirs*, auquel nous avons fait de fréquents emprunts pour notre ouvrage.

De son mariage avec la fille de l'Empereur du Brésil Don Pedro Ier, le prince a eu deux enfants : Le duc de Penthièvre qui a suivi la même carrière que son père, et la princesse Françoise-Marie-Amélie qui, en 1863, a épousé son cousin le duc de Chartres. Plus heureux que le prince de Joinville, le duc de Chartres a pu, en 1870, combattre les Allemands sous le nom de *Robert le Fort*, en souvenir du duc de France tué par les Normands, en 866, et dont les fils furent les fondateurs de la dynastie capétienne.

*
* *

4° *Antoine-Marie-Philippe-Louis* d'Orléans, titré duc de *Montpensier*, né à Neuilly, le 31 juillet 1824.

Pendant que ses frères servaient déjà leur pays en Afrique, le duc de Montpensier restait auprès du Roi qui avait pour lui une tendresse toute particulière et fondait de grandes espérances sur son dernier né. Les témoins de sa jeunesse racontent qu'il avait pris, au contact de son père, les manières, les gestes, jusqu'à la voix du Roi. Après avoir passé par le collège Henri IV, comme ses frères, il subit les examens pour l'Ecole Polytechnique. A sa sortie, il fut nommé sous-lieutenant au 3e d'artillerie. L'année suivante, il passa au 4e régiment de la même arme comme capitaine commandant la 7e batterie.

- Envoyé en Afrique, il reçut du maréchal Bugeaud, qui entreprenait l'expédition de Biskara, la mission de reconnaître le défilé d'El-Kantara et d'y faire exécuter les travaux nécessaires au passage des pièces de campagne.

Un mois après, sous les ordres de son frère le duc d'Aumale, le duc de Montpensier, placé à la tête de la réserve, se lança à l'assaut d'une position difficile et escarpée, au sommet de laquelle les Arabes avaient construit un fort. Le duc de Montpensier fut, à la suite de ce combat, dans lequel il reçut une légère blessure près de l'œil gauche, nommé chevalier de la Légion d'honneur.

En mars 1845, on retrouve encore le duc de Montpensier en Afrique. Dans un combat livré aux Kabyles de l'Ouarensenis, il se distingua de telle façon qu'il fut nommé lieutenant-colonel.

Après un voyage dans le Levant, qui ne dura pas moins d'une année, le duc de Montpensier rentra en France et prit le commandement du 5ᵉ régiment d'artillerie. Appelé comme maréchal de camp à commander l'artillerie de Vincennes, il fonda, au collège d'Alger, une bourse, ou deux demi-bourses, en faveur du fils du sous-officier, ou garde d'artillerie, qui serait considéré comme le plus digne par une commission composée d'officiers de l'armée.

Sur ces entrefaites, M. Bresson, ambassadeur de France à Madrid, négociait le mariage du dernier fils de Louis-Philippe, avec Marie-Louise-Fernande de Bourbon, sœur de la Reine d'Espagne, Isabelle II. Cette alliance fut un des événements les plus considérables du règne de Louis-Philippe. Sous le nom des « Mariages espagnols, » son retentissement fut grand. L'Angleterre montra même un certain mécontentement, car c'était pour la France une prépondérance dans les affaires de la Péninsule. Le duc se rendit à Madrid où la Reine, sa belle-sœur, lui accorda la Toison-d'Or.

Lors de la Révolution de 1848, le duc de Montpensier accompagna son père jusqu'à Dreux, puis à Granville où, prenant le paquebot pour Jersey, ils passèrent en Angleterre. Mais, à l'arrivée de la duchesse, le duc abandonna sa famille pour se rendre en Espagne.

Le duc de Montpensier et la duchesse se fixèrent à Séville, au palais de San Telmo. Aujourd'hui que l'Histoire a fait la lumière sur certains faits, on peut dire que le duc de Montpensier resta toujours et complètement en dehors de la politique. Bien qu'il n'eût donné de gage à aucun parti, et que son attitude fût toujours prudente et désintéressée, la Reine le traita en parent et en prince. Vers 1858, elle le nomma capitaine général des armées espagnoles, l'assimilant ainsi aux plus grands dignitaires du pays. L'année suivante, elle lui reconnut les honneurs dûs aux Infants d'Espagne et le fit commandeur mayor d'Aragon dans l'ordre de Calatrava.

C'est alors que se forma un parti qui, s'il ne jeta pas les yeux sur la sœur de la Reine, opposa du moins à Isabelle II la duchesse de Montpensier.

En 1868, les conséquences de ce mouvement d'opinion, auquel, nous le répétons, le duc de Montpensier était resté absolument étranger, commencèrent à se faire sentir. Justement, vers cette époque, Marvarèz et Gonzalez Bravo, ministres, tentèrent de remplacer le gouvernement constitutionnel par un régime d'absolutisme. Le duc de Montpensier se crût autorisé à formuler de timides représentations à la reine. Le ministère s'empressa de profiter de cette intervention. Accusé de conspirer avec les libéraux, le duc de Montpensier fut invité à quitter l'Espagne. Désireux, avant tout, de n'être la cause d'aucune complication politique, il se rendit aux îles Baléares d'où il adressa, dès son arrivée, à la Reine, sa démission de Capitaine Général, celle de son titre d'infant et lui renvoya tous les ordres dont elle l'avait décoré.

La Révolution de septembre 1868 eût lieu cependant. Le trône des Bourbons d'Espagne fut renversé, et le duc de Montpensier pût rentrer à Séville. C'est à partir de ce moment que sa situation devint encore plus difficile. Considéré, malgré lui, comme un chef de parti, il fut bientôt exposé à toute la fureur des luttes. Le prince de Bourbon, frère de l'ex-roi d'Espagne, François d'Assise et cousin-germain de la reine Isabelle, attaqua d'une façon toute particulière le duc de Montpensier. Il fit imprimer et distribuer à Madrid un placard, intitulé *aux Montpensieristes*, dans lequel le duc était grossièrement outragé. Un duel s'ensuivit. Le 10 mars 1870, les deux adversaires se rencontrèrent à Alarcon, près de Madrid. A la troisième balle don Henrique, atteint entre l'œil droit et la tempe, tomba raide la face contre terre.

Le résultat malheureux de ce duel voulu par don Henrique dont presque tous les historiens espagnols ont dit que « ce personnage était

« d'un caractère singulier, mélange de qualités réelles et de défauts
« dangereux, sorte de réfractaire et d'indiscipliné » — le résultat
de ce duel, disons-nous, devint une arme contre le duc de Montpensier ; on oublia, ou plutôt on voulut oublier qu'il y avait été
contraint.

Traduit devant un Conseil de guerre, le duc fut condamné à
trente mille francs d'amende et à un mois d'éloignement.

A la fin de 1870 — 16 novembre — lors de l'élection qui eut lieu
aux Cortès pour la nomination d'un roi, le duc de Montpensier
n'obtint que 27 voix.

L'avènement du duc d'Aoste mit un terme momentané à la lutte
des partis. Toutefois, le duc ne cessa de réclamer la Couronne non
pour lui, mais pour son neveu don Alphonse de Bourbon. En 1873,
Amédée Ier ayant abdiqué, Alphonse XII, fils d'Isabelle, devint roi
en 1874, et épousa l'infante Maria de las Mercédès, fille du duc de
Montpensier. Quatre ans après l'infortunée jeune reine était fou-
droyée au printemps de la vie, au seuil même du bonheur.

Ce fut une des grandes douleurs, mais non la seule, de ce prince
d'Orléans. Très instruit, d'une conversation dont l'intérêt ne lan-
guissait jamais, naturellement aimable, d'un caractère enjoué, d'un
commerce agréable, le duc de Montpensier avait l'abord facile, et
devenu populaire, mérita d'être appelé le *Roi de Séville*. Bien que
vivant très simplement, il aimait cependant parfois à faire grand
état de prince et lorsque Alphonse XII lui donna pour mission de
le représenter au couronnement du Czar, le duc de Montpensier
déploya une magnificence qui ne fut point égalée. Habitant tantôt
le château de San Telmo qu'il avait fait restaurer avec un très vif
sentiment de l'art, tantôt le château de San Lucar, situé à l'embou-
chure du Guadalquivir, le duc de Montpensier aimait à accueillir,
dans ses résidences, ceux qui venaient de France, et apportaient
dans son existence consacrée à la vie de famille, à l'éducation de
ses enfants, un peu de son pays natal. Madame la duchesse de
Montpensier l'aidait à faire les honneurs de sa résidence avec une
avenante simplicité et une grâce que n'ont jamais pu altérer les
chagrins qui ont si souvent brisé son cœur de mère.

De son mariage le duc de Montpensier eût six enfants : quatre
filles et deux fils. Ferdinand, né en 1859 et mort en 1873. Philippe,
né en 1862, marié à l'infante Eulalie, sœur d'Alphonse XII, est

officier dans l'armée espagnole. Sa fille ainée, l'infante Marie-Isabelle Francesca, née en 1848, épousa en 1867, le Comte de Paris.

Le duc de Montpensier, est mort le 4 février 1890, pendant une promenade qu'il faisait aux environs de Séville.

***

5° *Philippe-Alexandre-Marie-Ernest*, duc de *Wurtemberg*, né à Neuilly, le 30 juillet 1836.

Ce prince est le fils de la « douce et poétique » princesse Marie — Marie-Christine-Caroline-Adélaïde-Françoise-Léopoldine, décédée à Pise le 2 janvier 1839 — qui épousa le duc de Wurtemberg.

***

6° du mariage de Louis-Charles-Philippe-Raphaël d'Orléans, titré duc de Nemours et de Victoire-Antoinette-Auguste, princesse de Saxe Cobourg, naquit à Neuilly, le 29 avril 1842, *Louis-Philippe-Marie-Ferdinand-Gaston* d'Orléans, titré Comte d'*Eu*. Ce prince avait six ans lorsque, en 1848, il lui fallut, avec sa famille, prendre le chemin de l'exil. C'est donc à l'étranger qu'il fit son éducation. Quand elle fut terminée on dut chercher en quel pays d'Europe il pourrait apprendre le métier des armes. Le duc de Nemours, son père, résolut la question et demanda à la Reine d'Espagne de faire entrer l'ainé de ses fils à l'école de Ségovie. Cette autorisation fut accordée, et la Reine, usant de ses prérogatives, y joignit un brevet de sous-lieutenant. A cette époque, rien ne faisait prévoir que bientôt des circonstances mettraient le jeune Comte d'Eu à même de connaitre les pratiques de la guerre avant d'en avoir étudié la théorie.

Les populations d'Angherra empiétaient constamment sur les possessions espagnoles au Maroc et un matin, l'on trouva, gisant sur le sol, la borne, aux armes d'Espagne, qui indiquait la délimitation. La guerre fut résolue et, en Espagne, l'enthousiasme fut énorme.

Malgré son extrême jeunesse, le Comte d'Eu sollicita auprès de la Reine Isabelle, l'autorisation de prendre part à la campagne qui commençait. La Reine hésita. Il lui semblait dangereux d'envoyer un si jeune homme sous un climat meurtrier. Aux lenteurs que la Reine apporta dans sa décision, le Comte d'Eu comprit et déclara qu'il désobéirait si la permission lui était refusée. Quatre corps d'armée opéraient depuis quelque temps déjà lorsque l'on apprit que le Comte d'Eu, sous-lieutenant aux Hussards de la Princesse, désigné comme officier d'ordonnance du Maréchal O' Donnell, venait de débarquer sur la plage.

« C'était alors un grand jeune homme blond, blanc et rose, très
« mince, presque un enfant qui avait toute la timidité de son
« père et qui rougissait à toute nouvelle présentation. Sa figure
« rappelait à s'y méprendre telle ou telle physionomie des jeunes
« princes de la Maison de Bourbon, de ceux qui, à Versailles,
« figurent dans les fonds des tableaux de famille du XVIIIe siècle.
« Mais cet enfant avait le cœur d'un homme et l'allait montrer dès
« le premier jour (1). »

Un bataillon dénommé Cantabria s'était isolé du gros de l'armée. Menacé par les cavaliers maures, son chef lui avait fait former le carré. Le Maréchal donna l'ordre au Général Galiano de réunir tous ses chevaux, de se lancer dans le marais et de sauver le bataillon, coûte que coûte. En un instant la cavalerie fut prête, puis, lorsque les escadrons passèrent au galop devant l'état-major, un jeune officier quitta soudainement son poste, s'incorpora dans les rangs et chargea bravement. C'était le Comte d'Eu. En cette lutte, qui fut ardente et vive, le jeune prince fit preuve d'une telle bravoure qu'il s'imposa à l'admiration de ses compagnons qui, au dire des journaux espagnols, criaient autour de lui : Bravo le jeune Français.

Seulement après avoir dégagé le bataillon, le général qui avait commandé la charge constata dans les rangs des lanciers de Farnèse, la présence d'un officier de Hussards. Il lui fut facile de se renseigner sur cette étrangeté, et mit le Maréchal au courant de l'incident. O' Donnell fit appeler son officier d'ordonnance. Le lieutenant s'avança, la main au shako, ému et rougissant, et se mettant en position, salua le général :

« Monseigneur, lui dit O' Donnell, vous avez reçu sous mes
« ordres le baptême du feu, j'en suis fier. Vous avez fait vos pre-

(1) Ch. Yriarte. Princes d'Orléans.

« mières armes avec la bravoure habituelle à ceux qui s'appellent
« les *d'Orléans*. Je vous nomme au nom de la Reine, chevalier de
« l'ordre militaire de San Fernando (1). »

Après la campagne du Maroc, le Comte d'Eu ne se crut pas
devenu un grand capitaine. Il rentra à l'école de Ségovie et se mit
résolûment à l'étude. Son rêve était de sortir avec le numéro un,
et il s'en fallut de peu qu'il le réalisât. En même temps que lui, il
y avait, à l'Ecole, un élève exceptionnellement doué, fils d'un
officier supérieur de l'armée espagnole. Une heureuse rivalité
s'établit entre les deux jeunes gens et quand vint le jour des
examens, les membres du jury, qui n'étaient point des courtisans,
ne donnèrent au Comte d'Eu que le deuxième numéro, mais
accompagné de telles mentions qu'il était presque *ex œquo* avec
son compétiteur, et tous deux avaient une avance énorme sur leurs
camarades.

Vers cette époque le duc de Nemours songea à rechercher
une alliance pour son fils. Justement, l'Empereur du Brésil
avait deux filles. L'une, l'aînée, était appelée à recueillir le
trône de son père. Dom Pedro II ne pouvait guère chercher qu'en
Europe des maris pour les princesses. Le nom du Comte d'Eu,
petit-fils du roi Louis-Philippe, neveu du prince de Joinville et
des ducs d'Aumale et de Montpensier, fut mis en avant, puis celui
de son cousin-germain, le prince de Saxe Cobourg. Il était
difficile à l'Empereur de prendre une décision, sans connaitre les
jeunes princes. Il se réserva jusqu'à leur arrivée à Rio-de-Janeiro
où ils furent invités à se rendre. L'impression qu'ils produisirent
fut de telle nature que Dom Pedro donna sa fille aînée au Comte
d'Eu, et la seconde au prince de Saxe Cobourg.

Dès lors ce fut une situation toute nouvelle, pour ce jeune prince
de vingt-deux ans. Mais la grande modestie de son caractère et la
délicatesse de ses sentiments lui rendirent facile la réserve
extrême qui devait présider à tous ses actes.

Il est des natures contemplatives qui n'acceptent de lutter que
par un sentiment profond du devoir et ne courent jamais d'elles-
mêmes au devant des responsabilités qui ne s'imposent point.

Gendre de l'Empereur, il sut éviter les écueils. Animé d'une belle

(1) Ch. Yriarte. Ouvrage déja cité.

passion pour la carrière des armes, il continua, même au sein de
lá Cour brésilienne, ses études militaires. Une circonstance ne
devait pas tarder à se produire pour le mettre à même de révèler
à la nation brésilienne, son courage de soldat, sa valeur de
capitaine et ses qualités de stratégiste.

Depuis 1865 le Paraguay et le Brésil se trouvaient engagés dans
une guerre déterminée par la politique envahissante et tracassière de
Lopez. Au moment où ce dernier reprit l'offensive, l'Empereur du
Brésil prit lui-même le commandement des troupes de la coalition
formée par le Brésil et les républiques de la Plata. Le Comte d'Eu
qui eût été heureux de lutter pour sa nouvelle patrie se vit refuser
ses services.

Des combats eurent lieu avec des chances diverses. C'est alors
qu'un mouvement d'opinion se fit en faveur du Comte d'Eu dont
on avait appris la brillante conduite pendant la campagne du
Maroc. Aussi bien, le gendre de l'Empereur n'était inaccessible
à personne ; il savait par l'affabilité de son caractère, par un
jugement sain, par les qualités morales que décelait sa conversation,
inspirer une réelle confiance.

Bref, sous la pression de l'opinion le gouvernement dût s'incliner
et le Comte d'Eu fut envoyé au Paraguay pour y prendre le commandement en chef de l'armée.

En mars 1869, le Comte d'Eu arrive à l'Assomption et, le 14, il
procède à la réorganisation de ses troupes. Lopez, abrité dans
Cerro Leon, pousse quelques pointes, mais le Comte temporise
pendant quatre mois qu'il emploie à instruire son armée. Enfin,
le 2 août il se sent prêt à la lutte et le mouvement en avant commence. Son armée est divisée en deux colonnes, l'une reste sous
ses ordres, la seconde est confiée au général Eustacio Mitre. Le
général en chef, tournant les défilés Cerro Leon, prend d'assaut
Peribeduy. A ce combat acharné, furieux, car il s'agit d'en
imposer à l'ennemi et de le vaincre, Osorio est blessé, Baretto
est tué, et si le Comte d'Eu n'a rien, revient sain et sauf, ce n'est
pas qu'il ne se soit exposé, et qu'il n'ait pas, le premier, montré
l'exemple. Lopez se retire à quatre-vingt kilomètres. Le Comte en
profite et reprend sa marche en avant. De nouveaux combats non
moins meurtriers, sont livrés, et l'ennemi recule. Soudain le jeune
général en chef, modifie son plan de campagne. Le 8 octobre, il

part, arrive à Rosario, sur le Paraguay, le 14; Lopez est tout près mais n'accepte pas le combat. Le Comte lance sur lui une colonne mobile qui, d'abord, s'empare de son matériel, de ses approvisionnements, ensuite le poursuit à outrance et enfin l'atteint en 1870, lui livre un dernier combat où il est tué. La mort de Lopez mit fin à la guerre.

Cette campagne longue, hérissée de difficultés, en un pays dont la configuration n'avait pas de secrets pour l'adversaire, permit au Comte d'Eu de révéler ses talents militaires. Mais sous un autre aspect, plus humain, il montra ses grandes qualités de cœur. Un mois après son arrivée à l'Assomption, il écrivait au gouvernement provisoire la lettre suivante qui provoqua le décret du 2 Octobre, abolissant l'esclavage au Paraguay.

« Aux membres du gouvernement provisoire du Paraguay.

12 Septembre 1869.

       « Messieurs,

« Sur plusieurs points du territoire de cette république que j'ai « déjà parcourue à la tête des forces brésiliennes en opérations « contre le dictateur Lopez, il m'est arrivé plusieurs fois de « rencontrer des individus se disant esclaves des autres, et « nombre d'entre eux se sont adressés à moi pour me demander « de leur accorder la liberté et de leur fournir un véritable motif « de s'associer à la joie qu'éprouve la nation paraguayenne en se « voyant affranchie du gouvernement qui l'opprimait. »

« Leur accorder l'objet de leur demande, eût été pour moi une « douce occasion de satisfaire les sentiments de mon cœur, si « j'avais eu le pouvoir de le faire. Mais le gouvernement provi- « soire — dont Vos Excellences sont chargées — étant heureu- « sement constitué, c'est à lui qu'il appartient de décider toutes « les questions qui intéressent l'administration civile du pays. Je « ne puis donc mieux agir que de m'adresser à vous, comme je le « fais, pour appeler votre attention sur le sort de ces infortunés « dans un moment où il n'est question que d'émancipation pour « tout le Paraguay. Si vous leur accordez la liberté qu'ils « demandent, vous romprez solennellement avec une institution « qui a été malheureusement léguée à plusieurs peuples de la

« libre Amérique par plusieurs siècles de despotisme et de
« déplorable ignorance. »

« En prenant cette résolution, qui influera peu sur la production
« et les ressources matérielles de ce pays, Vos Excellences
« inaugureront dignement un gouvernement destiné à réparer
« tous les maux qu'a causés une longue tyrannie, et à conduire la
« nation paraguayenne dans les voies de cette civilisation qui
« entraîne les autres peuples du monde. »

« Que Dieu vous garde. »

« Gaston d'Orléans » (1).

Le Gouvernement provisoire ne laissa pas ignorer à quelle
initiative généreuse il avait cédé, aussi lorsque le comte d'Eu, en
avril 1870, rentra à Rio-de-Janeiro, fut-il accueilli par des
démonstrations de joie. Un enthousiasme indescriptible s'empara
de toute la population. De magnifiques fêtes qui durèrent pendant
quatre jours, jour et nuit, furent organisées en son honneur, et de
mémoire d'homme, l'on n'avait jamais constaté un semblable
déploiement de splendeurs. La même circonstance fut l'occasion
de l'affranchissement d'un grand nombre d'esclaves au Brésil.

Mais la politique s'en mêla. On voulut oublier et l'on oublia
les éminents services que le Comte d'Eu avait rendus à la nation.
Faisant partie du Conseil d'Etat chargé de la direction des
affaires pendant les voyages et les longs séjours de l'Empereur
dom Pedro en Europe, au cours desquels la princesse impériale
avait le titre et les fonctions de régente, c'est à lui que l'opinion fit
remonter la cause ou le prétexte du mécontentement public. Et,
en 1889, la Révolution éclata. La République fut proclamée. Le
nouveau gouvernement prononça la déchéance de l'Empereur et
rendit un arrêt de bannissement qui frappait en même temps
toute la famille impériale.

Agé de six ans, en 1848, le comte d'Eu quittait la France avec
sa famille et comme elle, fuyait la Révolution. Il allait à l'étranger
faire la triste expérience de l'exil et former son caractère à cette
rude école du malheur. Pour avoir le droit, quarante ans
plus tard, de revenir vers cette terre de France si inclémente à son
jeune âge, il lui fallut subir une nouvelle révolution, voir

(1) Ch. Yriarte. Ouvrage déjà cité.

s'écrouler l'avenir, constater une fois de plus, l'ingratitude des nations et refaire, inversement, la route en banni !

Le gendre de l'empereur du Brésil revint donc en France. Aux environs de Paris, il installa sa demeure, dont le chemin ne tarda point à être connu de tous ceux qui, au Brésil, avaient appris à connaître son caractère droit et loyal, de tous ceux qui savaient quel cœur généreux et bon, le comte cache sous l'apparence trompeuse d'un abord un peu froid, dû à sa nature réservée, timide, presque craintive.

Pendant son premier exil, en ces longues heures méditatives que fait naître, en l'esprit de ceux qui ignorent la vie, le pourquoi d'une douleur imméritée, son âme s'est élevée. Il s'est demandé sans doute, quel sort funeste est échu en partage à cette famille dont il est un des membres, à tous ces princes d'Orléans si profondément attachés à leur patrie, si pleins de dévouement pour elle, si prêts, toujours, aux sacrifices les plus absolus et cependant, toujours et malgré tout, si incompris ou si méconnus. Et la clarté se faisant a. comme le rayon de soleil vivifiant, déterminé, en cette âme, l'éclosion de l'indulgence, de la mansuétude et du pardon. Le comte d'Eu ne s'est donc pas éloigné de l'humanité. D'un naturel doux et religieux il s'est, au contraire, rapproché des hommes, des humbles surtout. Le comte d'Eu sait qu'il est autour de lui, des souffrances et des chagrins et ne s'en détourne pas. Il tente d'apaiser les unes et s'efforce de consoler les autres. Et quand on la connait, la bonté du comte, elle a quelque chose de touchant et de noble qui commande à la fois, la sympathie et le respect.

*
* *

7° *Ferdinand-Philippe-Marie* d'Orléans, titré duc *d'Alençon*, fils du duc de Nemours et frère du comte d'Eu, naquit à Neuilly le 12 juillet 1844. Comme son frère Gaston d'Orléans, il entra à l'Ecole d'Artillerie de Ségovie et en sortit après de brillants examens qui lui valurent d'avoir le numéro un. Fidèle aux traditions de la famille d'Orléans qui exigent de chacun des princes des preuves de leur valeur, le duc d'Alençon, à l'époque de sa sortie de l'Ecole, se rendit aux îles Philippines, où l'insoumission de certaines populations avait rendu nécessaire l'envoi de troupes espagnoles. Dans cette expédition, le duc d'Alençon eût le commandement de l'artillerie, arme vers laquelle l'avaient dirigé ses préférences. Comme les autres princes, dont on a pu apprécier le courage et les mérites militaires sur les champs de bataille, le duc d'Alençon se conduisit avec bravoure, entra, le troisième, dans le fort qui était devenu le dernier refuge de l'organisateur de la résistance, un chef indigène, dont il reçut les dépouilles en présent. Ce succès mit fin à l'expédition.

Des îles Philippines, le duc d'Alençon se rendit au Japon, puis revint en Espagne où la révolution allait éclater. Pressentant cet événement, il demanda son congé et se dirigea sur l'Angleterre où, en 1868, il épousa Sophie-Charlotte-Augusta, duchesse de Bavière.

En 1870, comme tous les autres membres de sa famille, il se souvint qu'avant d'être prince, il était Français et sollicita, avec un insuccès qui ne lui fut pas particulier, l'honneur de combattre pour sa patrie. Plus tard, les portes de la France lui furent ouvertes enfin, et le duc d'Alençon put réaliser son rêve de porter l'uniforme français. Sur sa demande, le gouvernement l'incorpora, comme capitaine, au 12e régiment d'artillerie, en garnison au fort de Vincennes. A son arrivée au régiment, il reçut un accueil des plus sympathiques. Actuellement le duc d'Alençon vit dans la retraite.

Dans un volume intitulé : *Luçon et Mundanao, Extraits d'un journal de voyage dans l'Extrême-Orient*, le duc d'Alençon, en faisant le récit de son expédition aux îles Philippines, s'est révélé écrivain de talent. Écrit en un style clair, limpide, cet ouvrage n'est pas dépourvu d'intérêt. Au contraire, statistique, géographie, détails pittoresques, observations des mœurs et des coutumes, tout concourt à en rendre la lecture attrayante. On y trouve aussi la mélancolie qui s'empare des hommes pour qui la Patrie est tout, vers laquelle, sans cesse, se tournent leurs regards et à laquelle leurs pensées reviennent toujours : « Ceux qui espéraient « une campagne, dit le duc d'Alençon dans cet ouvrage, sont « déçus en voyant la fin si prompte de l'expédition ; et ceux qui « sont venus jusqu'en Océanie chercher l'occasion de faire la « guerre dans les rangs d'une armée étrangère se prennent à

« envier les heureux auxquels il est donné, sans aller si loin, de
« combattre au milieu des soldats de leur pays. »

*
* *

8° Du mariage de François-Ferdinand-Philippe-Louis-Marie
d'Orléans, prince de Joinville, et de dona Françoise-Caroline-
Jeanne de Bragance, naquit, à Neuilly, le 14 août 1844, *Françoise-
Marie-Amélie* d'Orléans.

De cette princesse nous avons déjà dit, à la fin des notes
biographiques sur le prince de Joinville, qu'elle épousa son
cousin le duc de Chartres. Nous ajouterons que la duchesse de
Chartres est une femme dont les qualités du cœur égalent celles
de l'esprit. Douée d'une certaine timidité, elle mêle aux tendances
de la mère de famille les dons heureux de la femme qui occupe
une large place dans la vie mondaine. En outre, du prince de
Joinville, elle a l'aptitude charmante d'un peintre facile et son
talent, en ce genre, s'élève au-dessus des facultés restreintes et
mièvres des amateurs.

*
* *

Il nous reste à mentionner la naissance à Neuilly des deux
enfants de S. A. R. Monseigneur le duc de Vendôme, fils du duc
d'Alençon, et petit-fils du duc de Nemours.

Du mariage de S. A. R. Monseigneur Philippe-Emmanuel-
Maximilien-Marie-Eudes d'Orléans, duc de Vendôme et de S. A. R.
Henriette-Marie-Charlotte-Antoinette, princesse de Belgique, duchesse de Saxe, sont nées deux princesses, dont voici les actes de
baptême :

1° « L'an mil huit cent quatre-vingt-dix-sept, le premier mars,
« les cérémonies du baptême ont été suppléées à Son Altesse Royale
« Madame Marie-Louise-Fernande-Charlotte-Henriette d'Orléans,
« princesse du sang royal de France, née le 31 décembre 1896,
« ondoyée à domicile le même jour, avec la permission de Son
« Eminence le Cardinal Archevêque de Paris; fille de Son Altesse
« Royale Monseigneur Philippe-Emmanuel-Maximilien-Marie-
« Eudes d'Orléans, prince du sang royal de France, duc de Vendô-

« me et de Son Altesse Royale Madame Henriette-Marie-Charlotte-
« Antoinette, princesse de Belgique, duchesse de Saxe, princesse
« de Saxe Cobourg et Gotha, son épouse, résidant à Neuilly-
« sur-Seine.

« Le parrain a été Son Altesse Royale Ferdinand-Philippe-
« Marie d'Orléans, duc d'Alençon, grand-père paternel de l'enfant,
« demeurant à Paris, 32, avenue Friedland. La marraine a été Son
« Altesse Royale Madame Marie-Louise, duchesse de Saxe,
« grand'mère maternelle de l'enfant, demeurant à Bruxelles (Bel-
« gique), rue de la Régence ».

Ont signé à l'acte de baptême

MARIE, *comtesse de Flandre*. — FERDINAND D'ORLÉANS, *duc
d'Alençon*. — EMMANUEL D'ORLÉANS, *duc de Vendôme*. — HEN-
RIETTE, *duchesse de Vendôme*. — PHILIPPE, *comte de Flandre*. —
SOPHIE CHARLOTTE, *duchesse d'Alençon*. — VICOMTE DE CHEVILLY.
— TRISTAN, *baron* LAMBERT. — A. TARDIF, *curé de Neuilly*.

*
* *

2° « L'an mil huit cent quatre-vingt-dix-huit, le 12 décembre,
« les cérémonies du baptême ont été suppléées par son Eminence
« Monseigneur Eugène Clari, Archevêque-Évêque de Viterbe,
« Nonce Apostolique en France, à Son Altesse Royale Madame
« Sophie-Joséphine-Marie-Immaculée-Philippine-Henriette-Ga-
« brielle d'Orléans, princesse de sang royal de France, née le 19
« octobre précédent, ondoyée le même jour, avec la permission de
« Son Eminence Monseigneur le Cardinal Archevêque de Paris ;
« fille de Son Altesse Royale Monseigneur Philippe-Emmanuel-
« Maximilien-Marie-Eudes d'Orléans, prince de sang royal de
« France et de Son Altesse Royale Madame Henriette-Marie-Char-
« lotte-Antoinette, princesse de Belgique, duchesse de Saxe, prin-
« cesse de Saxe Cobourg et Gotha, son épouse, résidant à Neuilly-
« sur-Seine.

« A été marraine d'honneur, Son Altesse Royale Madame la prin-
« cesse de Baden, princesse douairière de Hohenzollern, arrière-
« grand'mère maternelle.

« Le parrain a été Son Altesse Royale Monseigneur Philippe-
« Eugène-Ferdinand-Marie-Clément-Baudoin-Léopold-Georges,

« prince de Belgique, comte de Flandre, duc de Saxe, prince de
« Saxe Cobourg et Gotha, résidant à Bruxelles.

« La marraine a été Son Altesse Royale Madame Victoire-Ma-
« rie-Amélie-Sophie d'Orléans, princesse de sang royal de France,
« princesse Alphonse de Bavière, résidant à Munich. »

Ont signé l'acte de baptême :

EUGÈNE, *archevêque-évêque de Viterbe, nonce apostolique*. —
LOUISE, *princesse* ALPHONSE DE BAVIÈRE, *princesse* D'ORLÉANS.
PHILIPPE, *comte de Flandre*. — EMMANUEL D'ORLÉANS, *duc de
Vendôme*. — HENRIETTE DE BELGIQUE, *duchesse de Vendôme*. —
COMTESSE DE FLANDRE, *Pr. de Hohenzollern*. — ISABEL DE
BOURBON. — FERDINAND D'ORLÉANS. — M. DE CHEVILLY. —
TRISTAN, *baron* LAMBERT. — P. DU MURAUD, *premier vicaire de
Neuilly*.

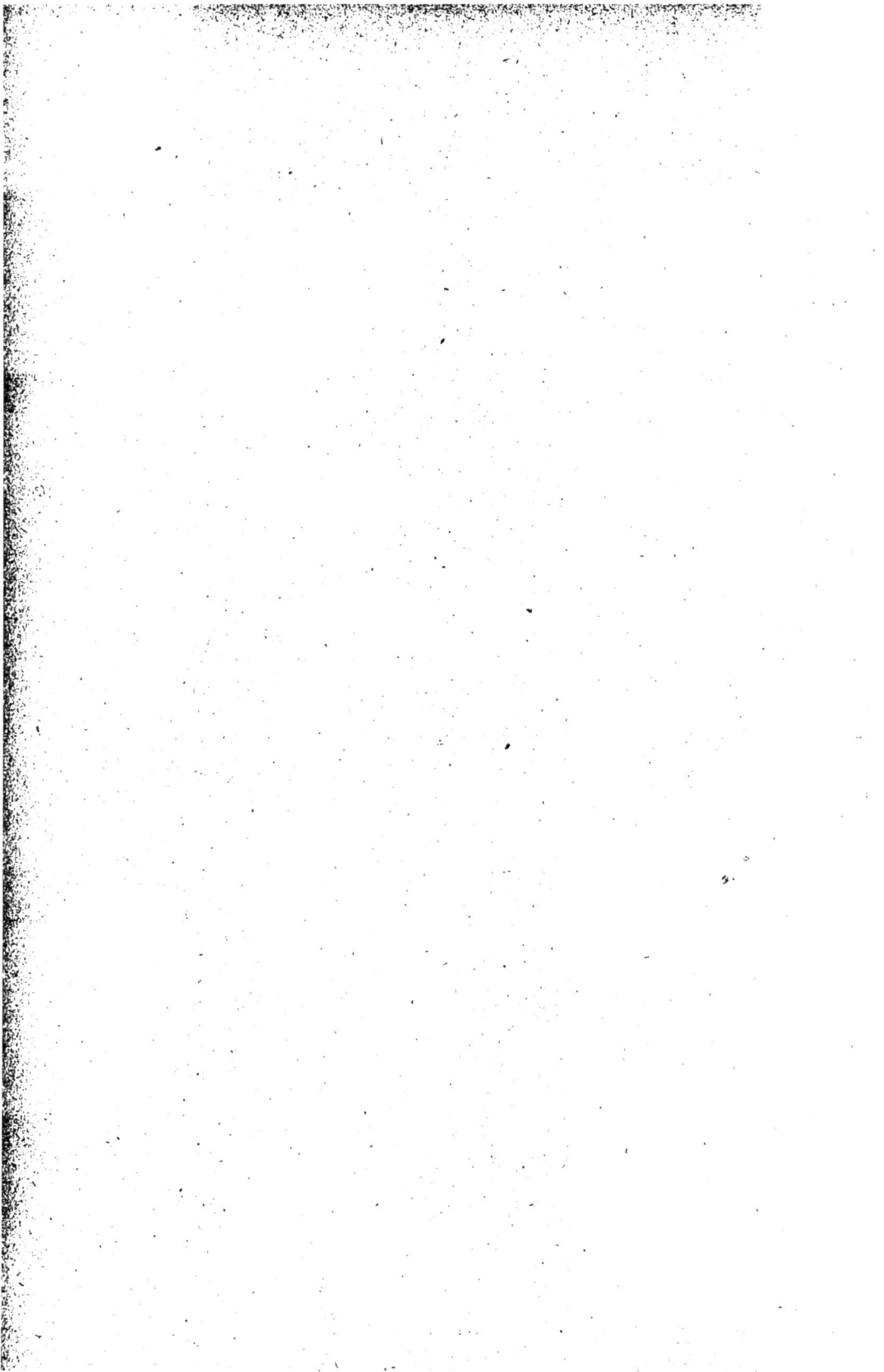

1815 - 1870 - 1871

LA COMMUNE

Ce sont trois événements terribles pour la ville de Neuilly. Si proche de Paris, objectif des troupes étrangères, elle était condamnée à connaître toutes les horreurs de la guerre, et elle les connut en effet. Sans entrer dans le récit des mouvements de troupes, ou dans celui des opérations entre les belligérants, nous ne donnerons dans les lignes suivantes que les tristes résultats de ces périodes qui tiennent une place si grande et si lugubre dans l'Histoire.

1815

Sur cette période, nous avons peu de choses à dire. Il y eut bien, à Neuilly, quelques engagements entre les troupes françaises et anglaises. Les Prussiens vinrent même se mêler à ces dernières troupes pour attaquer le pont de Neuilly. Mais les Français l'avaient garni d'artillerie et fortifié d'une façon formidable. L'ennemi dût renoncer à s'en emparer par la force. Aussi bien il ne devait par tarder à en être le maître et cela sans combattre, car dans la convention du 3 juillet, l'article 8 prescrivit que le pont et la ville seraient abandonnés au pouvoir des armées coalisées.

C'est en vertu de cette convention que Wellington, ainsi que nous l'avons dit, au chapitre *Saint-James*, vint s'installer dans ce château et y passa deux jours, avant de se rendre à Paris.

Mais si les anglais, les prussiens, les russes, se livrèrent au pillage, si des réquisitions exhorbitantes eurent lieu, tout cela fut général et, étrangers, ils étaient dans leur rôle en nous imposant les lois de la guerre.

1870 - 1871

L'armée Allemande, certaine de ne pas rencontrer d'obstacles sérieux devant elle, s'avançait à grands pas sur Paris ; et le Gouvernement de la Défense Nationale était, on le sait, résolu à la plus opiniâtre résistance.

Dès nos premiers désastres, la jeunesse de Neuilly, avait répondu à l'appel de M. Paul de Jouvencel, député. Malgré son peu de fortune, M. de Jouvencel, qui habitait Neuilly, avait voulu organiser à ses frais un corps franc qui prit la dénomination de *Chasseurs de Neuilly*. L'organisateur de cette compagnie pût, grâce à ses amicales relations avec Gambetta, la faire régulariser et obtenir que son existence fut reconnue par le Gouvernement de la Défense Nationale.

Le 16 septembre 1870, les allemands, arrivant au Nord de Paris, jetèrent leurs forces principales sur la rive gauche de la Seine. L'investissement était commencé. De notre côté, le pont de Neuilly fut fortifié et le Génie Militaire fit sauter le pont de Courbevoie.

Protégée par le Mont Valérien, la ville de Neuilly n'avait rien à craindre de l'artillerie Allemande qui, malgré sa longue portée, n'arrivait pas jusqu'à elle. Le séjour des troupes, leur cantonnement dans les propriétés n'étaient cependant pas sans produire des résultats désastreux, malgré la sévérité du Général Ducrot dont le quartier général était au restaurant Gillet, malgré les patrouilles qui, jour et nuit, parcouraient les rues de la ville.

La population mâle et valide de Neuilly prenait, elle aussi, sa part de la lutte désespérée que soutenait Paris. Un bataillon de gardes nationaux avait été formé et incorporé, sous le n° 35, dans la Garde Nationale de la Seine. Il fournissait quotidiennement un poste de 3o hommes à la Mairie aujourd'hui la Justice de Paix.

Au combat de Buzenval, le bataillon de Neuilly paya un large tribut à la guerre.

« Le 35e bataillon, dit le *Gaulois*, compagnie de guerre a parti-« culièrement été éprouvé dans la journée du 19, à l'attaque du « parc de Buzenval. Il a eu 34 hommes tués et blessés. Son com-« mandant, M. Savignol; un capitaine, M. Longchamps; un lieute-« nant, M. Guillaume, ont été blessés. Un capitaine, M. Faivre, a « été tué dès le commencement de l'action. Un sous-lieutenant, « M. Mandemant, a disparu. Mais la perte la plus sensible faite « par le 35e bataillon est celle de son capitaine adjudant-major, « M. Goeb, qui fut tué au début même de l'attaque... (1)

A la suite du combat de Buzenval, MM. Savignol et Guillaume reçurent la croix de la Légion d'Honneur. Quant à M. Mandemant, sous-lieutenant, porté comme disparu, son corps fut retrouvé sur le champ de bataille.

Tout le monde connaît la malheureuse issue de cette guerre néfaste à tous égards. Tout le monde sait que ni les prodiges de valeur, ni l'esprit de sacrifice dont le pays tout entier était animé ne purent contraindre la fortune. La France dût se résigner à subir la loi du vainqueur et Neuilly, sur sa grande avenue, vit drapeaux au vent, défiler les régiments allemands ! . . . . .

. . . .

Dans la frondaison d'avril, le soleil montant épandait sa lumière éblouissante. Sur la tristesse des jours passés dans l'inquiétude et dans l'angoisse, la nature mettait sa joie printanière. Tout semblait fini et le cauchemar terrible, qui avait duré de si longues, de si mortelles journées, paraissait, lui aussi, vouloir disparaître dans l'oubli, lorsque, soudain, un nouveau coup de foudre éclata... A cette explosion nouvelle, le soleil parut moins radieux aux âmes bouleversées... A l'espoir succéda le découragement et les feuilles à peine sorties des bourgeons semblèrent déjà flétries, déjà mortes !... Un matin d'avril, l'on apprit que Paris, entrant en lutte avec le gouvernement, proclamait

(1) Numéro du 25 janvier 1871.

LA COMMUNE

C'est alors que Neuilly, qui avait été pour ainsi dire épargné par la guerre, en connût cette fois toutes les horreurs. La malheureuse ville fut accablée. Le combats dans les rues d'abord, puis de maison en maison; ensuite les obus traversant les habitations, les incendiant, le pillage pour la seule satisfaction de piller et de détruire, les mesures odieuses, les arrestations arbitraires, la suspicion excessive avec toutes ses conséquences, Neuilly connut tout cela. Et tout cela fut accompli par des hommes qui se montrèrent les dignes émules de ceux qui, en 1848, brûlèrent le château de Neuilly dans les circonstances que l'on sait...

Mais comment redire tout ce qui a trait à Neuilly? Comment raconter tous les faits concernant la Commune? Si nous faisons un récit, peut-être nous taxera-t-on d'exagération? Redoutant ce reproche, nous mentionnerons les faits par date, et après chacun d'eux, nous indiquerons la source bibliographique à laquelle nous avons eu recours :

2 AVRIL. — « La colonne Bergeret, forte d'environ 6.000 hommes
« et 8 bouches à feu seulement, est concentrée à Neuilly... A
« midi, les Versaillais ayant canonné la caserne de Courbevoie et
« la barricade, tentaient l'assaut. Le 113e de ligne tournait Cour-
« bevoie par la droite et l'infanterie de marine prenait à gauche
« par Puteaux. Trop inférieurs en nombre, redoutant d'être coupés
« de Paris, les fédérés évacuèrent Courbevoie, et poursuivis par
« les obus, se replièrent sur l'avenue de Neuilly, laissant 12 morts
« et quelques prisonniers... Au bruit du canon, Paris s'arrêta.
« Personne ne croyait à une attaque, tant l'on vivait dans une
« atmosphère de confiance depuis le 28 mars. C'était une salve
« d'anniversaire, sans doute, tout au plus un malentendu. Quand
« les nouvelles, les voitures d'ambulance arrivèrent, quand ce
« mot courut : *Le siège recommence!* une même explosion vint
« de tous les quartiers de Paris. Les barricades se relèvent, on
« traîne des canons sur la *Porte Maillot* et sur la porte des *Ternes*.

« A trois heures, 50.000 hommes crient : *à Versailles* ! et les
« femmes veulent marcher en avant. (Lissagaray) (1).

3 AVRIL. — « Les hostilités commencent. Les fédérés sortent par
« la *Porte Maillot* et par celle des *Ternes* et entrent sous le canon
« de la demi-lune à Courbevoie. Ils se heurtent aux gendarmes et
« aux soldats de l'armée de Versailles et sont obligés de battre en
« retraite. Les Versaillais s'étendent de chaque côté du pont et se
« mettent à l'abri des maisons. (G. d'Heylli) (2).

5 AVRIL. — « Les Autorités de Neuilly démissionnent et per-
« mettent à la Commune d'occuper militairement la mairie.
« (G. d'Heylli).

6 AVRIL. — « Vinoy avait reçu l'ordre d'enlever Neuilly. Le
« Mont Valérien, récemment armé de pièces de 24, ouvrit son feu
« sur Courbevoie. Après six heures de bombardement, les fédérés
« évacuèrent le rond-point et prirent position derrière la grande
« barricade du *Pont de Neuilly*. Les Versaillais la canonnent ;
« elle résiste, protégée par le canon de la *Porte Maillot*. Cette
« *Porte Maillot* qui devint légendaire n'avait que quelques pièces
« tirant à découvert sous le feu plongeant du Mont Valérien. Pen-
« dant 48 jours, la Commune trouva des hommes pour tenir
« l'avancée intenable. Les curieux venaient les regarder, abrités
« derrière les massifs de l'Arc de Triomphe, les gamins s'ébattaient
« dans *l'avenue de la Grande-Armée*, attendant à peine l'explo-
« sion pour courir après les éclats d'obus. Les Versaillais canon-
« nèrent la barricade et *l'avenue de Neuilly*. Les habitants, qu'ils
« n'avaient pas eu l'humanité de prévenir, furent obligés de se
« réfugier dans les caves. Vers quatre heures et demie, le feu des
« Versaillais cessa et les fédérés prenaient quelque repos, quand
« les soldats débouchèrent en masse sur le pont. Les fédérés es-
« sayèrent de les arrêter, tuèrent deux généraux et en blessèrent
« un troisième. Les soldats, beaucoup plus nombreux, réussirent
« à pousser jusqu'à l'ancien parc de Neuilly. La perte de ce
« débouché était d'autant plus sensible que Bergeret, dans une
« lettre publiée à *l'Officiel*, avait répondu de Neuilly. (Lissaga-
« ray).

(1) Histoire de la Commune de 1871.
(2) Journal d'un habitant de Neuilly pendant la Commune.

MÊME DATE. — « L'armée de Versailles s'est emparée du *Pont*
« *de Neuilly*. Les soldats fortifient la barricade, établissent des
« redoutes, installent des batteries pour éteindre le feu des bastions
« et surtout pour démolir la *Porte Maillot* et la *Porte des Ternes*.
« (G. d'Heylli).

MÊME DATE. — « Bergeret est remplacé par le général Dom-
« browski. (Lissagaray).

7 AVRIL. — « Les fédérés de Neuilly virent un homme jeune, de
« petite taille, à l'uniforme modeste, inspecter les avant-postes,
« au pas, sous la fusillade. Au lieu de la furie française, d'entrain
« et d'éclat, la bravoure froide et comme inconsciente du slave,
« c'était Dombrowski. (Lissagaray).

8 AVRIL. — « Un obus lancé par les fédérés tombe sur l'asile
« Mathilde, *avenue du Roule*. (G. d'Heylli).

La maison de G. d'Heylli reçoit une quantité de projectiles,
évidemment attirés par le voisinage de la barricade. En effet, une
énorme barricade, hérissée de canons et gardée par les Versaillais,
s'étendait en travers de *l'avenue du Roule*, de la *rue des Huissiers*
au mur d'un pensionnat où demeurait l'Etat-Major chargé de la
défense sur ce point.

10 AVRIL. — « Le feu du rempart, un peu trop dirigé sur la
« droite, envoie des obus à l'asile Mathilde. Un autre s'abat sur
« la maison qui fait le coin de *l'avenue du Roule* et de la *rue du*
« *Marché*. Un troisième enfin écorne la façade de *l'Institution*
« *Sainte-Croix*. (G. d'Heylli).

20 AVRIL. — « La *rue de Sablonville* et la *rue de Chartres* sont
« absolument détruites. Elles ressemblent aux villages incendiés
« par le feu des prussiens. (G. d'Heylli).

. . . .

« Nous touchons à la fin d'Avril. Depuis 6 mois la guerre désole
« Neuilly. La riche commune, déjà ravagée pendant le siège, traitée
« en pays conquis par les mobiles et les lignards de la Défense
« Nationale, ne sera bientôt que des décombres, ruines fumantes.
« Les habitants heureux de vivre au grand jour dans leurs villas,
« tantôt défoncées par les obus, tantôt pillées par les belligérants,
« se sont prudemment réfugiés dans leurs caves. C'est de là, *de*
« *profundis*, qu'ils crient miséricorde à la Commune et à Ver-
« sailles.

« Les malheureux, dévalisés, naguère, au nom du patriotisme,
« rançonnés, maintenant, au nom de la Révolution ou tués, par mé-
« garde, au nom de l'ordre, sollicitent humblement la permission
« de sortir de leur cachette et de transporter dans Paris, à la fa-
« veur d'une suspension d'armes, ce que leurs défenseurs, leurs
« vengeurs et leurs sauveurs leur ont laissé de biens. Grave sujet à
« pourparlers. Discussions. Protocole. M. Thiers, à qui lui parle,
« de l'infortune de Neuilly, répond: *Tant pis !* et la Commune son-
« geant aux millionnaires du parc répond : *Tant mieux !* Dom-
« browski ému des souffrances des neutres, essaie de résoudre la
« question. (L. Baron) (1).

23 Avril. — Depuis quelques jours les religieux de Sainte-Croix
dont la situation dans leur immeuble troué, défoncé, de l'*avenue
du Roule*, n'était plus tenable, s'étaient réfugiés dans la maison des
Dames Augustines Anglaises. Le dimanche 23 avril, après leur
déjeuner, la maison fut tout à coup cernée par un bataillon du
Boulevard Bineau. On entendit un grand mouvement aux alentours, puis la voix du commandant qui donnait la consigne à ses
soldats : *Si vous voyez quelqu'un passer par-dessus les murs,
abattez-le !* « Aussitôt les portes sont ouvertes ou enfoncées et des
« hommes pénètrent partout en criant, avec fureur : *Sortez,
« sortez tous !*

« La fuite était impossible ; au reste, les religieux n'y pen-
« saient pas. Ils ne se sentaient coupables d'aucun crime et ne
« voyaient pas ce qu'on pouvait leur reprocher. Ils ignoraient
« comment on traitait le clergé dans Paris. A mesure qu'ils sor-
« taient des caves ou des chambres ils étaient entourés par les
« gardes nationaux qui les considéraient avec une curiosité gros-
« sière et leur demandaient à l'envi s'ils avaient des armes. Sur leur
« réponse négative, ils se calmèrent, mais en ajoutant qu'on allait
« faire une perquisition et que, si l'on en trouvait, on les fusillerait
« sur place. Un soldat criait à ses camarades du dehors : *Ils sont
« six, six jésuites ; approchez, n'ayez pas peur, ils ne sont pas
« malins !* »....Après quatre heures durant lesquelles on était allé
« prendre des ordres à l'Etat-Major, les six religieux furent con-
« duits à la Préfecture de Police. Le P. Clampeau, supérieur de

(1) La Commune de 1871.

« l'Institution Sainte-Croix et un Frère, grâce à des influences
«ʹ personnelles, sortirent de la Conciergerie, mais les autres reli-
« gieux furent transférés à Mazas, puis à la Santé, afin d'y subir le
« sort réservé aux otages. Ils furent cependant délivrés par l'arri-
« vée des troupes de Versailles (1). »

24 AVRIL. — « A partir du *Boulevard Inkermann*, dans la *rue*
« *Perronet* jusqu'à la rue *de Chezy*, il n'existe plus une seule mai-
« son intacte. A l'angle de ces deux rues, les fédérés construisent
« une barricade. (G. d'Heylli)

25 AVRIL. — « Dans le voisinage de la *Porte Maillot* et *des Ternes*,
« de l'*avenue de la Grande-Armée* s'allumaient des incendies
« continuels. Asnières, Levallois se remplissaient de ruines. Les
« habitants de Neuilly végétaient affamés dans leurs caves. Les
« Versaillais lançaient sur ces points, seulement, 1500 obus par
« jour.

« La Commune assistait les bombardés de Paris ; elle ne pou-
« vait rien pour ceux de Neuilly, pris entre deux feux. Un appel
« à la pitié partit de toute la presse, demandant un armistice pour
« l'évacuation de Neuilly. Les francs-maçons, la Ligue des Droits de
« Paris s'interposèrent. Avec beaucoup de peine, les généraux ne
« voulant pas d'armistice, les délégués de la Ligue obtinrent une
« suspension d'armes de huit heures. La Commune chargea cinq
« de ses membres de recevoir les bombardés et les Municipalités
« leur préparèrent un asile.

« Des Comités de femmes partirent avec des secours. Le 25 à
« neuf heures du matin le canon se tut depuis la Porte Maillot
« jusqu'à Asnières. Une foule curieuse de parisiens vint visiter les
« ruines de l'avenue, la Porte Maillot, monceau de terre, de granit,
« d'éclats d'obus, s'arrêta devant ces artilleurs accoudés sur leurs
« pièces, déjà fabuleuses. Beaucoup se répandirent dans Neuilly.
« La petite ville si coquette jadis, n'étalait plus aux rayons d'un
« beau soleil que des maisons éventrées. Aux limites convenues,
« deux haies, l'une de lignards, l'autre de fédérés, séparés par vingt
« mètres d'intervalle.... (Lissagaray).

MÊME DATE.— « On s'empresse de sortir des caves pour respirer

(1) Neuilly sous la commune. Episodes recueillis par les professeurs de
Sᵗᵉ-Croix.

« le grand air. Les enfants s'amusent à ramasser de tous côtés,
« parmi les décombres qui jonchent le sol, des balles, des bis-
« caïens, des éclats d'obus.... Cependant quelques membres de
« l'Internationale se présentent à l'*Asile Mathilde* et offrent leurs
« services pour faire entrer les Jeunes Incurables dans Paris. Ils
« font ressortir le danger d'un plus long séjour sous un feu dont
« rien ne faisait entrevoir la fin..... Je n'essaierai pas de raconter
« cette scène déchirante; qu'il me suffise de dire que, trois fois,
« des enfants furent contraintes à monter en voiture, et, trois
« fois, elles en descendirent spontanément pour rentrer dans leur
« maison. Il fallut enfin céder à la force..... Il est décidé que les
« Jeunes Incurables, se rendront à Paris, rue de Reuilly, 101,
« chez les Dames de Sainte-Clotilde (1).

29 AVRIL. — « Une foule énorme encombrait les abords du
« Carrousel, rendez-vous de toutes les loges. Malgré quelques
« francs-maçons qui avaient protesté par affiches, à dix heures du
« matin, six mille frères, représentant 55 loges, étaient rangés dans
« le Carrousel. Six membres de la Commune les conduisirent à
« l'Hôtel de Ville au milieu de la foule et des bataillons en haie.
« Une musique grave, et d'un caractère rituel, précédait le cortège.
« Des officiers supérieurs, les grands maîtres, les membres de la
« Commune et les frères avec le large ruban noir, bleu, vert, rouge
« ou blanc, suivant le grade, suivaient, groupés autour de 65
« bannières, pour la première fois, paraissant au soleil. Celle qui
« marchait en tête, la bannière blanche de Vincennes, montrait
« en lettres rouges la devise fraternelle et révolutionnaire : « *Ai-*
« *mons-nous les uns les autres* ». Après une promenade dans
« Paris, l'immense cortège arrive, vers deux heures, au rond-
« point des Champs-Elysées. Les obus du Mont-Valérien,
« l'obligèrent à prendre les voies latérales pour gagner l'Arc de
« Triomphe. Une délégation de tous les vénérables planta les
« bannières depuis la *Porte-Maillot* jusqu'à la *Porte-Bineau*. La
« bannière blanche fut dressée au poste le plus périlleux : l'avan-
« cée de la *Porte-Maillot*. Les Versaillais cessèrent le feu..... Les
« délégués et quelques membres de la Commune désignés par le
« sort s'avancent, bannière en tête, dans l'avenue de Neuilly.

(1) Neuilly sous la Commune... déjà cité.

« Au pont de Neuilly, devant la barricade versaillaise, un officier
« les reçoit et les conduit au général Montaudon, franc-maçon
« lui-même. Ils s'expliquent, demandent une trève. Le général
« permet à trois délégués de se rendre à Versailles. Le lendemain,
« les trois délégués revinrent et le feu reprit aussitôt. (Lissagaray).

29 AVRIL. — « Un poste destiné à protéger une maison de
« commerce (?) établie *Avenue du Roule*, est installé par les
« Versaillais. Il se compose de 16 hommes. (G. d'Heylli).

Sur ces entrefaites, trois soldats de l'armée de Versailles,
ayant été tués sur la barricade de la *rue des Huissiers*, furent
enterrés sur place, ou plutôt dans un jardin. « C'est dans le jardin
« de la maison de M. G. d'Heylli que cette inhumation eut lieu.
« Jusqu'au 8 juin, un petit tertre surmonté d'une croix de bois
« indiquait le lieu de leur sépulture. Ce jour là, à onze heures du
« soir on vint les exhumer et transporter au cimetière la triste
« dépouille de ces infortunés. (G. d'Heylli).

.   .   .   .

« Guettant une minute d'accalmie, nous gagnons la *Porte-*
« *Maillot* ou plutôt l'amas de décombres qui en marque la place.
« La gare n'existe plus, le tunnel est comblé, les remparts coulent
« dans les fossés. Des salamandres humaines s'agitent dans ces
« débris. En avant de la porte, presque à découvert, il y a trois
« pièces que commande le capitaine La Marseillaise ; à gauche, le
« capitaine Martin avec quatre. Monteret tient, depuis cinq
« semaines, dans cette avancée, dans un ouragan d'obus..... Les
« versaillais ont bien souvent tenté et peuvent tenter encore des
« surprises. Nuit et jour, Monteret veille. Il peut, sans se vanter,
« écrire au Comité de Salut Public que, tant qu'il y sera, les
« versaillais n'entreront pas par la *Porte-Maillot*.....(Lissagaray).

6 MAI. — « Deux compagnies de fédérés s'installent à l'Institu-
« tion Sainte-Croix, pendant que les religieux sont en prison,
« parmi les otages. Dombrowski, général en chef, tient son
« Conseil de guerre dans une des salles de l'infirmerie et passe
« une revue dans les cours (1). »

Cette propriété a, sous le rapport de l'occupation militaire, été
particulièrement favorisée, si l'on peut appeler cela une faveur.

(1) Neuilly sous la Commune. Déjà cité.

Depuis septembre 1870, elle a toujours été pour ainsi dire occupée. D'abord, ce fut par une division du Général Vinoy à son retour de Sedan ; puis par les francs-tireurs de la Seine ; puis par une ambulance.... Après les fédérés, une compagnie de gendarmes vint s'y installer.

9 MAI. — « Les fédérés construisent une nouvelle barricade à « l'angle de la *rue de Sablonville* et de la *rue de l'Oteus.* « (G. d'Heylli).

10 MAI. — « *L'asile Mathilde* est cerné par une escouade de « fédérés sous les ordres du nommé Vernet, commandant le 192e « Bataillon du faubourg Saint-Antoine. L'escouade tout entière « se précipite dans les caves où il y avait encore du vin et un « petit tonneau d'eau-de-vie laissé par l'ambulance du premier « siège. Le chef de la troupe, afin de dissimuler le véritable but de « son incursion, se plaint que des coups de feu sont partis de la « maison. Désarmé par la vue du vénérable vieillard assis devant « lui il finit par lui dire : *Répondez-vous de toutes les personnes* « *qui sont ici ? — J'en réponds comme de moi même — Eh ! bien* « *donnez moi, je ne dis pas votre parole de prêtre, je n'y crois* « *pas, mais votre parole d'homme..... et si un seul coup de fusil* « *part de la maison, je vous fais tous fusiller.....* Puis après une « minutieuse perquisition, souvent interrompue par les trouvailles « faites dans les caves, les fédérés partirent...

13 MAI. — « Les Versaillais sont dans le Bois de Boulogne, près « du pavillon d'Armenonville. (G. d'Heylli).

19 MAI. — « Les fédérés construisent un nouveau retranchement « sur *l'avenue du Roule* à la hauteur de la *rue Louis-Philippe.* « (G. d'Heylli).

19 MAI. — Pendant l'absence des Dames Augustines Anglaises, le couvent avait été, avons nous dit, occupé par les religieux de Sainte-Croix. Mais, à la suite de leur arrestation, cette propriété, laissée à la garde du concierge, fut bientôt envahie par les fédérés. Après avoir enlevé tout le vin qui existait dans les caves et s'être livrés à la débauche, ils pénétrèrent dans la chapelle où ils commirent toutes sortes de profanations. Ils détruisirent le grand orgue dont ils embouchèrent les tuyaux, pendant la procession sacrilége que raconte ainsi un rédacteur de la *Gazette des Tribunaux*, témoin oculaire.

« Le 19 Mai dernier, les insurgés qui se trouvaient à Neuilly
« après avoir envahi la maison des religieuses des Dames
« Augustines Anglaises, située boulevard Eugène, dans le parc,
« ils se sont emparés, dans la chapelle, des objets servant au culte
« et se sont dirigés processionnellement sur Levallois-Perret. L'un
« d'eux marchait en tête avec une sonnette ; un autre porteur d'un
« bénitier et d'un goupillon aspergeait les passants ; un troisième
« affublé d'un large et long morceau d'étoffe rouge, un drapeau
« peut-être, semblait un cardinal ; il portait sur la tête un bonnet
« de prêtre et dans les mains une croix ; les pans de son vêtement
« étaient soutenus par derrière par deux de ses camarades. Deux
« autres, de chaque côté du misérable, qui singeait ainsi les plus
« hauts dignitaires de l'Eglise, portaient chacun un chandelier.
« Enfin l'homme revêtu de rouge avait devant lui, marchant à
« reculons, un abominable farceur qui l'encensait avec un bidon
« en guise d'encensoir. Le reste de la troupe, muni des livres
« dérobés dans l'établissement, suivait en chantant et psalmodiant
« des chansons obscènes. Tout ce monde s'arrêtait devant chaque
« marchand de vin qui se trouvait sur son passage, s'agenouillant,
« comme, au jour de la Fête Dieu, les processions parties des
« Eglises s'arrêtent et s'agenouillent devant les reposoirs. Ce qui
« s'échangeait de paroles ignobles entre les hommes de la proces-
« sion et les insurgés qui passaient ne saurait se dire. Enfin le
« scandale parut tel à un officier de la localité, qu'il fit arrêter
« toute cette tourbe immonde ; mais peu de temps après, un ordre
« du comité qui gouvernait Levallois-Perret fit mettre en liberté
« tous les acteurs de cette triste scène..... » (1)

20 MAI. — « On arrête l'abbé Moret, aumônier et fondateur de
« l'asile Mathilde. Avec lui on emmène deux dames, ses parentes,
« et un autre ecclésiastique. Ils sont accusés d'entretenir des
« intelligences avec les Versaillais. » (G. d'Heylli.)

20 MAI. — « Le capitaine Sensier, du 174ᵉ bataillon, est venu à
« l'asile Mathilde constater le nombre des personnes qui séjour-
« nent dans la maison. On lui a répondu : deux prêtres, les deux
« cousines du directeur l'abbé Moret et leur bonne, deux ouvriers
« et le concierge. Le capitaine s'est retiré en disant *au revoir*

_____

(1) Neuilly sous la commune. Déjà cité.

« *citoyens ; au revoir, citoyennes.* Une demi-heure après, le
« **capitaine Sensier**, escorté d'une troupe nombreuse de fédérés,
« munis de chassepots et baïonnette au canon, se présente
« de nouveau, et d'un ton brutal : « *Citoyens, citoyennes, je vous*
« *mets tous en état d'arrestation; vous allez me suivre au quartier*
« *général.* » Malgré leurs protestations, force fut aux habitants
« de l'asile, de se rendre, par l'*avenue du Roule*, sous une grêle
« de balles et d'obus, jusqu'à la *rue de la Mairie*, de descendre
« ensuite la *rue Perronet* jusqu'au n° 15. Après un interrogatoire
« très sommaire, les prisonniers durent revenir par le même
« chemin à l'asile, avec les mêmes dangers, afin d'y prendre
« l'abbé Moret, à qui son état de faiblesse n'avait pas permis de
« les accompagner. Mais devant la force, il fallut que le malheu-
« reux abbé se résignât. Aidé de ses parentes, marchant avec une
« peine inouïe, le pauvre prêtre put cependant gagner la *porte*
« *Bineau*, où il lui fut possible de trouver une voiture qui le
« conduisit à la Préfecture de Police (1). »

Ajoutons que l'abbé Moret ne resta pas longtemps le prisonnier
de la Commune, car, quelques jours après son arrestation, l'armée
de Versailles le mit en liberté. Il se rendit aussitôt à Neuilly où
de l'asile dont il était le fondateur, il ne retrouva que les quatre
murs...

22 MAI. — « Neuilly est repris par les Versaillais. Près du
« restaurant Gillet, trois pièces sont enclouées. » (G. d'Heylli.)

22 MAI. — « A cinq heures et demie du matin, Douai, Clinchant
« et Ladmirault, longeant les remparts, débouchent sur l'avenue
« de la Grande-Armée. Les artilleurs de la *Porte-Maillot* se
« retournent et voient derrière eux les Versaillais. Nulle senti-
« nelle ne les a dénoncés. Monteret fait filer ses hommes par les
« Ternes, charge un des canons de la Porte-Maillot, lâche son
« dernier coup à l'ennemi et s'échappe vers les Batignolles. »
(Lissagaray.)

· · · · · · · · · · · · · · · ·

En apprenant l'entrée des Versaillais, Dombrowski songea à
fuir. D'après l'auteur que nous citons, le général de la Commune
aurait trahi la cause révolutionnaire. « Il se fît amener son cheval

(1) **Neuilly sous la Commune.** Déjà cité.

„« et se dirigea avec ses complices, ses officiers d'état-major, vers
« Neuilly, dans l'espoir de rencontrer Hutzinger — celui qui aurait
« été chargé de négocier avec Versailles — avec l'argent et les
« saufs-conduits. Mais ils tombèrent au milieu des fédérés qui,
« indignés de les voir tourner le dos à l'ennemi, les arrêtèrent et
« les conduisirent devant le second Comité de Salut Public. »
(P. Vésinier) (1).

. . . .

22 Mai. — « A la gauche de Douai, Clinchant et Ladmirault
« continuent leur mouvement le long des remparts. Les travaux
« des portes Bineau, de Courcelles, d'Asnières et de Clichy,
« tournés contre les fortifications, deviennent inutiles et les
« Ternes sont occupés sans coup férir. En même temps une des
« divisions Clinchant côtoie les remparts au dehors. Les fédérés
« de service à Neuilly, Levallois-Perret, Saint-Ouen, sont assaillis
« de balles. Beaucoup d'entre eux sont pris... » (Lissagaray.)

Notes Rétrospectives

Un père de famille était resté seul auprès d'un de ses enfants
malade. La circulation étant devenue absolument impossible, il
ne pouvait avoir ni médecin, ni remèdes. Le malade vint à
mourir. Pendant que le père se désolait, un obus perce le mur,
mutile le cadavre et le malheureux père est enseveli sous les
décombres.

Un gardien du bois de Boulogne, ayant à faire de l'autre côté
de l'avenue de Neuilly, voulut la traverser. Il n'avait pas fait
cinquante mètres qu'un boulet ou un obus le décapita complètement.

Rue Perronet No 15, où se trouvait un état-major de fédérés,
on a trouvé après la guerre trois tonneaux de pétrole sur lesquels
étaient écrits ces mots : *Pour brûler l'asile Saint-Anne,
mardi 23 courant.* Nous ferons remarquer que l'asile Sainte-Anne
fut fondé par l'abbé Deguerry.....

(1) Comment-a péri la Commune.

Rue de Chézy, un vieillard regardait par ses persiennes ce qui
se passait dans la rue. Il aperçoit un soldat versaillais qui tombe,
frappé d'une balle. N'écoutant que sa générosité, il se hâte, sort,
s'agenouille près du blessé afin de le secourir, s'il en est temps
encore. Au même instant, les fédérés embusqués dans une maison
voisine lui tirent dessus et onze balles l'atteignent.

Quelques jours après la défaite de la Commune, on a découvert
une mine qui devait faire sauter tout le carrefour de la *rue Perronet* et de la *rue de Chézy*. Un souterrain étroit, dans lequel un
homme avait peine à passer en se courbant, partait des caves du
marchand de vin situé à l'angle, traversait la dernière rue et allait
aboutir au-delà, dans la chambre principale de la mine qui contenait sept barils de poudre. La terre, retirée de ces excavations,
était mise dans des sacs et servait à faire des barricades dans les
maisons. Pourquoi le feu ne fut-il pas mis à cette mine qui devait
ensevelir les bataillons versaillais sous les ruines du quartier ?
On ne le sait pas. Mais on suppose que les positions des fédérés
furent tournées si rapidement que, se voyant pris par derrière, ils
ne songèrent qu'à la fuite, Au reste, tous les cadavres trouvés à
l'entrée du souterrain avaient le visage tourné vers les portes.

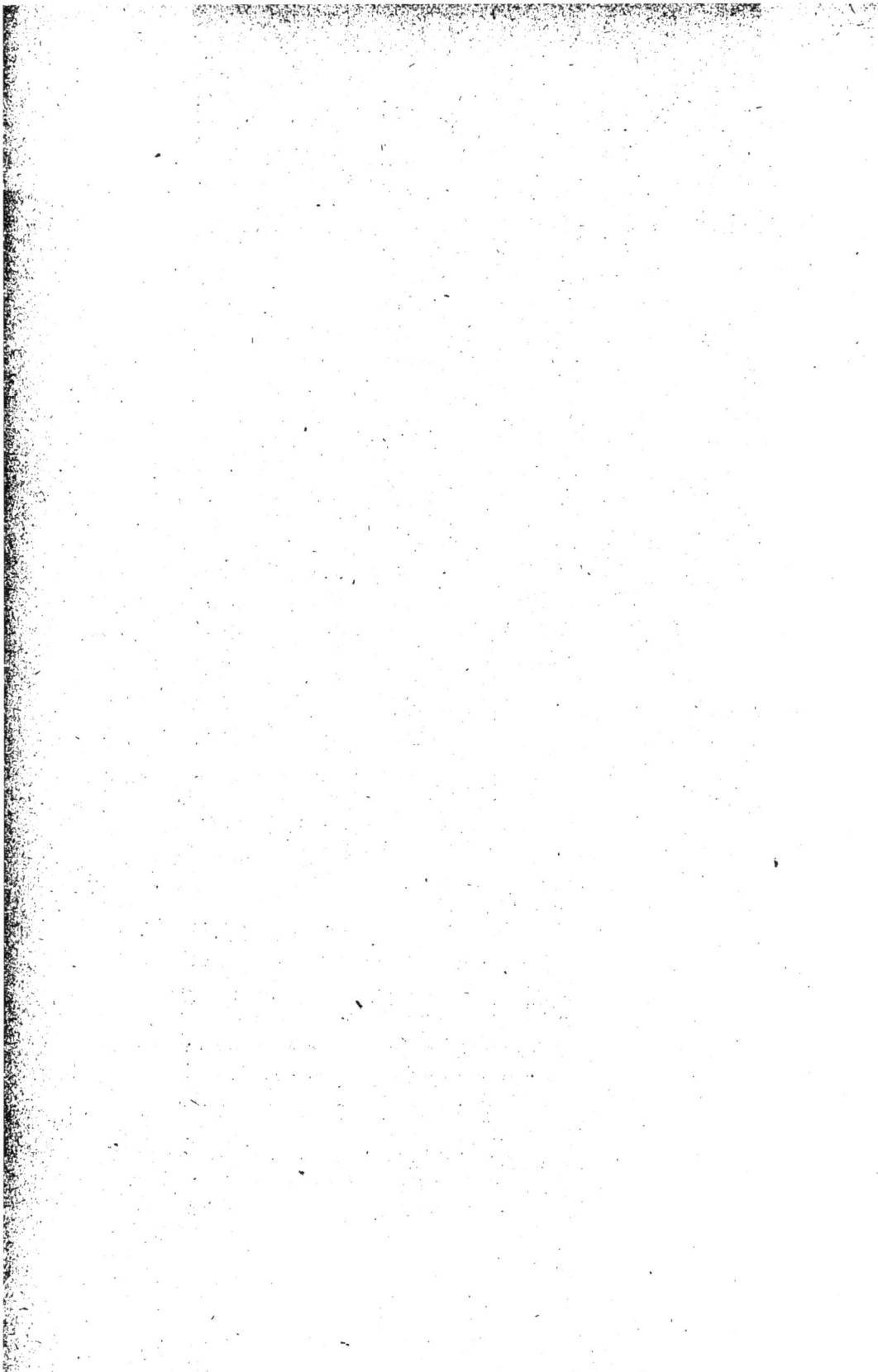

NEUILLY
ET LES SERVICES PUBLICS

Nous avons vu ce qu'avait été le village de Villiers. dont le nom seul subsiste aujourd'hui. Dépendance d'un château royal, hameau habité par de pauvres serfs, Villiers disparut en tant qu'agglomération lors de l'établissement du bac de Neuilly. La construction de pont acheva l'exode de ses habitants, si bien qu'à la Révolution la présence, seule, de quelques maisons, évoquait le souvenir du hameau. Dans ces conditions, il était difficile au village de Villiers de devenir le centre d'une commune, ayant sa municipalité. Aussi bien Neuilly existait réellement, s'était développé au détriment de Villiers et les dictionnaires géographiques négligeaient ce dernier village. En revanche, Neuilly était de leur part l'objet d'une mention. Nous n'avons pas l'espace nécessaire pour reproduire les articles consacrés à Neuilly par les dictionnaires, mais le sens général de ceux que nous donnerons ici, se retrouve dans tous les autres.

EXPILLY. — « Village du diocèse, parlement, intendance et « élection de Paris. Est affouagé avec celui de Villiers dont il est « succursale, est à l'une des extrémités du bois de Boulogne, sur « la rive droite de la Seine que l'on passe en cet endroit sur un « pont, sur la route de Paris à Saint-Germain. Il est fort connu « par sa situation agréable et par le bon ratafia qui s'y fabrique. »

GÉOGRAPHIE ADMINISTRATIVE ET DESCRIPTIVE DE LA FRANCE. 1825. « Bourg de France, département de la Seine, arrondissement et à « 2 lieues 1/4 S.-O. de Saint-Denis et à 3/4 de lieue O. N. O. de

« la barrière de l'Etoile à Paris, chef-lieu de canton sur la route
« de Paris à Saint-Germain-en-laye, près et au N du bois de Boulo-
« gne et sur la droite de la Seine qui y forme plusieurs jolies îles.
« Est un endroit, très agréable et bien bâti. Il a une jolie église en
« construction. De la commune dépendent les châteaux réunis de
« Neuilly et de Villiers résidence d'été du duc d'Orléans, la mai-
« son de Saint-James, et le château de Bagatelle que S. M. Char-
« les X a fait bâtir dans sa jeunesse et dont on admire le parc
« voisin du bois de Boulogne. Le village de Sablonville, orné de
« jolies maisons de plaisance, le hameau des Ternes qui touche
« aux murs de Paris. — Poëles de faience. Produits chimiques.
« Raffineries d'huile. Distilleries. Ratafia renommé. Commerce
« de bois de chauffage par bâteaux. »

GIRAULT SAINT-FARGEAU. 1840. — « Etait une annexe de la
« paroisse de Villiers-la-Garenne, mais depuis la construction du
« pont, le nombre des maisons s'étant multiplié et la dépendance
« étant devenue plus que la paroisse. Neuilly est devenu chef-lieu
« et Villiers la dépendance à l'époque de la division de la France
« en départements. Aujourd'hui la commune de Neuilly comprend
« dans son arrondissement tout le vieux Villiers, le château royal
« de Neuilly, Bagatelle, Madrid, le quartier Saint-James, partie
« du bois de Boulogne, le hameau des Ternes et Sablonville.
« Neuilly est bâti dans une belle situation, de chaque côté d'une
« belle avenue que traverse la grande route sur la rive droite de
« la Seine.... »

Lorsque le décret du 22 Décembre 1789 divisa la France en 83
départements, la subdivision de ceux-ci n'était point faite. C'est
la loi du 11 octobre 1793 qui après l'enlèvement aux Curés des
registres de l'Etat Civil — 1792 — organisa les communes et créa
celle de Neuilly. Mais en la faisant dépendre du canton de Clichy,
jusqu'à l'an VIII, le vieil esprit féodal semble avoir inspiré cette
mesure. A partir de l'an VIII, Neuilly devint chef-lieu de canton
avec *Auteuil, Boulogne, Clichy, Montmartre* et *Passy*. Cette
organisation dura jusqu'en 1860, et même trente ans auparavant
le territoire de *Batignolles-Monceau* avait été ajouté au canton.
En 1860, époque à laquelle Paris recula ses limites, depuis ce que
l'on appelle encore aujourd'hui les *boulevards extérieurs* jusqu'aux

fortifications, *Auteuil, Batignolles, Monceaux, Passy, les Ternes* et *Montmartre* furent distraits de Neuilly et rattachés à Paris. En 1866, *Levallois-Perret* demanda son annexion à Neuilly : à cette époque le canton était donc formé des communes de *Neuilly, Boulogne, Levallois* et *Clichy*. Mais la loi de 1893 est venue modifier cet état de choses.

Maintenant faisons un retour en arrière et revenons à la constitution de Neuilly en tant que commune. Au point de vue territorial cette commune fut constituée, en l'an VIII, avec les lieux dits de *Villiers*, des *Ternes*, de *Sablonville*, les îles du Pont et de la Grande-Jatte, du *Tertre* (1) du *Souchet*, près le fond de « Courbeuveu » des *Picardes*, ce dernier plus connu alors sous le nom du chemin des *Picardées* ou des *Vignes*, entre Neuilly et Villiers et dont il est fait mention dans le terrier de la Seigneurie de Monceaux (2). On lui adjoignit également une partie du Bois de Boulogne et aussi les terrains attachés aux châteaux dont nous avons fait l'historique. Le recul des limites de Paris lui enleva le territoire du hameau des Ternes. Depuis cette époque — 1860 — le territoire de Neuilly n'a point été modifié.

Municipalités. — Avant la Révolution, les magistrats préposés aux intérêts des villes et villages de France étaient désignés, selon les localités, sous les noms de : maires ou mayeurs, préposés, consuls, syndics, échevins, etc. Ils étaient assistés dans leurs fonctions par des conseils spéciaux. Ainsi l'administration municipale existait déjà, mais sans avoir une organisation régulière et uniforme pour toute la France. Villiers avait un maire qui était en même temps prévôt de l'abbaye de Saint-Denis. La loi du 22 décembre 1789 constitua la municipalité sur de nouvelles bases. Le Conseil se divisait en deux parties : le Conseil et le Bureau. Le premier était formé de deux tiers des officiers municipaux, le second du troisième tiers. A ce conseil s'adjoignait dans certaines circonstances, un certain nombre de notables habitants et cette réunion devenait alors le Conseil général de la commune. Un magistrat ayant titre de procureur de la commune défendait les intérêts et poursuivait les affaires de la municipalité. Tous ces

(1 et 2). Archives Nationales.

fonctionnaires étaient élus en assemblée générale par les citoyens actifs. La constitution de 1795, modifia ce système, en réunissant plusieurs communes et en ne reconnaissant qu'un corps municipal par arrondissement de justice de paix, c'est à dire par chef-lieu de canton. Avec ce système Neuilly envoyait un délégué à Clichy où il se joignait aux délégués des autres communes. Cette réunion nommait, non pas un maire, mais un Président de l'administration municipale et chaque agent était chargé de faire exécuter dans sa commune les décisions prises. Il en fut ainsi jusqu'en 1800, où l'on revint à la constitution des communes en municipalités avec cette différence, sur le système de 1789, que le maire, l'adjoint et les conseillers ne furent plus nommés à l'élection, mais choisis par le gouvernement. Depuis 1831 jusqu'en 1870, l'élection fut la base des Conseils, mais le Préfet nommait les maires et les adjoints, les prenant en dehors ou dans le sein des municipalités, Enfin, actuellement, la loi de 1884 régit les municipalités telles que celle de Neuilly. Les maires et les adjoints sont soumis à l'élection de leur Conseil qui, lui, est une émanation du suffrage universel.

Le premier maire de Neuilly fut M. Delaizement. Il eût pour successeurs, en 1791, M. Saulnier — 1792, M. Girard — 1793, M. Boutard — 1808, M. Delabordère — 1813, M. le Comte Chaptal — 1814, M. Delabordère, 2e fois — 1830, M. Rimbaut — 1832, M. Labie — 1843, M. Garnier — 1848, février et mars, M. Soyer — 1848, à partir de mars, M. Simonnet — 1849, M. Andrau — 1851, M. Ancelle — 1868, M. Ybry — 1870, M. Houssay — 1871, M. Boyriven — 1872, M. Manier — 1875, M. Daix — 1886, M. Rousselet — 1888, M. le général Henrion-Berthier...

Impôts. En général, tous les cahiers rédigés à la suite de l'édit du 24 Janvier 1789, demandaient la réforme des impôts. Après avoir parlé de la gabelle qui, de tous les impôts de la féodalité était le plus lourd et le plus odieux, car il consistait dans l'obligation pour tous les habitants de prendre tous les ans, et proportionnellement à leurs familles, une certaine quantité de sel, les cahiers disaient : « que dirons-nous de cette foule d'autres impôts, dont la « nomenclature barbare effraie l'imagination autant qu'elle fati- « gue les oreilles : *taille, taillons, corvée, accessoires, capitation*

« *noble, capitation roturière, taillade, industrie, grandes et*
« *petites entrées, grande et petite gabelle, regrat, subvention,*
« *jauge, courtage, trop bu, trop peu bu,* et tant d'autres du
« langage fiscal intelligible à ses seuls agents. Parlerons-nous de
« ces droits particuliers à une ville, à une province, qui les rend
« comme étrangères les unes aux autres, de ces barrières, de ces
« visites à chaque porte etc., de cette rouille féodale, de ces banalités
« odieuses, et si onéreuses, dans le moment actuel ? »

Il existait une foule d'autres impôts et nous n'en finirions pas si
nous devions énumérer, définir, expliquer toutes les charges, tous
les droits qui, avant la Révolution, variaient selon les provinces,
selon les coutumes et, somme toute, pesaient sur la nation et
l'appauvrissaient. Si l'on considère bien cette administration
fiscale de la féodalité, on se demande quelle différence existe entre
le passé et le présent ? Sans doute, la dénomination des différents
impôts a varié ; leur désignation, leur mode de perception ne sont
plus les mêmes, mais leur multiplicité, quoique circonscrite
actuellement sous le nom de contributions directes et indirectes,
frappe toutes choses nécessaires à la vie de l'homme, absolument
comme autrefois. Et leur poids n'en pèse pas moins lourdement
sur les épaules du travailleur.

Justice. — A ce sujet, les cahiers disaient encore : « Nous
« n'oublierons pas de fixer l'attention de nos représentants sur le
« code de nos lois tant civiles que criminelles, de leur faire remar-
« quer dans les unes, les gênes, les tortures, les supplices recherchés,
« ce secret effrayant dont sont enveloppés les procès criminels,
« cet abandon à eux-mêmes où sont livrés les coupables, les
« cachots obscurs si infects où leur désespoir est enfermé. Dans
« les autres, cette multitude effroyable de glossaires, de commen-
« tateurs, de coutumes variées et bizarres, cette quantité d'ordon-
« nances dont les dispositions se croisent, s'entre-détruisent, les
« formes qui emportent le fond et qu'il est impossible au plus
« grand nombre de connaître, puisque ceux mêmes qui, par état,
« en ont fait l'étude de leur vie, s'égarent souvent dans ce dédale
« inextricable. Nous n'ajouterons qu'un mot sur la multiplicité
« des tribunaux, les justices seigneuriales hautes et basses, les
« tribunaux d'exception, les attributions particulières qui occasion-

« nent des conflits de juridiction entre les différents sièges, les
« degrès sans nombre à parcourir avant d'obtenir un jugement
« définitif...»

Nous ne reviendrons pas sur ce que nous avons exposé dans
notre chapitre : *Villiers et Neuilly à leur origine,* au sujet de la
justice. Nous rappellerons seulement que l'abbé de Saint-Denis et
une foule d'autres seigneurs exerçaient un droit de justice. Le
premier, seul, avait le droit de haute et basse justice : il était représenté par un prévôt.

En 1672, la justice de Neuilly était d'un maigre revenu pour
l'Abbaye, car, à propos d'un partage entre l'abbé et les religieux,
elle n'est estimée qu'à 125 livres de rente annuelle. Cette modicité
ne provenait pas du manque de causes, mais bien du très grand
nombre de personnes qui constituaient le personnel et, par consé-
quent, en vivaient. *Procureur fiscal, greffier, tabellion,* plusieurs
procureurs de seigneuries ou *gardes champêtres féodaux,* une
brigade *d'archers* et *d'exempts* commandés par un *lieutenant,* enfin
des *massiers* nommés par leurs compagnons, laboureurs et vigne-
rons, au moment des récoltes, telle était la série de fonctionnaires
attachés à une seule justice. Tout ce monde avait le droit de dresser des procès-verbaux. Seul, le prévôt rendait les jugements. Tous
les titres que nous venons d'énumérer n'existent plus actuellement,
mais comme juridictions civiles nous avons la justice de paix, le
tribunal de 1re instance, la cour d'appel, la cour de cassation, et
comme fonctionnaires, les juges, les greffiers, les avoués, les notaires, les huissiers, les commissaires de police, les agents de police,
les gendarmes, les gardes champêtres. Sans compter les procureurs,
les avocats généraux, etc., etc. Encore une fois, rien n'est changé.

Mais passons à certains délits dont nous avons trouvé la trace
en feuilletant les documents du Prévôt de Villiers-Neuilly.

Travailler le dimanche, par exemple, était autrefois absolument
interdit. Les blanchisseurs de Neuilly, surtout, encouraient, pour
cette infraction de fréquentes condamnations. Anodines d'abord,
les amendes s'élevèrent jusqu'à 20 livres ; puis quelques uns, à
force de récidiver, se virent imposer la fermeture de leur établissement. Au sujet du travail du dimanche nous avons trouvé dans
les registres du prévôt, conservés aux Archives Nationales, la
requête suivante. Le signataire, un sieur Barthélemy, désireux

d'occuper une fonction administrative, n'hésite pas, pour satisfaire
son ambition, devant une délation, comme on va le voir :

1670...

« A M. le Maire de Neuilly-sur-Seine ou son lieutenant au dict
« lieu et dépendances.

« Supplie humblement Guillaume Barthélemy, marchand de
« vin, demeurant au Roulle, lieu de votre dépendance, disant le
« suppliant qu'il se commet plusieurs abus, malversations et des-
« bauches par la jeunesse des dicts lieux, quand aux jeux que aux
« cabarets pendant le service divin et aux heures indues, ce qui
« donne lieu à ce libertinage et peut estre cause pour n'y avoir
« aucuns officiers de votre juridiction résidant sur ledict lieu, pour
« raison de quoy il est nécessaire d'y remédier, ce quy ne peut
« estre que par le moyen de vostre bonté, mon dict sieur, ce qui
« obligera les pauvres habitants du dict lieu de prier Dieu pour
« vostre prospérité et santé. Considerez mon dict sieur il vous
« plaise recevoir le suppliant par commission à l'estat et office de
« procureur de seigneurie sur les terres de vostre dépendance en
« attendant plus ample provision des seigneurs des dicts lieux aux
« offres qu'il fait de fidellement exercer laditte charge, estant un
« peu sensé aux faicts de judiciature et vous ferez justice.

« BARTHÉLEMY ».

S'il était déjà des hommes cherchant des bénéfices dans la délation, il était également, comme aujourd'hui, des fournisseurs
indélicats. Ce fut même une des préoccupations des prévôtés de
rechercher quels étaient les cabaretiers et les boulangers, par
exemple, qui s'efforçaient d'augmenter leurs gains en vendant à
faux poids ou en se servant de fausses mesures. Des perquisitions
avaient lieu fréquemment et il était bien rare qu'elles ne fussent
pas suivies de procès-verbaux. Ces perquisitions ne se faisaient
pas toujours sans incidents. « En 1670, J. Juargabel nous a déclaré
« qu'il n'avait que faire à la justice de Nully et que tant que la
« Cour serait à Saint-Germain il n'avait à faire qu'à la police du

« roy établie audit Saint-Germain (1) » : — « François Chabanne,
« cabaretier au Roulle, sommé de montrer son pain nous a dit
« que, quand bien il en aurait il ne le montrerait pas. Il avait un
« grand couteau à la main et disait : *Va voyre dedans mon jardin*
« *s'il y a du monde ;* et sa femme répondait : *Si tu étais dedans*
« *ma maison jamais tu n'en sortirais* (2). »

Les cabaretiers, plus que les boulangers, se montraient indélicats envers leur clientèle. Le prévôt en condamna plusieurs à
payer 12 sols d'amende, plus 18 sols pour les pauvres de la paroisse
et leur fit défendre ainsi qu'à tant d'autres de vendre dans leurs
cabarets : *aucun pain d'avoine qui ne fut pour deux sous de quinze*
onces, quitte et ferme et celui de dix sous à proportion. — Aucun
pain bis de 22 onces qui ne fut pour quatre sous et celui de 10
sous à proportion. — En outre les boulangers furent obligés de
ne pas fournir d'autres pains que ceux spécifiés sous peine
d'amende.

Mais où les rigueurs de la justice augmentèrent et furent plus
sévères, c'est en 1741, lorsque les boulangers spéculèrent sur la
cherté du pain et trompèrent sur le poids. Les condamnations
s'élevèrent jusqu'à 50 livres d'amende et 6 jours de prison. Ceux
qui récidivèrent furent frappés de 300 livres d'amende et 6 mois
de prison.

Longtemps la justice de Neuilly eût son siège à la chantrerie.
Elle y était déjà installée en 1649, comme on le voit par le
document suivant. « Le deux Novembre 1649, les religieux
« donnèrent à bail, moyennant 75 livres tournois par an, à
« Jacques Reynault, laboureur, demeurant au port de Nully, la
« maison, cour et jardin et lieux sis audict port de Nully, appelée
« la maison seigneuriale de la chanterie — pour chantrerie —
« dudit lieu pour en jouir par le dit preneur à la réserve de la
« chambre où se tient ordinairement les plaidz et où s'exerce la
« justice dépendant de la dite chanterie, ensemble le lieu où on
« met ordinairement les prisonniers (3) ».

Mais en 1726, le prévôt se transporta au Roulle et rendit la

(1 et 2) Emile Corra. Ouvrage déjà cité.
(3) Archives nationales. S. 2375 ª fonds de l'abbé de Saint-Denis.

justice surtout dans la chambre de la femme Duchemin, au grand scandale de la paroisse.

Avant de pouvoir faire aborder l'examen de sa cause, le plaideur devait dépenser au moins 23 livres pour frais préparatoires.

Le Prévôt était également chargé de la police. Il délivrait seul les autorisations d'ouvrir des boutiques. Un cabaretier qui voulait faire faire gras à ses clients pendant le carême ne le pouvait qu'avec l'assentiment du prévôt. En outre, il ne devait pas servir d'aliments gras et maigres sur la même table ; il devait isoler les personnes faisant gras et les recevoir en des salles particulières et payer 3 livres en manière d'aumône. Pour le ramonage des cheminées, qui était dans ses attributions, le prévôt se montrait particulièrement rigoureux envers ceux qui négligeaient cette formalité annuelle et leur infligeait 200 livres d'amende. La police des jeux était également de son ressort.

Les registres du greffe du prévôt de Neuilly nous apprennent qu'un tir au papigault était organisé tous les ans, au premier mai, dans l'île de Neuilly. En sa qualité de représentant des seigneurs, il avait le droit, au son du tambour, de tirer le premier coup, appelé *coup du seigneur.* Le tireur qui abattait le papigault devait se rendre au greffe du prévôt et s'engager à le représenter l'année suivante, avec son prix qui ne pouvait être inférieur à 25 livres consistant en une tasse d'argent à oreilles avec une douzaine d'aiguillettes vertes de soie, ferrées par les deux bouts, compris « contrôle et façon de ladite tasse. »

Enfin le prévôt était archiviste et veillait à ce que l'on enregistrât sur son cahier toutes les ordonnances et arrêtés du Parlement. C'était l'enregistrement de certains documents publics pour lequel des droits, plus ou moins élevés, étaient exigés.

On a pu retrouver les noms de trois des prévôts de Neuilly. C'était en 1636, Jean de Chasseux; en 1702, messire Angilbert et en 1725, Maître Legent, avocat au Parlement, Prévôt, Juge et Maire de la Prévôté de Neuilly Neuilly est aujourd'hui le siège d'une Justice de paix.

A cause de sa situation sur le bord de la route de Normandie, Neuilly fut de bonne heure le siège d'une brigade de maréchaussée. Dans les registres paroissiaux il est question en 1676, de messire

Rolland et la mention qui le concerne semble indiquer que la
'maréchaussée était alors de création toute récente.

Instruction publique. — Le Clergé qui fut le fondateur des
écoles dans lesquelles les populations de la Gaule chrétienne recevaient l'instruction, conserva longtemps le privilège de ces
établissements. Il fallut plusieurs siècles pour que l'enseignement
élémentaire suivant la lente évolution qui s'opérait dans l'esprit
public commençât à se séculariser, car on ne regardait pas
alors l'instruction des masses, comme une condition de la prospérité de l'Etat et les gouvernants ne s'occupaient guère de cet objet
au point de vue politique.

Du ve au viiie siècle, on vit la France se couvrir d'écoles entre-
tenues par le Clergé. Celles qui étaient placées près des cathédrales
étaient exclusivement consacrées à l'instruction des clercs, mais
celles qui étaient placées dans les monastères, avaient des classes
ouvertes aux externes séculiers.

Le premier acte de l'exercice du pouvoir royal sur l'instruction
publique, est un règlement fait par Chilpéric, à Soissons, en 562,
et concernant l'enseignement et la lecture du latin dans les
écoles. Plus tard, le pape Grégoire le Grand, 590-604, ayant
interdit les études profanes dans les monastères, les classes de gram-
maire furent fermées et sous les derniers princes Mérovingiens
on peut dire que l'instruction n'existait plus.

Ce fut la gloire de Charlemagne de la rétablir et de l'étendre,
mais de même que Saint-Louis, après lui, il maintint l'enseignement sous le principe exclusivement religieux. Le principe
philosophique vint s'y mêler à l'époque de François Ier, mais
il n'exerça son action que sur les hautes études et les lumières de
la Renaissance ne brillèrent pas pour le peuple. Enfin en
1598, nous voyons Henri IV ordonner la création d'écoles primai-
res gratuites et enjoindre aux gens sans fortune d'y faire apprendre
à lire à leurs enfants. Malheureusement on ne sait point jusqu'où
fut portée l'exécution de ces ordres. Environ un siècle après, sous
la minorité de Louis XV, de nouvelles dispositions plus précises
restèrent également sans résultat. Enfin arriva la grande lutte
politique qui devait tant détruire et tant édifier. Le principe
démocratique triompha et l'on sentit la nécessité de faire pénétrer

l'instruction dans les masses. La Révolution vota l'instruction primaire par acclamation et déclara proclamer la liberté de l'enseignement !...

Nous avons dit que, vers 1710, M. d'Armenonville fonda une école pour laquelle fut demandée une maîtresse à l'abbesse de Jouarre. Une autre école, pour les garçons, dût être fondée un peu plus tard, car nous avons relevé en 1736, le baptême de la fille de Pierre Burat, *maistre des petites écolles de Neuilly*. Neuf ans après, le 30 mai 1745, nous avons trouvé l'acte de décès de Catherine Réau, maîtresse des écoles de filles au pont de Neuilly. Enfin en 1761, le 4 janvier, fut inhumé Mathieu, Boutillier, diacre, clerc des Sacrements et convois de la paroisse, maître des écoles.

Puis à côté des établissements communaux, nous voyons avant 1830, le duc d'Orléans fonder, à Neuilly une école d'enseignement mutuel.

Aujourd'hui la ville de Neuilly compte 2 écoles de garçons et 2 écoles de filles, toutes laïques et 3 asiles maternels. Les Frères de la Doctrine chrétienne ont également un établissement, et les Sœurs dirigent 2 écoles de jeunes filles.

La situation topographique toute particulière de Neuilly, son voisinage avec le bois de Boulogne, avec Paris, la salubrité de son climat, ses grandes avenues, ses villas éparpillées dans les jardins qui formaient l'ancien parc du château de Neuilly, lui ont amené un grand nombre de maisons d'enseignement libre.

A une certaine époque — 1895 — il fut question de former à Neuilly, un Lycée de l'Etat. Un projet fut élaboré, mais l'affaire n'eut pas de suites.

Service des Postes. — Nous ne nous attarderons pas à faire l'historique du service des Postes, car tout le monde sait aujourd'hui que la poste remonte à Louis XI. L'examen des registres paroissiaux nous permet de faire ressortir que ce service existe, à Neuilly, depuis un siècle et demi à peu près. Alors, il y avait un bureau et au moins un facteur, celui dont il est fait mention, en 1753. En cette année « Jean-Charles Prière, facteur de la « poste aux lettres du pont de Neuilly, maria son fils Louis- « Auguste ». « En 1776, le 16 décembre, Pierre-Joseph Wattier

« directeur de la poste aux lettres et procureur fiscal de la paroisse
« fit procéder au baptême de sa fille ».

Il est inutile de faire ressortir que le développement de ce service public a été proportionné à celui de la population. Actuellement Neuilly possède deux bureaux ouverts au public. Le plus
important, celui de l'*avenue de Neuilly*, est placé sous la direction
de M. Letort, assisté de 2 commis principaux, de 11 employés, de
27 facteurs des postes, 9 facteurs télégraphistes et 4 releveurs
de boîtes. le second bureau, rue *Henrion-Berthier*, de classe inférieure au précédent, est sous les ordres d'une receveuse.

LA MAIRIE

Lors de la constitution de Neuilly en commune, il fallut comme
partout ailleurs, songer à centraliser, dans un local, tous les services administratifs de la municipalité. Mais à cette époque,
Neuilly était loin de ressembler au Neuilly actuel. Ce n'était pas
un bourg, comme certaines localités auxquelles on applique cette
dénomination aujourd'hui, et c'était un peu plus qu'un village.
Les rues qui le traversaient ressemblaient plutôt à des ruelles et
d'ailleurs nous en avons un exemple dans la rue Bailly qui existe
encore et a conservé tout son caractère.

C'est vers le vieux Neuilly, à peu près sur la *place du Château*,
que la maison de ville, la Mairie, fut installée au grand désappoin-
tement des habitants du hameau des Ternes qui protestèrent
énergiquement, mais en vain. Ils alléguaient, non sans raison,
l'éloignement, et le voyage qu'ils étaient contraints de faire chaque
fois qu'ils devaient se rendre à la Mairie.

Les modifications que subissait la plaine aux Sablons, la transformation dont elle était l'objet, permirent à la municipalité de
Neuilly de donner satisfaction aux habitants des Ternes. On créa
une place à Sablonville, place où vinrent aboutir quatre rues, et,
au centre on édifia un bâtiment qui devint la nouvelle mairie de
Neuilly.

Peu à peu, les événements qui se produisirent changèrent radicalement la physionomie de Neuilly. Les magnifiques voies qui mettent cette localité en communication avec Paris, en ont fait un des faubourgs de la capitale et le voisinage du bois de Boulogne a notablement contribué à y attirer une population riche. Les palais ont disparu, mais sur ses larges avenues intelligemment percées, s'élevèrent chaque année nombre de maisons, d'hôtels, de villas, décorés avec goût, servant d'asile à des particuliers aisés qui vinrent à leur tour chercher les ombrages, l'espace et le repos. Toutes ces constructions qui remplacèrent sur une moindre échelle les seigneuriales résidences d'autrefois amenèrent également une transformation de l'art. Au lieu de quelques châteaux disséminés, se sont créés, pour prendre leur place, des villages entiers de maisons élégantes où tous les styles se rencontrent, se coudoient mais où, en même temps, se concentrent le confortable et le goût modernes.

Dans ces conditions, il était impossible que Neuilly se contentât de sa modeste maison de ville bâtie, comme toutes ses pareilles, de platras, de mœllons, et d'un style pauvrement banal. Aussi bien elle était insuffisante pour les besoins d'une agglomération qui ne pouvait qu'augmenter. Il fallut penser à construire un nouvel édifice municipal, en rapport, non seulement avec l'ampleur des services publics auxquels il était nécessaire de pourvoir mais encore avec les mœurs élégantes de la majorité de la population.

En 1879, la municipalité ouvrit pour la construction d'un hôtel de ville, un concours qui fut certainement très brillant, puisque plus de soixante concurrents y participèrent. Le premier prix fut accordé à M. G. André, architecte de Lyon. Selon les termes du programme, l'exécution du projet lui fut confiée, sous réserve de quelques modifications demandées par le conseil municipal. Mais M. André, chargé de travaux fort importants à Lyon, ne pût se déplacer ; il déclina, par suite, toute participation à l'érection de l'Hôtel de Ville projeté. Le conseil municipal confia alors la direction des travaux à MM. Dutocq et Simonet, architectes à Neuilly, en leur imposant l'obligation de mettre en œuvre la façade du projet primé, et de ne faire subir à cette façade d'autres modifications que celles qui résulteraient d'une étude plus complète, d'une mise au point, de l'esquisse présentée au concours, ainsi que des nécessités de la construction.

Un second projet dont les proportions répondaient mieux aux ressources du budget de la ville fut, en conséquence, rédigé par MM. Dutocq et Simonet, et, en juin 1882, les fouilles furent commencées. Les travaux, activement menés, permirent l'installation de tous les Services dans les bâtiments neufs en septembre 1885.

L'Hôtel de Ville de Neuilly est construit sur l'avenue du Roule, où il occupe le fond d'une place, de moyennes dimensions, bordée à droite par un groupe scolaire et à gauche par des maisons neuves. L'édifice est isolé sur ses quatre faces. Il symbolise à sa manière la transformation de Neuilly, exprimant la puissance et la richesse d'une communauté de particuliers se substituant au luxe isolé de quelques grands seigneurs. C'est ainsi que l'on retrouve sur sa façade principale quelques réminiscences du passé, mais adaptées, reconnaissons-le, à la modernité avec une correction et une précision qui sont tout à fait de notre époque.

De chaque côté de la façade, on voit deux cartouches, dont les couronnements sont dus au ciseau du sculpteur Lormier. Chacun de ces cartouches contient une inscription ; celle de droite est ainsi conçue :

LE 25 MAI 1882, A DEUX HEURES DU SOIR
IL A ÉTÉ PROCÉDÉ A L'ADJUDICATION
DES TRAVAUX DE CONSTRUCTION DE CET ÉDIFICE
LE 2 JUIN DE LA MÊME ANNÉE LE CHANTIER FUT OUVERT
ET LES TRAVAUX COMMENCÈRENT POUR SE POURSUIVRE
SANS INTERRUPTION JUSQU'A LEUR ENTIER ACHÈVEMENT
LE 20 SEPTEMBRE 1885, LES SERVICES ADMINISTRATIFS
FURENT MIS A LA DISPOSITION DU PUBLIC
ET LE 16 JANVIER 1886, L'HOTEL DE VILLE DE NEUILLY
A ÉTÉ INAUGURÉ PAR UNE FÊTE DE BIENFAISANCE
DONNÉE AU PROFIT DE LA CAISSE DES ÉCOLES DE LA SEINE
POUBELLE ÉTANT PRÉFET DE LA SEINE

L'inscription de gauche a pour texte :

LE TRENTE JUILLET 1882, A TROIS HEURES DU SOIR
JULES GRÉVY ÉTANT PRÉSIDENT DE LA RÉPUBLIQUE
FLOQUET ÉTANT PRÉFET DE LA SEINE
LA PREMIÈRE PIERRE DE L'HOTEL DE VILLE DE NEUILLY
A ÉTÉ POSÉE DANS CET ANGLE GAUCHE

DE LA FAÇADE PRINCIPALE DE CE MONUMENT
EN PRÉSENCE DE DAIX, MAIRE DE LA VILLE DE NEUILLY
DULUD ET LOCHEROT, ADJOINTS
DE RICHEBOURG, ROUSSELET, VACCA, MILLET, PETITFRÈRE
BRIAN, BRIONNE, LÉON, BUNEL, OUBRY, ROBINET, CORRA
MANOURY, VACHÉ, DESCOLES, S. BLOCH, LALOUETTE
L. BOYER, SIMON, SUZOR, DESMARTINS, LEFÈVRE
BARRAT, BOURGEOIS, CONSEILLERS MUNICIPAUX
DUTOCQ ET SIMONET, ARCHITECTES
DELAVIÈRE, SECRÉTAIRE

La façade de l'Hôtel de Ville de Neuilly a 40 mètres de largeur ; les ailes font retour sur une longueur de 13 mètres. Au pied de l'édifice, un large perron conduit au niveau du rez-de-chaussée. Ce rez-de-chaussée, de 7 m. 50 de hauteur, supporte le premier étage qui ne mesure pas moins de 9 mètres de hauteur. Au delà, les combles s'élèvent jusqu'à 8 mètres au dessus de leur base. Enfin, couronnant le tout, le campanile en fonte de fer a 42 mètres de hauteur à partir du sol de la rue jusqu'au sommet de la coupole.

Ce qui frappe dans la composition de cette façade, c'est la puissante opposition résultant du percement en trois arcades du rez-de-chaussée, comparée aux sept ouvertures du premier étage. Les trois arcades du rez-de-chaussée laissent entre elles de robustes piédroits supportant bien le percement en sept entreçolonnements du premier étage. Ce percement, répété sept fois uniformément, opposé au sobre percement du rez-de-chaussée, donne de la finesse, de l'élégance aux parties hautes de l'édifice. L'ordre corinthien qui domine la composition de cet étage est du meilleur effet. Il supporte un attique au dessus duquel le motif de l'horloge s'élève sur une base s'étendant dans la largeur des trois entrecolonnements centraux de l'étage inférieur. La partie centrale de l'horloge est accotée de deux frontons circulaires servant de sièges à des figures couchées représentant à gauche les *Devoirs* et à droite les *Droits* du citoyen. Le cadran central est encadré de deux figures de femmes debout, représentant le Jour et la Nuit. Enfin, au-dessus de cette partie de l'horloge, un attique à fronton est couronné de deux enfants supportant un écusson sur lequel est écrit : *Ville de Neuilly.* Toute la statuaire de l'horloge ainsi décrite est l'œuvre

14

de M. Tony Noël. En descendant du sommet de l'édifice, le regard s'arrête sur la frise de l'ordre corinthien, composée de guirlandes et d'enfants dûs au ciseau de M. Barrias. Plus bas les clefs des arcades du rez-de-chaussée ont été conçues et exécutées par M. Gauthier. Les avant-corps sont nécessairement d'une même ordonnance que la partie centrale et la frise contient encore une œuvre de M. Barrias qui, au-dessous des grandes croisées, avait à représenter au moyen de grandes figures couchées la *Justice* et la *Bienveillance*, le *Travail* et l'*Epargne*. L'espace extrêmement restreint en hauteur, était une difficulté que l'artiste a très heureusement vaincue.

Les services généraux occupent le rez-de-chaussée et l'entresol de l'aile droite, et celui de l'aile gauche du bâtiment. Tout cela largement aménagé, bien éclairé et d'accès facile. Le premier étage est réservé aux services d'apparat. Le visiteur est du reste, admirablement préparé à la splendeur des pièces consacrées aux fêtes et aux réunions du Conseil, par la vue du magnifique palier sur lequel s'ouvrent ces pièces.

Si l'on pénètre dans le vestibule, les regards sont attirés par trois superbes œuvres d'art, données par leurs auteurs à la ville de Neuilly. Celle du sculpteur Kinsburger a pour titre : *En péril*. La deuxième : *Un duel à mort*, a pour légende :

Le patre, par son roi réduit à la misère
S'est enfin réveillé pour lui faire la guerre.

Cette œuvre d'une superbe facture, fut donnée par M. Rousselet qui était maire en 1887. La troisième : *Faune et Berger*, a pour auteur le sculpteur Mérel.

En haut de l'escalier monumental on remarque la porte du salon d'honneur, au-dessus de laquelle, dans un cartouche, est cette inscription :

LE PREMIER CONSEIL MUNICIPAL DE NEUILLY
A ÉTÉ CONSTITUÉ LE DIMANCHE 7 FÉVRIER 1790
EN VERTU D'UN DÉCRET DE L'ASSEMBLÉE NATIONALE
DU MOIS DE DÉCEMBRE 1789.

C'est sur ce vestibule vraiment grandiose du premier étage que s'ouvrent la salle du Conseil, la salle des Mariages dont les cheminées, véritables œuvres d'art, sont dues au ciseau de M. Gaudez.

Sur la façade donnant sur le boulevard d'Argenson, l'inscription suivante surmonte la porte :

CET ÉDIFICE A ÉTÉ CONSTRUIT PAR SACRISTAIN, TERRASSIER ; CHAPELLE, MAÇON ; ESCANDE, CHARPENTIER EN FER ; BUREAU, CHARPENTIER EN BOIS ; ROUMENS, COUVREUR ; FEREMBACH, MENUISIER ; ROCHE, SERRURIER ; HACQUART, FUMISTE ; COMBROUSE, PEINTRE ; LOCHEMOLLE, MARBRIER ; FACCHINA, MOSAISTE. LA DÉCORATION INVENTÉE PAR TONY NOEL, ERN. BARRIAS, LORMIER, CH. GAUTHIER, STATUAIRES ET AUGUSTE LEDRU, ORNEMANISTE. L'ORNEMENTATION A ÉTÉ EXÉCUTÉE PAR GAUD ET LA SOCIÉTÉ LÉPINE, SCULPTEURS.

Au-dessus de l'Horloge, cette légende :

MA VOIX RÉSONNE
ECOUTE, ELLE DIT QU'IL EST
L'HEURE DE BIEN FAIRE.

Sur cette façade, comme sur celle des ailes, dans les frises, au-dessus de chaque fenêtre, on a fièrement inscrit, comme dans les édifices des cités opulentes de l'Italie, les murs des *lieux dits* qui furent assujettis ou sont encore assujettis à la municipalité ou au canton de Neuilly. Même on a pour les besoins de la symétrie, créé quelques noms, faute d'avoir trouvé, en faisant des recherches, les lieux dits que nous avons mentionnés dans le cours de cet ouvrage.

Au-dessus des fenêtres prenant leur jour sur le Boulevard d'Argenson on lit : Les *Ternes, Neuilly, Levallois, Rouvray, Suresnes, Clichy, Boulogne, Villiers.* Sur le côté droit : *Longchamps,* le *Pont,* le *Bois, Saint-James, Madrid.* Sur le côté gauche : La *Mairie,* le *Parc,* la *Porte-Maillot,* le *Jardin,* le *Marché.*

Si quelque chose nous surprend dans cette nomenclature, ce n'est pas d'y voir des noms comme ceux du *Marché,* du *Jardin,* du *Parc* qui sont des lieux dits bien modernes pour trouver place sur un édifice public, mais c'est de lire *Suresnes* et de n'y pas voir figurer La *Grande-Jatte, Sablonville* ou les SABLONS plutôt.

LES EGLISES

Le premier temple catholique dont on trouve trace en explorant les archives concernant Neuilly, fut une pauvre petite chapelle,

bâtie sur les bords de la Seine. Dans le terrier de Monceaux (1) il
« est question d'une maison tenant à la chapelle du dict lieu, le
« port de Nully, aboutissant par devant à la rivière de Seine ».
On sait encore que, placée sous le vocable de Saint-Jean Baptiste,
elle fut ouverte, vers l'an 1540, aux frais d'un gentilhomme cham-
penois, Messire Jean Baptiste de Chantemerle, et desservie par
un prêtre dépendant du curé de Villiers.

C'est de cette chapelle dont parle l'abbé Lebeuf (2) lorsqu'il dit :
« On voit à Neuilly, sur le bord de la Seine, une chapelle du titre
« de Saint-Jean-Baptiste, bàtie depuis 100 ans environ. Elle sert,
« en quelque manière de paroisse aux habitants dans les mauvais
« temps et elle est desservie par le vicaire de Villiers. Mais il n'y
« a ni tabernacle, ni fonts baptismaux ». Soit qu'elle devînt trop
petite ou qu'elle tombât en ruines, les habitants l'abandonnèrent
pour aller ensuite, remplir leurs devoirs religieux à la chapelle de
Saint-James. Mais il arriva que le propriétaire du château ne voulut plus tolérer que ses concitoyens entendissent la messe chez lui.
Le curé fut alors autorisé à transporter le Saint-Sacrement dans
une petite chapelle que l'on installa dans une maison quelconque.
Une lettre du vicaire général, datée du 30 Juillet 1773, adressée
au curé de Villiers et annexée aux registres paroissiaux, dit tex-
tuellement : « Comme il y a apparence que cette chapelle qui
« n'étoit cy devant qu'une sale n'a pas été bénie, je vous donne la
« permission de la bénir ».

Cependant, le curé de Villiers, M. Chauveau, voyant l'assistance
à l'office de l'égise paroissiale devenir de moins en moins nombreuse et comprenant que la majeure partie de ses paroissiens se
trouvait à Neuilly, où à cette époque, on comptait 800 âmes, ne
restait pas inactif. Il se dépensait en démarches auprès des riches
habitants du pays. D'après M. l'abbé Bellanger (3), il fit des visites
à Mademoiselle de la Charolais qui se trouvait alors à Bagatelle et
celle-ci, selon cet auteur, lui aurait promis vingt mille livres et
aurait pris l'engagement de poser la première pierre. Madame de
Vougny s'était, de son côté, engagée à verser annuellement douze

(1) Folio 430.
(2) Histoire du Diocèse de Paris.
(3) Histoire de Neuilly et de ses châteaux.

mille livres. Enfin, l'abbé Lebeuf (1) dit avoir lu un mémoire imprimé chez Simon, rue des Mathurins, dans lequel M. d'Armenonville, alors qu'il habitait Madrid, avait formé le projet de construire l'église paroissiale de Villiers à Neuilly et qu'il en avait même désigné la place. La réunion de tous ces concours aurait dû permettre à l'abbé Chauveau, curé de Villiers, de mener à bien son projet. Mais on verra, par la suite, qu'il n'en fut pas ainsi. Toutefois, M. Chauveau put acheter un terrain. Alors on songea à la cérémonie de la pose de la première pierre. Le jour venu, toute la population était réunie, attendant, en habits de fêtes, la princesse Louise-Marie de Bourbon-Condé, autrement dite Mademoiselle de la Charolais. Durant six heures, l'attente se prolongea vainement. Enfin l'on pria, non pas Mademoiselle de Villefranche, comme l'a dit M. Bellanger, mais « noble dame Cécile-Elizabeth Rozier » (2) de poser la pierre gravée aux armes de celle qui n'était pas venue. Le même auteur dit que Mademoiselle de la Charolais avait une façon toute particulière de se faire pardonner ses torts, et que le soir même elle adressa ses excuses au curé en le priant de vouloir bien accepter une somme de dix mille livres. Nous n'avons pas trouvé trace de ce cadeau princier dans les registres paroissiaux où, cependant, M. Chauveau nous semble avoir noté très exactement tout ce qui concernait sa chapelle.

Quoiqu'il en soit, le digne curé n'eût point à sa disposition les sommes dont parle M. Bellanger, car au lendemain de la pose de la première pierre, en 1749, les travaux furent arrêtés par la mort de Mme de Vougny.

M. l'abbé Chauveau persévéra dans ses efforts et fut assez heureux pour pouvoir, le 26 mai 1750 (3), faire poser, solennellement, la première pierre du chœur par M. Boucher, conseiller de la Grand'Chambre du Parlement... Le pauvre curé Chauveau, paraît-il, ne vit pas la réalisation de ses espérances. « Ce curé, « dit M. Bellanger, était docteur de Sorbonne, homme fort capable « et fort dévoué à sa paroisse, qu'il desservit près de trente ans. Il « soutint plusieurs luttes contre des prêtres intrus qui voulaient

(1) Histoire du Diocèse de Paris.
(2 et 3) Archives locales. Registres paroissiaux.

« s'établir à Neuilly. Enfin, il quitta lui-même Villiers pour se
« fixer au centre de la population. Ses efforts, sa persévérance
« pour obtenir une église, un cimetière, furent admirables. Il
« mourut sans avoir eu la consolation de terminer ses œuvres
« auxquelles il légua sa fortune. »

La prospérité de Neuilly, l'accroissement incessant de sa
population, sa constitution en commun, rendirent nécessaire la
construction d'une église paroissiale beaucoup plus vaste que
l'humble chapelle érigée malgré tant de difficultés. Mais les fonds
manquaient ; il fallut recourir à l'aide des habitants qui, d'ailleurs,
ne le refusèrent pas.

Une nouvelle église sous le vocable de Saint-Jean-Baptiste,
s'éleva dans l'avenue. On commença sa construction en 1827 et
c'est en 1831 qu'elle fut ouverte au culte.

Cette église n'a, d'ailleurs, rien de remarquable. Elle laisse le
passant indifférent, n'offrant à ses regards ni l'aspect d'un édifice
imposant, ni ce caractère que les vieux maîtres sculpteurs d'autrefois savaient donner aux églises qu'ils construisaient et devant
lesquelles, aujourd'hui, le passant s'arrête, étonné et pensif, se
demandant quel obscur architecte a su retrouver ainsi l'inspiration
des anciens âges gothiques.

Toute autre est celle qui s'élève avenue du Roule, à peu près
au centre de Neuilly. Ce sont encore les besoins d'une population
toujours croissante qui ont déterminé l'édification de cette église
placée sous l'invocation de Saint-Pierre, et maintenant église
paroissiale alors que l'église Saint-Jean-Baptiste est transformée
en chapelle de secours.

La cérémonie de la pose de la première pierre eût lieu le
30 octobre 1887 par Monseigneur Richard.

Sa construction se fit en deux fois. Pendant la première on
construisit le transept, l'abside, et les chapelles absidiales. La
deuxième fut consacrée à la nef et au clocher.

Dans sa conception, l'architecte, M. Dauvergne à qui l'on doit
les églises de Chateauroux, s'inspira du style Roman-Auvergnat.
Mais la mort le surprit et ce fut son fils qui eut la direction des
travaux.

Cette église comprend un clocher, une nef, deux transepts terminés par deux chapelles en cul-de-four. L'abside comporte deux

chapelles absidiales avec des ambulatoriums et la chapelle de la vierge derrière le maître autel. Elle possède plusieurs sacristies : à droite celle des mariages ; celle de gauche, plus importante contient tous les services.

Cet édifice n'est pas complètement terminé. Sa décoration est inachevée ainsi que le ravalement extérieur de la nef et du clocher.

Livrée à l'exercice du culte le 15 Avril 1897, il nous a paru intéressant de fixer, en ces pages, la date et les noms des personnes qui, pour diverses raisons, dont une est attristante et douleureuse, ont eu le privilège des premiers actes paroissiaux.

Le premier baptême, celui de LEROY Félicienne-Augustine, eût lieu le Jeudi Saint, 15 Avril 1897. jour de l'ouverture de l'église. A la même date, eût lieu le premier convoi, celui de M. Branchard Louis, décédé à l'âge de 60 ans. Enfin, le 20 du même mois, fut célébré le premier mariage entre : M. Ragukayty Pierre, ébéniste, et Mlle Joswiack Louise-Albertine, tapissière.

Pour terminer, nous ajouterons que la construction de cette église est le résultat de dons, de cotisations, recueillis parmi la population de Neuilly qui, comme dans toutes les circonstances d'ailleurs où l'on s'adresse à elle, a révélé son esprit large et généreux.

LES PONTS

Pont de Neuilly. — A tout seigneur, tout honneur. Nous commencerons ces historiques par celui du Pont de Neuilly, à cause de son ancienneté. Nous remonterons également à l'époque la plus lointaine afin de bien faire connaître les raisons, intéressantes d'ailleurs, qui décidèrent de sa construction.

Dans un autre chapitre (1) nous avons dit *Portus de Lilliaco,*

(1) Etymologies.

ou en français port de Neuilly. Il ne faut pas conclure de cette
dénomination que Neuilly avait un port d'une importance considérable, avec des bateaux en quantité le long des rives de la
Seine. Ce port était beaucoup plus modeste et servait d'attache,
pour ainsi dire, à ces trains de bois qui constituaient alors une
des branches commerciales de Neuilly.

François Iᵉʳ ayant fait construire un château à Saint-Germain
et la cour étant devenue plus attrayante, les communications
entre Paris et la province devinrent plus fréquentes. Le bac,
établi en 1340, fut insuffisant et cependant il aurait pu durer
longtemps encore si une circonstance ne s'était tout à coup
produite. Marie de Médicis se rendait fréquemment à Saint-
Germain où elle habitait, non le château de François Iᵉʳ, mais le
Château Neuf dont le *pavillon Henri IV* est aujourd'hui le dernier
vestige. C'était là sa demeure favorite. Un jour elle disait au
maréchal de Bassompierre : *Quand je suis à Saint-Germain, j'ai
un pied ici et l'autre à Paris. — En ce cas Madame*, répondit le
galant maréchal qui savait Nanterre situé entre les deux villes,
je voudrais être à Nanterre... Or, Henri IV accompagnant souvent
la reine dans ses déplacements, il advint un jour un évènement
qui faillit tourner au tragique, rendre inutile le crime de
Ravaillac et que Sauval (1) raconte ainsi :

« En 1606, le vendredi 9 juin, le Roi et la Reine se rendirent
« à Saint-Germain dans un carosse attelé de quatre chevaux.
« Comme il n'y avoit point, à cette époque, de pont à Neuilly et
« que les chevaux n'avoient pas bu, d'abord qu'ils virent la
« rivière, ils s'élancèrent dedans entraînant avec eux le Roi et la
« Reine. Quoiqu'ils fussent secourus promptement, la Reine ne
« laissa pas de boire un peu. Après qu'elle fut bien remise de sa
« peur, une fois à Saint-Germain, le cardinal du Perron, lui
« demanda en riant, si elle se souvenoit de ce qu'elle avoit fait
« quand elle se vit dans l'eau. *Oui*, répondit-elle *et si je ne me
« trompe j'avois les mains sur le Roi, autre part qu'ailleurs*. A
« quoi le cardinal répliqua : *Vous aviez raison, Madame, car
« cette pièce ne va jamais au fond.* »

Nous venons de donner la version de Sauval, il est juste que

(1) Histoires et Recherches sur les antiquités de Paris.

nous donnions celle admise par tous les auteurs, d'après Dubreuil
qui semble l'avoir empruntée, lui-même au *Mercure Français* (1).
« Le vendredi 9 juin 1606, sur les cinq heures du soir, le roi
« Henri IV revenant de Saint-Germain-en-Laye, voulut passer la
« rivière à Neuilly ; comme S. M. qui étoit en carosse, entroit
« dans le bac n'ayant voulu descendre à cause de la pluie, les
« deux derniers chevaux tirant trop à côté, tombèrent dans l'eau
« emportant le carosse où étoient avec le roi et la reine,
« Monseigneur de Montpensier, Monseigneur de Vendôme et
« Madame la princesse de Conty. Les premiers et les plus promps
« secours furent Messieurs de l'Isle Rouhet et de Chasteigneraye
« qui, préférant avec ceux qui les suivirent le salut de leur
« prince au leur propre, se jetèrent dans l'eau sans avoir le
« loisir d'ôter ni leurs manteaux ni leurs épées. Ils accoururent
« donc à l'endroit où ils avoient vu le roi, lequel retiré de son
« danger se remit dans l'eau pour retirer la reine et le duc de
« Vendôme. Cette princesse avoit bu même un peu d'eau ce qui
« fit dire peu après à la marquise de Verneuil, maitresse du Roi,
« qui n'étoit pas de la partie : *Si j'avois vu ce spectacle je me*
« *serais mise à crier : La Reine boit !* »

La confirmation de ce fait se trouve dans les *Lettres missives*
d'Henri IV (2). « Au demeurant, dit-il, ma femme et moy, l'es-
« chapâmes belle hyer, mais dieu mercy, nous nous portons
« fort bien. »

Cet accident impressionna tellement Marie de Médicis, qu'elle
demanda la construction immédiate d'un pont. Henri IV ne
refusa pas et dans les ordres qu'il donna, il disait que ce pont
porterait son nom. On ne voit pas, par la suite, que cet ordre
ait été suivi. Un premier pont de bois fut donc construit en 1609,
par un charpentier de Châteaudun, nommé Rémi, qui l'entreprit
pour la somme de 42.000 livres. Mais les dix-huit arches dont il
se composait étaient si rapprochées les unes des autres que sa
solidité ne pouvait manquer de devenir douteuse à un moment
donné.

(1) T. I. p. 107.
(2) T. VI. p. 617.

Vers 1621, l'idée de construire un pont de pierre fut émise.
« Des conditions furent accordées par le Roy à un sieur du Four-
« tel ou ses aïans cause pour la construction d'un pont de pierre
« au port de Neuilly. (1) » Le document concernant ce pont resté à
l'état de projet se termine ainsi : Fait au « Conseil d'Estat, tenu au
« camp devant Saint-Jehan d'Angely le douzième jour de juin
« mil six cent vingt et ung. (2) »

Quelques années après cette dernière date, le pont de Neuilly
fut reconstruit. Cette fois, Guillaume Andrieux de Gournay,
adjudicataire des travaux pour 50.000 livres, plus les matériaux
du vieux pont, supprima deux arches. Mais il en restait trop
encore, comme on le verra plus loin. C'est vers cette époque —
1637 — que Louis XIII, dont les sympathies sont bien connues
pour Louise de Hautefort, demoiselle d'honneur de la reine
Anne d'Autriche, lui concéda les droits de passage sur le pont,
afin qu'elle eût une dot à offrir au maréchal de Schomberg.

Voici le texte des lettres patentes de 1637 :

« Faisons don à la demoiselle d'Hautefort du pont de Neuilly,
« pour en jouir, faire jouir et disposer par elle et ses successeurs,
« pendant trente années, ainsi qu'elle avisera bon être, même par
« ses mains si bon lui semble, aux mêmes droits, profits et reve-
« nus qui se perçoivent actuellement par Christophe Marie et ses
« associés, à sa charge d'entretenir ledit pont et avenue pendant
« les dites trente années en bon et suffisant état et de les rendre
« enfin en même état après toutefois visitation faite ».

Le 2 septembre 1667, ces droits furent, pour 40 ans à dater de
1671, avec permission de faire construire des moulins, prorogés
par Louis XIV, en faveur de Marie de Hautefort, duchesse de
Schomberg. Enfin en 1711, le 2 août, une nouvelle prorogation
eut lieu pour 40 années, à la condition de payer une somme
annuelle de 3.000 livres à la communauté de Saint-Cyr. Le béné-
ficiaire de cette prorogation était Louis-Charles de Hautefort,
marquis de Surville. Ces droits avaient produit en 1654, 8.000
livres ; en 1725, 19.000 livres ; et en 1750 ils atteignaient 25.000

---

(1) E. Corra. Histoire des cantons de Neuilly et Courbevoie.
(2) Archives nationales. (d'1069).

livres. La maison du péager était primitivement construite sur l'axe même de la *rue du Pont* actuelle, comme l'indique le plan de 1657.

Le second pont de bois n'eut pas une existence beaucoup plus longue que le premier. D'ailleurs les hivers étaient rudes et parfois le fleuve charriait ; souvent il y avait des crues, et toujours les piliers, bien que d'un bois de première qualité, avaient à subir de furieux assauts qui les ébranlaient. Aussi les réparations étaient-elles fréquentes. Enfin, le pont qui n'avait point de parapets était des plus dangereux et Pascal faillit y perdre la vie. Un jour qu'il se rendait à Neuilly, ses chevaux prirent le mors aux dents et après avoir parcouru la route à fond de train, tournèrent brusquement se dirigeant vers la rivière. Ils s'élancèrent dans le fleuve, mais par un hasard providentiel, l'avant-train se brisa, et le carrosse resta suspendu. Cet accident frappa l'imagination de Pascal ; il avait alors trente ans, et déjà, depuis quelques années il s'était livré aux pratiques de la dévotion ; il crut voir dans l'événement du pont de Neuilly, un avertissement du ciel. Le lendemain même il alla s'enfermer à Port Royal.

Boulevard Bourdon No 12 sur la façade de la maison, une plaque, pour rappeler cet événement, contient l'inscription suivante :

Au mois de novembre 1654

Blaise Pascal

Fut providentiellement sauvé

D'un accident de voiture

Près du Pont de Neuilly

Cet évènement

Précéda de peu de jours

Sa nuit d'extase du 23 novembre 1654

Et la définitive et complète union

De son âme avec Dieu

A la suite d'une crue plus violente, le deuxième pont de bois faillit être emporté. Un rapport fut, à ce propos, adressé à Trudaine, alors secrétaire d'Etat qui donna les ordres nécessaires pour que l'on procéda à des études ayant pour but la construction d'un pont de pierre. L'ingénieur désigné, Rodolphe Perronet imagina d'établir le nouveau pont dans l'axe même des Champs-Elysées, prolongés déjà par l'avenue de Neuilly, qui dut, cependant, être redressée et nivelée sur une assez longue étendue. Ni l'importance, ni la longueur des travaux, ni la dépense, rien n'arrêta l'administration et le plan conçu par Perronet fut adopté. Ainsi, Paris, allait posséder, dans un avenir prochain, comme entrée, une avenue d'une perspective magnifique et unique au monde. Les devis établis, l'adjudication des travaux eut lieu le 26 mars 1768, au Bureau des finances de la généralité de Paris, et Rimbaux, fut déclaré adjudicataire moyennant la somme de 2.394.900 livres.

On imposa les conditions les plus sévères et les plus rigoureuses à l'entrepreneur. Les matériaux, soumis à une vérification des plus minutieuses, devaient être et furent de première qualité. Est-ce à la rigueur des conditions du cahier des charges, où à l'insuffisance de ses ressources que Rimbaux dût de ne pas poursuivre l'exécution des travaux ? Il est certain qu'il céda la place à Legrand, dont une fille épousa M. de Chézy le collaborateur de Perronet.

Le Pont de Neuilly a été construit à l'aide d'une contribution de 60,000 livres fournies par les fermiers généraux, et d'un prélèvement sur les ressources spéciales du pavé de Paris.

Le pont fut construit à 2.785 toises — 5.428 mètres environ — de la place de la Concorde. D'une culée à l'autre, on mesura 110 toises et 15 pieds de longueur — 219 m. 25 — La largeur du pont comprenait 45 pieds — 14 m. 62 — sur lesquels 33 — 10 m. 71 — furent réservés aux voitures et 6 de chaque côté — 1 m. 95 — pour les trottoirs élevés de 15 pouces — 0. 40. — Il se compose de cinq arches ayant chacune 120 pieds — 39 m. — d'ouverture depuis leur naissance prise à la surface des basses eaux jusqu'à la clef de voûte. Ces arches surbaissées ne sont qu'une petite portion d'un cercle dont le rayon aurait 140 pieds. Les piles eurent 11 pieds — 6 m. 82 — d'épaisseur et de hauteur depuis la fondation jusqu'aux basses-eaux, et 15 pieds — 4 m. 87 — jusqu'à leur couronnement. En somme, c'est un chef-d'œuvre d'élégance, de hardiesse et de solidité, et c'est le premier pont sans courbure qui ait été construit en France.

Dans le premier pilier, fut placée une plaque de cuivre dont

l'inscription n'a jamais été donnée complètement. et dont voici la
teneur et les dispositions :

L'AN DE GRACE MDCCLXVII
Le LIV du règne de Louis XV le Bien aimé
La fondation du pont de pierre de Neuilly-sur-Seine
A été commencée sous la direction de Daniel Charles Trudaine
Conseiller d'Etat ordinaire et au Conseil royal, Intendant des finances
Cette fondation a été achevée l'année MDCCLXIX
Sous la direction de Jean Charles Philibert Trudaine son fils
qui l'a remplacé dans toutes ses fonctions au Conseil
Monsieur Magnan d'Inveau, son beau-frère, étant pour lors
Ministre d'Etat, Controlleur général des Finances
Et ayant les Ponts et chaussées de son département (1)

A la même source nous puisons le détail suivant : « Le dix-neuf
« août de la présente année — 1768 — sur l'heure de midi, fut
« posée, sans autre cérémonie que le *Veni creator* chanté à la
« messe que le sieur Raimbaux, entrepreneur, fit célébrer, et à
« laquelle assistoient tous les ouvriers, à neuf heures, la première
« pierre du pont de Neuilly, dans et sous la culée du côté de
« Courbevoye. Signé : Mignol, Curé ».

Enfin, un peu plus loin nous relevons encore :

« Le dimanche vingt-six-juillet mil sept-cent soixante-douze, la
« dernière clef des cinq arches dudit pont fut posée dans l'arche
« du milieu et qui fut béni (*sic*) par nous soussigné curé, solen-
« nellement en présence de monsieur de Chézy et de Mouthier,
« ingénieur en chef des Ponts-et-Chaussées de France, et tous les
« inspecteurs et ouvriers, au son des boestes, musique, cris de
« vive le Roy, et au retour de la procession l'on chanta dans la
« chapelle le *Te Deum* en action de grâces et bénédiction du Saint-
« Sacrement ».

On remarquera que dans ces documents contemporains, il n'est
pas du tout question de Perronet. Son nom n'est mentionné nulle
part, à aucun titre... Plus loin nous aurons à examiner si la gloire
de Perronet est bien légitime ? Mais poursuivons :

Son œuvre achevée, Perronet voulut exécuter les travaux de

(1) Arch. locales — Reg. paroissiaux.

terrassement appelés à la régularisation des abords. Ces travaux furent, parait-il, accomplis avec une rare promptitude, malgré les remblais considérables auxquels ils donnèrent lieu. A la plantation d'arbres aux alentours et sur l'avenue, Perronet apporta tous ses soins, puis vint enfin le jour de l'inauguration.

C'était le 22 septembre 1772. Au milieu d'une foule considérable, Louis XV, accompagné de toute sa cour, se rendit à Neuilly où l'attendaient les ministres. A sa descente de voiture, Trudaine conduisit le roi sous une tente, où un trône lui avait été préparé; et, à un signal donné, l'opération du décintrement commença. En quelques minutes, tous les cintres de bois tombèrent en morceaux dans le fleuve dont les eaux troublées écumèrent; puis des jeunes filles ayant jeté des fleurs sur le pont, le roi, le premier, passa en voiture sur l'autre rive. Des réjouissances, mentionnées par le *Mercure* de cette époque, eurent lieu pendant plusieurs jours. Trudaine avait d'ailleurs bien fait les choses. Il avait, au préalable envoyé 60 pièces de vins, 2 tonnes d'eau-de-vie, et une quantité considérable de pâtisserie, pour être distribuées aux invités munis d'une carte, et principalement aux ouvriers. Comme en France tout donne lieu à des chansons, l'inauguration de Neuilly eut la sienne qui se trouve dans le *Mercure Galant*, et qui se chantait sur l'air de : *Aimez-vous bien les confitures.*

La frappe d'une médaille commémorative de cet événement fut ordonnée à l'Hotel des Monnaies. La gravure faite par Roellens a pour légende : *Novam artis audacium mirante Sequana* : LA SEINE ÉTONNÉE ADMIRE LA NOUVELLE HARDIESSE DU GÉNIE, et pour exergue : *Pons ad Lugniacum extrutas* MDCCLXXII. PONT CONSTRUIT A LUGNY (NEUILLY) 1772. La face de cette médaille, en or, offre la tête du Roi très ressemblante, et sur le revers, le pont entouré d'un paysage où l'on aperçoit une partie du château de Madrid, le calvaire, remplacé aujourd'hui par le *Monument de la Défense nationale* — Suresnes et Puteaux.

« En relevant lui-même le compte des entrepreneurs, Perronet « constata que durant les trois années qu'exigea la construction « du pont on employa, pour tous les travaux, 872 ouvriers, parmi « lesquels 47 charpentiers, 20 poseurs et 100 contreposeurs de « piliers dans la rivière pour asseoir les échafaudages. On se « servit de 168 chevaux. La première année fut consacrée à pré-

« parer les matériaux et à jeter les pilotis, opération difficile qui
« fut souvent contrariée par le mauvais temps.

« Ces nombreux ouvriers divisés en escouades, échelonnés par
« hiérarchie de savoir et d'ancienneté, étaient payés par quin-
« zaine. La journée était de douze heures avec deux heures de
« repos ; l'été, on y ajoutait une tolérance d'une demi-heure. Voici
« quels étaient les salaires :

« Maçons appareilleurs, 100 livres (1) par mois. Tailleurs de
« pierres, outils compris, 2 livres 5 sous par jour. Peseurs, 3 li-
« vres par jour. Maçons, 1 livre 12 sous par jour. Aides, 1 livre
« 5 sous par jour. Charpentiers, gàcheurs ajusteurs, 100 livres
« par mois. Compagnons, outils compris, 2 livres 2 sous par jour.
« Serruriers : Compagnons, 2 livres et 2 livres 10 sous par jour.
« Terrassiers : Conducteurs, 100 livres par mois. Tâcherons, 1 livre
« 12 sous par jour. Journaliers, 1 livre 4 ou 8 sous par jour. Char-
« retiers, 1 livre 15 sous par jour. Voitures à un cheval, 3 livres 10
« sous par jour.

« Pendant la durée des travaux, le pain demi-blanc s'est main-
« tenu à un taux moyen ; les 12 livres valaient 26 à 30 sous, la
« viande 5 sous la livre et le vin de Suresnes, 4 sous la pinte.

« Le pont achevé, Perronet, avant de le livrer au public, voulut
« laisser le tassement suivre son cours, puis pour connaître la
« solidité de son œuvre, Perronet appela l'architecte du Panthéon,
« Soufflot. Il résulta des expériences que chaque pile se trouvait
« douze fois plus solide qu'il n'était nécessaire (2).

Nous n'entreprendrons pas, dans ce chapitre, le récit des événements dont le pont de Neuilly fut le théâtre pendant la guerre
de 1870-71. On trouvera ce récit dans une autre partie de notre
travail. Mais les transformations qu'il subit en 1893-94, doivent
avoir leur place ici. Vers cette époque, le mouvement des voitures
avait pris de telles proportions, que lorsqu'on voulut y établir
deux lignes de tramways, il fallut songer à élargir la chaussée.
Cet élargissement ne pouvait se faire qu'en supprimant l'épaisseur
des parapets. Les *bahuts*, comme disent les ingénieurs des Ponts-
et-Chaussées, furent remplacés par un garde-corps en fonte. De la

---

(1) La livre parisis valait 25 sous et le sou 4 liards.
(2) Eric Bernard, Guide hist. de Paris à St.Germain.

sorte, les trottoirs purent être abaissés et rapprochés du garde-corps d'une manière suffisante pour donner à la chaussée une largeur plus grande. C'est en procédant à ce travail, que l'on constata les dimensions et la nature exceptionnelles des matériaux employés à la construction de ce pont.

Les dépenses nécessitées par cette modification apportée à l'œuvre de Perronet s'élevèrent à 90.000 francs.

Il est tellement admis que le pont de Neuilly est l'œuvre de Perronet qu'au moment de l'exécution de ces travaux, M. Ramond, de Paris, adressa à un journal une lettre dans laquelle il disait : « Je crains fort que ces travaux ne détruisent l'effet archi-
« tectural de ce pont historique, construit par Perronet en 1787, il
« est le premier spécimen des ponts à poussées horizontales.
« L'illustre académicien dont l'œuvre fut l'objet de critiques si
« vives, avait cherché à employer à la construction de ce pont des
« pierres de la plus grande dimension possible : il y en a de plus
« de 7 mètres de longueur. Elles proviennent, en grande partie, des
« carrières de calcaire grossier *lutétien* de Saillancourt, près de Meu-
« lan. Ne pourrait-on les utiliser pour servir de soubassement à un
« monument élevé à Perronet, soit à Suresnes, sa ville natale,
« soit près du pont de Neuilly même ? Il serait au moins à désirer
« que les travaux en cours fussent complétés par l'érection d'une
« plaque commémorative résumant l'historique de ce pont juste-
« ment célèbre. »

Relevées par la Direction des affaires départementales de la Préfecture de la Seine, ces réflexions furent transmises au service compétent, avec cette mention du Directeur :

« On pourrait en effet mettre à chaque côté du Pont une plaque :

PONT DE NEUILLY

CONSTRUIT EN 1787

PAR PERRONET

MEMBRE DE L'ACADÉMIE DES SCIENCES

NÉ A SURESNES EN 1708

MORT A PARIS EN 1794

« *Prière d'examiner la question ?* »

Et la question est toujours pendante, à moins qu'elle ne soit enterrée... ou noyée.

PONT DE PUTEAUX. — C'est un pont métallique, de construction toute moderne et dont l'inauguration eut lieu le 27 octobre 1895. Il est situé à l'extrémité du *Boulevard Richard Wallace*.

PONTS DE LA JATTE ET DE COURBEVOIE. — Au lendemain des événements de 1848, lorsque les biens de la famille d'Orléans furent confisqués et que le domaine eut commencé le lotissement du parc, des ponts furent construits dans le prolongement du *Boulevard Bineau* qui n'était alors que le chemin de grande communication n° 24. Edifiés par les soins du Domaine, ils subsistèrent jusqu'en 1870, mais les nécessités de la guerre et de la défense de Paris déterminèrent le génie militaire à les détruire. Leur reconstruction n'eut pas lieu immédiatement après la guerre et, de 1871 à 1875, la traversée de la Seine, sur ce point, se fit au moyen d'un bac; mais ce chemin de grande communication devenant, en 1875, route départementale, les Ponts et Chaussées eurent alors la charge de la reconstruction des Ponts qui, d'ailleurs, n'ont rien de remarquable.

Le premier, celui dit de la *Grande Jatte* relie l'île de ce nom au territoire de la commune de Neuilly dont elle est un écart.... et un écart quelque peu délaissé à tous les points de vue. Ce petit coin qui est d'ailleurs ravissant l'été, qui renferme une population de 5 à 600 habitants, nous semble quelque peu abandonné.

Le *Boulevard Circulaire* est une voie où s'amoncellent les eaux, les détritus, les tessons, etc. L'éclairage y est parfaitement inconnu.

L'île de la *Grande Jatte* a beaucoup perdu de son caractère pittoresque. Il y a une vingtaine d'années, elle était toute différente de ce qu'elle est maintenant. Un casino, des chevaux de bois, des bals en plein air les soirs d'été, il n'en fallait pas davantage pour que le dimanche une foule de parisiens en fît un but de promenade. Depuis, tout cela a disparu et tend encore à disparaître. Sur l'emplacement de ce casino dans l'enceinte duquel en 1892 le marquis de Morès tua son adversaire le Capitaine Mayer, s'élève maintenant une fabrique d'automobiles. L'île est cependant restée l'endroit où se vident les querelles entre journalistes, hommes politiques, etc., et où les polémiques se terminent d'une manière parfois tragiques. Le duel Harry Alis-Lechâtellier eût, lui aussi, ce résultat funèbre.

15

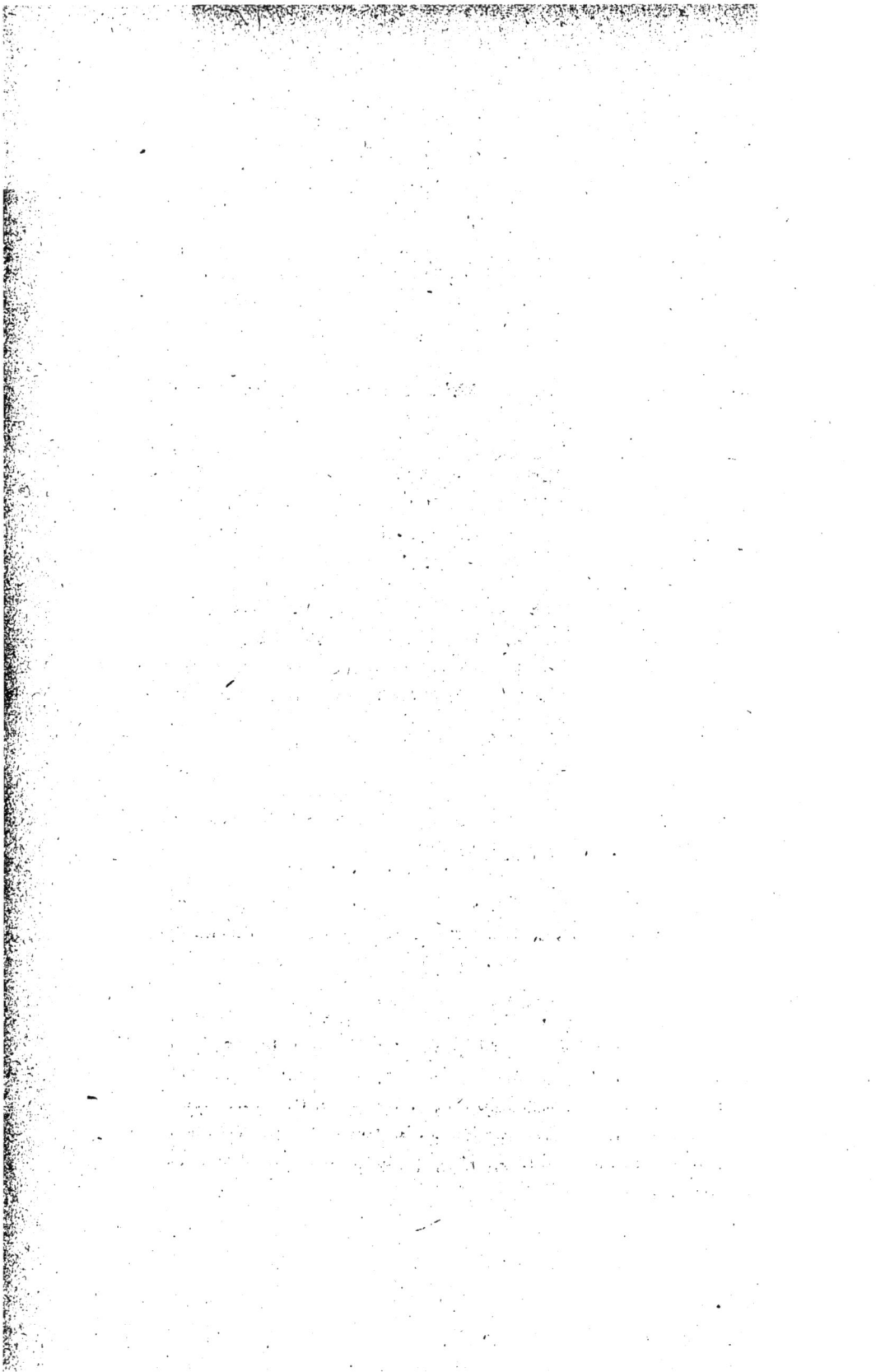

DÉNOMINATION DES VOIES PUBLIQUES

Ancelle. Nom d'un notaire de Neuilly qui fut maire de 1851 à 1868.

Argenson (d'). Le boulevard de ce nom évoque la mémoire de Voyer d'Argenson qui posséda le château de Neuilly.

*
* *

C'est sur ce boulevard, dans une des propriétés appartenant au Comte Dillon qu'eût lieu, le 14 juillet 1888, le duel Boulanger-Floquet. Quelques minutes avant ce combat dans lequel il devait être blessé, le général Boulanger corrigea, au crayon, la proclamation qu'il adressait aux électeurs de l'Ardèche dont il sollicitait les suffrages.

Bailly. La rue Bailly, située dans la plus ancienne partie de Neuilly, a encore tout le caractère des rues d'autrefois. Elle doit son nom à l'un des bienfaiteurs de la ville.

Beffroy. C'est encore la mémoire d'un des bienfaiteurs de Neuilly, que la Municipalité a voulu perpétuer en donnant à l'ancienne *rue des Chasseurs* son nom actuel.

Bineau. Lorsque l'Etat procéda à la vente de l'ancien domaine de Louis-Philippe, M. Bineau, ingénieur, fut, avec MM. Vallois et Perret, un des principaux acquéreurs. A travers la nouvelle propriété de M. Bineau passait une des avenues de l'ancien parc, avenue qui, tracée dans le prolongement de *l'avenue de Villiers,* se dirigeait vers l'île de la *Grande Jatte.* Cette avenue devint le boulevard Bineau.

*
* *

Sur le boulevard Bineau se dresse un grand édifice devant lequel s'étend un jardin. C'est la Maison de Retraite Galignani frères.

Par testament, MM. Galignani, propriétaires du « Galignani Messenger » et de la librairie anglaise de la rue de Rivoli, laissaient les ressources nécessaires pour l'édification d'une maison de retraite destinée à recevoir cent personnes dont la moitié paierait 500 francs par an. Les cinquante autres places, absolument gratuites, devaient être destinées à : 1° dix libraires ou imprimeurs français, leurs veuves ou leurs filles, désignés par le Cercle de la librairie ; 2° vingt savants français, leurs pères ou leurs mères, ou leurs veuves ou leurs filles, désignés par la Société de secours des amis des Sciences ; 3° vingt hommes de lettres ou artistes français, leurs pères ou leurs mères, leurs veuves ou leurs filles, à la nomination de l'Académie française des Beaux-Arts.

L'établissement a été, cela va sans dire, construit conformément aux volontés des donateurs et fonctionne aujourd'hui sous le contrôle de l'Assistance Publique.

Il a été inauguré le 8 avril 1889.

Bois de Boulogne (Rue du). Cette dénomination n'a pas besoin d'être expliquée.

Borghèse. Dans notre historique du château de Neuilly, nous avons parlé de la princesse Borghèse, sœur de Napoléon Ier. Cette rue évoque donc le souvenir du séjour de la princesse au château de Neuilly.

Boutard (Rue). Maire de Neuilly de 1793 à 1808.

Casimir-Pinel (Rue). Située dans le voisinage de l'ancien *château de Saint-James*, cette rue évoque la mémoire du Docteur Pinel qui fonda une maison de santé dans l'ancienne demeure du financier Baudart et de la duchesse d'Abrantès.

Charles-Laffitte. Ce nom était celui du président de la Société immobilière qui possédait en partie la plaine de Longchamps. Lorsqu'il fut question de la création de l'hippodrome, la Société Charles-Laffitte échangea les terrains nécessaires à cette création contre une portion du bois comprise aujourd'hui entre le Saut de Loup et la rue *Charles-Laffitte* jusqu'à la *rue des Graviers*.

Chartres (Rue de). Louis-Philippe fut Duc de Chartres tant que vécut son père. A la mort de celui-ci, le futur Roi des Français devint duc d'Orléans et son fils aîné reçut à son tour le titre de duc de Chartres. C'est donc du titre que portait le fils aîné du duc d'Orléans que cette rue reçut sa dénomination actuelle.

Château (Rue, Boulevard et Avenue du). Ces dénominations n'ont pas besoin d'être expliquées.

Chauveau (Rue). Henri-Antoine Chauveau, curé de Villiers du 1er octobre 1742 au 18 mars 1761. Vint se fixer à Neuilly où ses paroissiens de Villiers l'avaient devancé. Légua sa fortune à la fabrique.

Chézy (Rue de). Devrait peut-être s'appeler rue *des Chézy*, car M. de Chézy, le collaborateur de Perronet, et son fils furent, quoique à des titres différents, célèbres tous les deux.

Le nom de M. DE CHÉZY — né en 1718, mort en 1798 — est inséparable de celui de Perronet dont il fut le collaborateur assidu, le conseil et souvent l'inspirateur. Il étudia avec Abeille le tracé du canal de Bourgogne, dirigea les travaux des ponts de Trilport et de Neuilly, étudia l'adduction à Paris des eaux de l'Yvette et inventa les appareils de nivellement dont les principes sont encore appliqués. « Le savant et vertueux de Chézy a laissé « dans le corps des Ponts et Chaussées, disait de Prony en 1829, « une mémoire bien justement vénérée ; il faut le ranger dans la « classe du petit nombre des hommes bien supérieurs à leur « réputation. D'une extrême modestie, il s'effaça toujours sans « rien demander. » Retiré à Versailles en 1790, accablé par l'âge et l'excès de travail, n'ayant pour vivre qu'une pension de retraite payée en papier-monnaie, il dut accepter un emploi dans les bureaux du directeur du cadastre. Une réparation tardive lui fut accordée en 1798 : on le nomma directeur de l'Ecole des Ponts et Chaussées, mais il ne conserva ce poste que quelques mois.

L'article qui lui est consacré par la *Biographie universelle* commence par ces mots : « Un des plus savants et des plus « habiles » se termine par ceux-ci : « Il mourut pauvre. » En effet, M. de Chézy fut victime de sa très grande modestie, — on l'accabla d'éloges, mais au point de vue pécuniaire il n'obtint jamais la légitime récompense des services qu'il rendit, des travaux qu'il dirigea, des idées qu'il fit adopter. C'est ainsi, qu'après six mois d'absence pendant lesquels il ne cessa de diriger lui-même les travaux du canal de Bourgogne, il lui fut alloué une gratification de 129 francs! Ce n'est certainement pas au sujet de cet homme, d'une probité exemplaire, que Condorcet écrivait à Turgot le 10 octobre 1775 :

Canal de Saint-Quentin

. . . .

« Dussiez-vous me trouver insupportable, je vous parlerai
« encore de nos corvées. Il est déjà publié dans ce pays que les
« ingénieurs comptent faire adjuger les chemins à leurs piqueurs,
« espèce de gens à qui ils laisseront piller le peuple, vous vous
« doutez bien à quelles conditions. Songez qu'ici vous avez
« affaire non-seulement à leur avidité, mais à leur orgueil
« que flatte l'espèce de commandement que l'administration,
« par corvées, leur faisait exercer sur le peuple. Ils trouve-
« raient moyen de satisfaire à la fois leur vengeance et leur
« cupidité en rendant la nouvelle administration impossible par
« la trop grande cherté des travaux. Vous croyez, peut-être,
« qu'il y a dans ma crainte de l'exagération, que le spectacle de
« quelque friponnerie faite par l'un d'eux me révolte et me fait
« aller trop loin. Parlez-en à l'abbé Bossut, c'est un homme des
« plus vrais que je connaisse, il vous en dira autant que moi et il
« les connaît mieux. M. de Trudaine ne peut vous être d'aucun
« secours dans cette affaire ; il ne se permettrait pas la moindre
« défiance de ses premiers commis. »

. . . .

Nous arrêterons là cette citation, que nous continuerons plus loin à l'article PERRONET. En reproduisant cette lettre de Condorcet, contrôleur général, nous avons voulu montrer que certains ingénieurs savaient s'enrichir, et que leurs agissements étaient signalés. Mais, pour en revenir à M. de Chézy, nous répéterons qu'il mourut pauvre et que sa veuve fut contrainte d'accepter, pour elle et pour son fils, un logement à l'Ecole des

Ponts et Chaussées. En insistant sur cette pauvreté, en la faisant ressortir, c'est, en somme, faire le plus grand éloge de M. de Chézy.

CHÉZY, Antoine-Léonard, fils du précédent, né à Neuilly, en Janvier 1773, mort le 30 août 1832. Tout d'abord destiné, par son père, à devenir ingénieur, le jeune Chézy, doué de rares capacités s'appliqua longtemps, et avec succès, aux sciences abstraites. Mais sensible aux charmes de la poésie, il abandonna cette étude pour se consacrer aux langues orientales. Après avoir appris l'allemand, l'anglais, l'italien, etc., il étudia seul, et sans maître, l'arabe et le persan. Mais une autre langue sollicitait sa pensée et son désir de l'étude, c'était le Sanscrit. Nous ne pouvons entrer dans le récit des efforts que fit M. de Chézy pour arriver à connaître une langue au sujet de laquelle « il semblait impossible de renverser la « barrière que le fanatisme, ou si l'on veut, le préjugé religieux « de la race sacerdotale opposait aux étrangers animés du noble « désir de posséder la clef de l'ancienne littérature de ce vaste « pays. » (1).

A force de persévérance et de sagacité, M. de Chézy parvint au résultat qu'il poursuivait et au sujet duquel il disait: on créera « pour moi la première chaire de Sanscrit à Paris et l'on dira « toujours : c'est à un français qu'appartient la gloire, d'avoir, le « premier, enseigné le sanscrit sur le continent. » (2).

« Cette chaire fut en effet créée par Louis XVIII pour le seul « homme en France capable de la remplir. » (3).

Nous ne suivrons pas M. de Chézy dans toute sa carrière de savant et de philologue. Membre de l'académie royale des inscriptions et belles-lettres, chevalier de la Légion d'honneur, professeur de sanscrit au collège royal de France, de persan à l'école spéciale des langues orientales vivantes, membre honoraire de la société asiatique de Calcutta, de la société littéraire de Bombay, de celles de Paris, de Londres, etc. M. de Chézy mourut du choléra le 30 août 1832.

C'est dans les termes suivants que M. Guizot, Ministre de

(1) de Sacy. Notice sur la vie et les ouvrages de M. de Chézy, lue à l'Académie des inscriptions et belles-lettres. Séance du 14 août 1835.

(2) Paroles de M. de Sacy.

(3) Notes communiquées par M. Boyer.

l'Instruction publique, apprécia l'œuvre de M. de Chézy.
« Ce que M. de Rémusat avait presque seul entrepris pour le
« chinois, M. de Chézy, avec moins de secours encore, l'entreprit
« et l'acheva pour la langue sanscrite, avant lui presque
« entièrement inconnue de l'érudition française. Par cet instinct
« opiniâtre et cette vive sagacité qui font les grandes vocations
« savantes, il pénétra sans maître et sans livres élémentaires dans
« cette langue impérieuse de l'Inde. que l'on apprend avec peine
« à Calcutta même, des brahmes du pays conquis. Il donna par ses
« travaux savants, à la France un titre de gloire intellectuelle,
« qui, ne se liant à aucune spéculation politique, semble plus rare
« et plus désintéressé. » (1).

*
* *

45, Rue de Chézy, l'hôpital Hahnemann, reconnu d'utilité
publique par décret du 9 août 1886. Tout d'abord, ce nom ne dit
rien, et n'éveille en la pensée aucun souvenir. C'est qu'en ce monde
la mémoire est de peu de durée et que l'événement du jour fait
oublier celui de la veille... En 1870, au mois d'avril — il y a
maintenant trente ans — on parlait de la fondation, rue Laugier,
à Paris, d'un hôpital destiné à faire la démonstration de la
supériorité du traitement homéopathique. A cette époque, le public
éprouvait une méfiance à l'égard de l'homéopathie, dont une
définition, fausse d'ailleurs, du traitement s'était propagée. Mais la
tentative faite en 1870, fut couronnée de succès, et de cette épreuve
l'homéopathie sortit victorieuse. Bientôt l'hôpital devint trop
exigu. Grâce aux soins qu'il prodiguait aux indigents, il attira sur
lui des libéralités, des dons qui lui permirent d'acquérir à Neuilly
l'immeuble où il est installé actuellement. L'hôpital Hahnemann
est ouvert aux pauvres... largement. Quand aux malades qui
peuvent payer les soins qui leur sont nécessaires, ils sont les
bienvenus !...

Dames Augustines (rue des). Cette voie emprunte son nom
au couvent des Dames Augustines anglaises, dont elle longe le
mur de clôture. Les Dames Augustines, sont des chanoinesses
régulières et leur dénomination complète est celle « de chanoi-

(1) Discours aux Chambres en faveur des Savants morts du choléra.

nesses régulières de l'ordre de Saint-Augustin ». Elles sont bien de nationalité anglaise, et sur une trentaine de religieuses formant la communauté, trois seulement sont françaises. Leur couvent est une filiation directe de la célèbre abbaye de Notre-Dame de Beaulieu, nommée également abbaye de Sin. Deux branches sortirent de ce tronc à l'époque de sa plus grande vigueur : l'un s'installa à Arras, l'autre à Paris, en 1634. Ce devait être le monastère des Dames anglaises.

Par lettres patentes données par Louis XIII et datées de 1633, la communauté fut autorisée à recevoir un certain nombre de jeunes filles.

Ce n'est cependant qu'en 1638, que fut définitivement installé, rue des Fossés-Saint-Victor, le monastère de Notre-Dame de Sion et son pensionnat. Pendant 222 ans, le couvent eut la même demeure, mais les travaux prescrits par la ville de Paris entraînèrent son expropriation.

La communauté vint ensuite se fixer à Neuilly après avoir fait édifier un cloître, dont la première pierre fut posée par le cardinal Langénieux.

Delabordère (Rue). Nom d'un abbé qui fréquentait au château de Neuilly et qui, à la suite de circonstances que nous ignorons, devint maire de Neuilly de 1808 à 1813 et de 1814 à 1830.

Delaizement (Rue). Nom du premier maire de la ville lorsque, en France, les municipalités furent constituées.

Deleau (Rue). L'abbé Deleau, curé de Neuilly de 1822 à 1855, assista le duc d'Orléans à ses derniers moments.

Eglise (Rue de l'). Cette dénomination est justifiée par la situation, à son commencement de l'ancienne église paroissiale de Neuilly, devenue chapelle de secours.

Est (Rue de l'). Lors de la formation du village de Sablonville, quatre rues, se rejoignant à leur extrémité, furent tracées dans la plaine des Sablons et formèrent un carré irrégulier. Chacune de ces rues, reçut, selon son exposition, le nom d'un des quatre points cardinaux : ainsi la rue de l'Est.

Garnier (Rue). Maire de Neuilly de 1843 à 1848.

Général Henrion-Bertier (Rue du). Maire actuel de Neuilly.... Entré à Saint-Cyr, le 25 novembre 1837, y fut caporal et sortit de cette école sous-lieutenant d'infanterie, le 1ᵉʳ octobre 1840. Nommé lieutenant le 12 mai 1844, capitaine le 9 juin 1848, chef de bataillon le 15 novembre 1856, lieutenant-colonel le 14 janvier 1863, colonel le 27 février 1869, il fut élevé au grade de général de brigade le 4 novembre 1874. Atteint par la limite d'âge en 1879, le général Henrion Bertier vint prendre sa retraite à Neuilly, où il ne tarda pas à être remarqué de la population. Pressé par ses concitoyens, il accepta de se présenter à l'élection des conseillers municipaux et fut élu en 1885, pour la première fois. Réélu en 1888, ses collègues le placèrent à la tête de la municipalité ; puis, ce mandat, par deux fois, en 1892 et en 1896, lui fut renouvelé à l'unanimité des membres du Conseil.

Son passage à la mairie de Neuilly, a été signalé surtout par les embellissements qu'il a provoqués et fait exécuter. Très actif et très énergique, le général Henrion Bertier a multiplié ses efforts et fini par obtenir pour la ville, de l'eau saine en abondance. On lui doit le réseau d'égouts qui sillonne Neuilly. En un mot, grâce à son initiative, le général Henrion Bertier a fait de Neuilly, la ville de la banlieue de Paris, la plus agréable à habiter.

Hotel-de-Ville (Rue de l'). Avant la construction de la nouvelle mairie de Neuilly, cette rue était dénommée *rue Hurel*, du nom d'un propriétaire riverain.

Inkermann (Boulevard d'). Ce nom rappelle la victoire remportée sur les Russes, en 1854, par les Français lors de la guerre de Crimée.

Jacques-Dulud (Rue). Autrefois Neuilly était habité par des blanchisseurs. L'un d'eux, Jacques Dulud, blanchisseur du roi Louis-Philippe, possédait un grand terrain vague où il mettait sécher le linge. Lorsque ce terrain fut livré à la spéculation, une rue fut tracée qui reçut le nom qu'elle porte.

Lesseps (Rue de). Le nom si connu de M. de Lesseps nous dispense de faire la biographie de celui à qui l'on doit le canal de Suez.

Longchamps (Rue et Impasse de). Le commencement de cette rue date du vieux Neuilly. Prolongée à travers les jardins de *Saint-James* et de *Madrid*, elle aboutit à la *porte de Bagatelle* et reçoit sa dénomination de sa direction vers *Longchamps*.

Louis Philippe (Rue). Evoque le nom du Roi des Français, dernier propriétaire du château.

Madrid (Avenue de). Le château construit par François Ier a donné son nom à cette avenue.

Maillot (Boulevard). Commence à la *Porte-Maillot*, d'où sa dénomination.

Marché (Rue et Place du). Le principal marché de Neuilly a lieu les mardi, vendredi et dimanche de chaque semaine. L'emplacement qui lui est affecté a reçu le nom de Place du Marché et la rue qui le traverse a la même dénomination. Nous devons ajouter que la rue porta pendant quelque temps le nom de Victor-Noir. (*Voyez cette rue*) ;

Midi (Rue du). Voyez l'explication précédemment donnée pour la rue de l'*Est*.

Neuilly (Avenue de). Cette dénomination que tout le monde comprend, ne nécessite pas d'explications.

Nord (Rue du). Voyez l'explication donnée au sujet de la rue de l'*Est*.

Orléans (Rue d'). Lorsque Louis-Philippe se rendit acquéreur du château de Neuilly, il n'était encore que duc d'Orléans. De même que la *rue de Chartres* rappelle le titre du fils aîné de Louis-Philippe, la rue d'Orléans rappelle le titre que portait ce prince. Cette voie fut tracée sur un terrain appartenant au duc d'Orléans, et donnée par lui à la commune de Neuilly ainsi qu'en témoigne une inscription gravée dans l'angle gauche de la rue, en regardant le rond-point d'Inkermann. Cette inscription est ainsi conçue: « *Donnée à la commune de Neuilly par S. A. R. Monseigneur le duc d'Orléans, l'an 1824, L. Delabordère, maire.* »

Ouest (Rue de l'). Même explication que pour la rue de l'*Est*.

Parmentier (Rue et Place). Cette dénomination est destinée à perpétuer le souvenir à Neuilly de Parmentier dont nous avons longuement parlé au chapitre *Sablonville*. La ville a même poussé plus loin la reconnaissance envers le vulgarisateur de la culture de la pomme de terre ; elle lui a élevé une statue qui, autrefois, était placée sur la place Parmentier, devant la Justice de paix actuelle, mais à cet endroit, cette statue était quelque peu l'objet de l'irrévérence des gamins du quartier. Il n'était pas rare de voir le matin, à l'aube, Parmentier coiffé d'une vieille casquette ou revêtu d'une blouse en loques. Maintenant cette statue est dressée dans le petit jardin qui se trouve derrière l'Hôtel de ville, sur le *boulevard d'Argenson*. Elle est l'œuvre du sculpteur Gaudez.

Perronet (Rue). Né en 1708, mort en 1794. Ingénieur en 1737, de la généralité d'Alençon, appelé par Trudaine, en 1747, à la direction du bureau des dessinateurs et du dépôt des cartes, il le transforma bientôt en Ecole des Ponts et Chaussées. Inspecteur général en 1753, il reçut en 1764, le titre de premier ingénieur des ponts et chaussées qu'il conserva pendant trente ans. On lui doit des ponts importants, notamment ceux de Neuilly, de Pont Sainte-Maxence (Oise) et de la Concorde à Paris. Il participa à tous les travaux publics de son époque, aux canaux et aux égouts de Paris et, sous sa direction, 6.000 lieues de routes furent construites. Il reçut des lettres de noblesse en 1763, et une pension de 5.000 livres en 1770. L'Assemblée Nationale législative de 1791 lui accorda, à titre de récompense nationale, un traitement annuel de 22.600 livres « en considération des services importants qu'il a rendus « pendant plus de cinquante-quatre ans d'activité, en divers « grades et dans l'établissement de la direction des ponts et « chaussées...

Ces dernières lignes de la biographie de Perronet nous ramènent en arrière. Dans un précédent chapitre (1) nous avons fait ressortir l'absence complète du nom de Perronet dans les documents relevés par nous dans les archives locales. Et en constatant cette... étrangeté nous fûmes conduits à nous demander quelle était la part de Perronet dans la construction du pont de Neuilly ? **Tous les contemporains de M. de Chézy, ont été unanimes à faire**

(1) Les Ponts.

le plus grand éloge de sa science et à vanter son extrême modestie. Ce dernier sentiment mis à part, les mêmes contemporains font les mêmes éloges de M. Perronet. Mais un autre, un homme qui fut toujours indulgent et bon, dont l'honnêteté profonde ne fut jamais contestée, M. de Condorcet en un mot, qui était contrôleur général a porté sur Perronet un jugement sévère.

Avril 1774.

« Mlle de Lespinasse est toujours souffrante ; elle n'en est que
« plus ardente pour tirer les malheureux de peine ; elle m'a reparlé
« du chevalier de Saint-Pierre. Tâchez donc de faire quelque chose
« pour lui, quand ce ne serait que de lui assurer 100 pistoles
« qu'on lui donne. Il sait d'ailleurs assez de mathématiques pour
« conduire des travaux, pour lever des plans et vous pourrez
« l'employer, car vous ne devez avoir aucune confiance aux gens
« des Ponts et Chaussées : *Perronet voulait, l'autre jour, faire*
« *l'aqueduc de l'Yvette en forme d'escalier* (1). . . . . .

. . . .

10 Octobre 1775 (2).

. . . .

« Perronet qui est à la tête de toute cette partie est un homme
« fort ignorant et fort vain, qui a institué le corps des Ponts et
« Chaussées et qui laisserait plutôt périr le royaume que de donner
« atteinte à un si bel établissement. On m'a proposé comme un
« remède de faire faire le devis d'un chemin par un ingénieur et
« de faire recevoir l'ouvrage par un autre, cela rendrait un peu
« difficile les partages de profits entre l'ingénieur et l'entrepre-
« neur. Mais vous n'aurez encore qu'un palliatif si vous ne trouvez
« pas un moyen de faire sentir à Perronet et aux autres que s'ils
« font une friponnerie toute la confiance que M. de Trudaine a en
« eux ne vous empêchera pas de la voir, ni sa protection de la
« punir » (3) . . . .

. . . .

Nous venons de voir de quels qualificatifs Condorcet s'est servi en parlant de Perronet. Or, pour les expliquer étant donnée l'année de la lettre 1775, postérieure de 3 ans à l'inauguration du premier pont « à poussées horizontales » il faut admettre une bien grande inimitié entre Condorcet et Perronet, et un parti-pris bien

(1, 2, 3). Correspondance inédite de Condorcet et de Turgot (1770-79).

-arrêté de ne pas rendre justice à l'auteur de ce pont qui est encore considéré comme un chef-d'œuvre. Mais ce serait mal connaître le caractère de Condorcet que de le croire susceptible de tels sentiments à l'égard d'un de ses semblables... Il y a donc là quelque chose d'étrange, d'anormal en tout cas qui nous sollicitait. Malheureusement à supposer qu'elle soit possible, la recherche de la participation exactement prise par Perronet dans la construction du pont de Neuilly ne nous a point été permise. Nous avons craint d'être entraîné trop en dehors des lignes de notre ouvrage. Néanmoins nous n'avons pas pu ne pas mentionner le silence des documents que nous avons reproduits et dédaigner l'opinion d'un homme tel que Condorcet. Le philosophe, membre de l'assemblée législative de 1791, secrétaire, croyons-nous, a probablement dû s'opposer à ce qu'une « récompense nationale » fut accordée à un homme qu'il jugeait « fort ignorant et fort vain. »

Quoi qu'il en soit, Perronet possède à lui seul la gloire, contestable ou non, d'avoir construit le pont de Neuilly. Et s'il n'eût d'autre mérite que d'être à la tête d'un service composé d'hommes savants, mais trop modestes pour revendiquer un peu de justice à leur égard, il ne fut ni le premier... ni le dernier. En tout cas, à l'encontre de certains de ses collaborateurs, Perronet mourut riche, accablé d'honneurs. L'Ecole des Ponts et Chaussées fit exécuter, en marbre, le buste de son fondateur et le plaça à côté de celui de Trudaine.

La ville de Neuilly, elle aussi, a également voulu avoir la statue du grand ingénieur. Cette œuvre du sculpteur Gandez s'élève sur l'avenue du Roule, au rond-point d'Inkermann.

*
* *

C'est dans la rue Perronet, au numéro 28, que l'Union Française pour le sauvetage de l'Enfance possède son asile temporaire. Cette œuvre est trop digne d'intérêt pour que nous ne lui consacrions pas quelques lignes. Le programme de l'Union constitue, pour ses membres, un engagement formel : « Tout membre actif de l'Union promet « de s'intéresser à tout enfant maltraité ou en danger moral qu'il aura « découvert ou rencontré, ou qui lui aura été signalé. » Cette œuvre a, on le voit, un but nettement défini : préserver l'enfance des mauvais traitements, des atmosphères morales viciées, des contacts pernicieux, en d'autres termes, de prévenir ces maladies morales qui naissent dans les milieux corrompus et menacent l'âme de l'enfant. Ce sera même une des gloires, et non la moindre, de notre siècle d'avoir conçu et exécuté le projet, humain et généreux entre tous, de soustraire l'enfance aux influences immorales, de l'arracher aux exemples que sa nature inconsciente, où ne pénètre que la lumière des instincts et des passions, est toujours prête à imiter!

Il nous paraît inutile d'insister davantage sur le but de l'Union Française et nous croyons avoir suffisamment démontré combien il est digne de l'intérêt de tous. Reconnue d'utilité publique, cette Société fut pendant longtemps présidée par M. Jules Simon.

Pont (Rue du). Doit son nom au premier pont qui fut construit à Neuilly, après l'accident survenu à Henri IV. Cette rue était, à cette époque, la seule voie qui y donnait accès.

Porte-Maillot (Rond Point de la). La dénomination de cet emplacement vient de la Porte-Maillot à laquelle nous avons consacré un chapitre spécial.

Puvis de Chavannes (Rue). Nom d'un des plus grands peintres de l'Ecole Française, mort récemment. M. Puvis de Chavannes avait son atelier à Neuilly.

Révolte (Avenue, Route et Rond Point de la). Voyez le chapitre intitulé « Route de la Révolte ».

Richard-Wallace (Boulevard). Sir Richard Wallace, propriétaire du château de Bagatelle, était possesseur d'une immense fortune qui lui permit de faire beaucoup de bien. Par ses généreuses donations en faveur d'établissements de bienfaisance, M. Richard Wallace prit place parmi les philanthropes et la ville de Neuilly, afin de témoigner de sa reconnaissance, débaptisa le boulevard de Madrid. A la vérité, cette voie n'était, à l'époque de son ancienne dénomination, qu'une allée passant entre le bois de Boulogne et un mur qui bordait les propriétés opposées. Elle s'arrêtait alors au Chêne de Madrid. Mais lorsque tous ces terrains furent morcelés et vendus, terrains qui autrefois faisaient partie des

domaines de Madrid, Bagatelle et Saint-James, des grilles remplacèrent le mur et l'allée fut continuée au moyen d'un angle droit
jusqu'à la Seine. Cette voie nouvelle, jointe à l'ancienne allée
transformée reçut le nom de Richard-Wallace.

Roule (Avenue du). Le nom de cette avenue est emprunté aux
vieilles dénominations des faubourgs de Paris. Cette voie met
Neuilly en communication directes, à travers les Ternes, avec le
faubourg Saint-Honoré dont l'ancien nom est faubourg du Roule.

Au numéro 42, se trouve l'Asile Mathilde ou Œuvre de Notre
Dame des Sept Douleurs. Fondée le 17 Avril 1853, elle fut reconnue
d'utilité publique le 30 Juin 1855. Le but de sa fondation est tout
entier dans les lignes suivantes que nous empruntons à la notice :
« La mission de celui qui a passé en faisant le bien se continue.
« La charité qu'il est venu apporter sur la terre s'est montrée sous
« une forme nouvelle, elle a fondé une œuvre que la capitale, si
« riche d'ailleurs en œuvres de bienfaisance et de secours, ne
« connaissait pas encore. Cette œuvre est destinée à accueillir les
« jeunes filles infirmes et incurables qui ont à faire la traversée
« de la vie chargées du pesant fardeau de la souffrance ; elle leur
« donne une éducation morale et professionnelle et les garde
« indéfiniment, c'est là ce qui distingue de toutes les autres, l'œu-
« vre de Notre-Dame des Sept Douleurs. Un conseil d'adminis-
« tration, assisté d'un comité consultatif, est chargé de la gestion
« de l'établissement sous la Présidence de S. A. I. Madame la
« Princesse Mathilde et la direction intérieure est confiée aux
« Filles de la Charité de Saint-Vincent de Paul.

Un peu plus loin, sur le même côté, nous trouvons l'asile Sainte-
Anne, destiné à recevoir les personnes âgées. Cet asile fut fondé
par l'abbé Deguerry, curé de la Madeleine, une des victimes de
cette épouvantable crise sociale qui a nom : La Commune. Arrêté
comme otage, le malheureux prêtre fut fusillé... et cependant il
avait passé ici-bas en faisant le bien.

Rouvray (Rue de). Ce nom évoque celui que portait autrefois
le bois de Boulogne qu'on appelait alors la forêt de Rouvray.

Sablons (Boulevard des), et **Sablonville** (Rue de). L'explication de ces dénominations se trouve dans le chapitre consacré à *Sablonville*.

Sainte-Foy (Avenue de). Ce nom, quelque peu dénaturé, croyons-nous, fut celui d'un des propriétaires du château de Neuilly, M. Radix de Sainte-Foix.

Saint-James (Rue). Dénomination provenant du château dont nous avons fait l'historique et que cette rue avoisine.

Saint-Pierre (Rue). Avant l'édification de la nouvelle église paroissiale de Neuilly, cette rue n'existait pas. Cependant, sur l'avenue de Neuilly, il y avait une impasse dite *Pérard*. Comme il était devenu nécessaire de rendre facile aux habitants de l'avenue de Neuilly l'accès de la nouvelle paroisse, des pourparlers furent engagés. Ils aboutirent à la continuation de l'impasse qui devint alors la rue Saint-Pierre.

Saussaye (Boulevard de la). Le motif de cette dénomination a complètement échappé à nos investigations. Mais la cause que nous n'avons pu découvrir n'est pas la seule que nous ayons d'en faire mention. Ce boulevard, outre les souvenirs historiques qu'il évoque, possède des particularités dont nous devons entretenir nos lecteurs.

Au numéro 7, c'est d'abord la *Maison du travail*, que dirige Mlle Glaudel. Ce n'est pas un orphelinat. C'est une maison où l'on recueille les jeunes filles pauvres, où elles peuvent entrer et sortir, aucun engagement n'étant exigé d'elles ou de leur famille. Elles sont reçues à partir de 13 ans et si elles désirent rester, elles le peuvent jusqu'à 21 ans. Dans cet intervalle, la Maison a pris soin d'elles, leur a mis un métier dans les mains, celui de fleuriste, et quand vient l'heure du départ, le jour où, elles aussi, se constituent une famille, au moins ont-elles ce que tant d'autres n'ont pas : un trousseau et une certaine somme d'argent.

Un peu plus loin, à l'angle de la rue Borghèse, nous trouvons une construction toute récente, placée entre deux jardins : c'est la *Villa Marguerite*. Nous ne dirons pas quels noms sont à la tête de cette œuvre. La modestie des dames fondatrices est aussi grande qu'a été généreuse la pensée qu'elles ont eue de fonder cette maison consacrée aux enfants malades. Au reste, voici les premières lignes de la notice de la Maison : « Toutes les mères de famille « peuvent se rendre compte de ce qu'éprouve une femme indigente « lorsque, dans un logement composé souvent de deux ou trois « pièces, quelquefois même d'une seule chambre, elle voit un de « ses enfants atteint d'une maladie aiguë : rougeole, scarlatine, « diphtérie ; il faut alors qu'elle renonce à son travail pour soigner, « chez elle, le petit malade, au plus grand péril de ses frères et « sœurs, ou qu'elle l'emporte dans un des grands hôpitaux de la « ville. Cette séparation est si cruelle que neuf fois sur dix la « pauvre mère préfère garder son enfant, et courir tous les risques « provenant de l'absence de secours médicaux immédiats et de « l'impossibilité matérielle de se procurer les ressources néces- « saires à la guérison. »

Comme on le voit la pensée première est des plus humanitaires. Mais où elle s'élève encore, c'est dans l'abstraction qui est faite de toutes ces considérations qui, dans d'autres œuvres, s'opposent à l'admission du malheureux, celui-ci fut-il un enfant !... D'où qu'il vienne, quel qu'il soit, à quelque confession qu'il appartienne, qu'il entre !... Dans la *Villa Marguerite* il trouvera des soins attentifs, incessants... On le soignera, comme doit l'être un enfant et lorsqu'il en sortira guéri, gai, souriant, il emportera, malgré l'heureuse insouciance du jeune âge, une profonde reconnaissance pour la sollicitude qui n'a cessé de veiller à son chevet et peut-être aussi... le regret de n'être plus malade... Nous devons enfin ajouter que le sentiment maternel — et l'on sait quelles actions sublimes il peut inspirer — a présidé à la réglementation de la *Villa Marguerite*. Le comité des dames patronesses comprenant les angoisses qui doivent étreindre le cœur d'une mère a décidé que celles qui lui confieraient leurs enfants, pourraient venir les voir dès que leur tâche quotidienne leur en laisserait le loisir.

Seine (Boulevard de la). Cette voie longe le fleuve qui lui donne son nom.

Soyer (Rue). Anciennement rue des Belles Filles ; mais c'était à l'époque où le nom donné à une rue avait pour cause soit une particularité locale, soit un caprice des habitants. Ce nom lui fut retiré pour lui donner celui de M. Soyer, maire de Neuilly pendant la Révolution de 1848.

Théophile-Gautier (Rue). Nous croyons inutile de donner la biographie du poète. Si une rue de Neuilly porte son nom c'est qu'il en fut un des habitants. Théophile Gautier habitait, en effet, rue de Longchamps, 32, et sur la façade une plaque de marbre contient cette inscription : *Dans cette maison, le poète Théophile Gautier, né à Tarbes, le 31 août 1811, est mort le 23 octobre 1872.*

Urbaine (Rue de l'). Cette voie passe sur des terrains appartenant à la Compagnie d'assurances : l'*Urbaine.*

Victor-Hugo (Boulevard). A la mort de Victor Hugo on substitua son nom à celui de Boulevard Eugène.

Victor-Noir (Rue). A la suite d'une polémique qui s'éleva entre le prince Pierre Bonaparte dans l'*Avenir de la Corse* et le Rédacteur en Chef de la *Revanche de Bastia*, Paschal Grousset, qui était, à Paris, le correspondant de ce dernier journal, envoya ses témoins au prince. L'un de ces témoins était M. de Fonvielle, l'autre Yvan Salmon, qui écrivait dans quelques journaux républicains, sous le pseudonyme de Victor Noir. C'était le 10 Janvier 1870. Porteurs d'une lettre, les représentants de P. Grousset, se rendirent à Auteuil. Quelques instants après leur entrée dans la demeure du prince Bonaparte, Victor Noir ressortit de la maison en chancelant, et vint s'abattre sur le trottoir, mortellement atteint au cœur par une balle. Relevé aussitôt, l'infortuné jeune homme fut immédiatement transporté au domicile de sa famille, rue du Marché, 45, à Neuilly. Cet incident, aussitôt qu'il fut connu, produisit, dans Paris, une émotion intense.... Les obsèques de Victor Noir eurent lieu deux jours après. Le 12 Janvier, malgré la pluie, une foule considérable vint de Paris à Neuilly. Après une longue attente, le corbillard apparut, on le salua du cri de *vive la République*. La grille du *passage Masséna*, actuellement *Avenue Philippe Leboucher*, fut fermée. Sous la porte, le cercueil était exposé et, à côté, sur un papier se lisait cette inscription : *In memoria æterna erit justus ab auditione mala non timebit.* Lorsque les différentes députations furent arrivées, entre autres celle des Ecoles, conduite par Henri Rochefort, ce député prononça un discours invitant la foule au calme. Mais à côté de lui se trouvait Flourens qui voulait enlever le corps, lui faire traverser Paris, pour aller au Père-Lachaise. Cette tentative de Flourens se produisit surtout au moment où le cortège paraissait dans l'*Avenue de Neuilly*. Pour empêcher sa réussite, il fallut toute l'éloquence de Rochefort, de Delescluze et de Louis Noir, le frère de la victime. Comprenant qu'il ne parviendrait pas à son but, Flourens et ses partisans qui avaient sans doute rêvé de faire la Révolution à l'aide de ce cadavre, provoquèrent une bagarre. Tandis que les chevaux du corbillard étaient dételés, que la voiture et son funèbre contenu étaient tournés vers Paris, Louis Noir fut saisi et porté sur les épaules des compagnons de Flourens. Rochefort, de Fonvielle intervinrent énergiquement, et furent assez heureux pour empêcher ce coup de force. Epuisé, Rochefort s'évanouit et fut transporté 107, Avenue de Neuilly. Pendant ce temps, la bière portée par vingt citoyens et suivie de cent mille personnes, continuait de suivre l'avenue, vers la rue des Graviers, qui conduit au cimetière. En passant devant un hôtel meublé, on se montrait à une fenêtre, une jeune fille, en longs habits de deuil. C'était la fiancée de Victor Noir, dont la douleur était si navrante que la foule émue s'arrêtait, respectueuse, pour la saluer.

La *rue du Marché*, avons-nous dit, reçut le nom de Victor-Noir. Elle fut débaptisée, reprit sa première dénomination, tandis qu'une rue nouvellement percée près du cimetière recevait le nom de cette victime des luttes politiques.

Quant au tombeau de Victor Noir, il n'existe plus à Neuilly. Le corps a été exhumé et transporté au Père-Lachaise.

Villiers (Rue et Boulevard de). Nous croyons inutile d'expliquer cette dénomination.

Ybry (Rue). Nom d'un maire de Neuilly. M. Ybry exerça ces fonctions de 1868 à 1870.

JARDIN D'ACCLIMATATION

Nos lecteurs n'attendent pas de nous que nous leur donnions la description du Jardin d'acclimatation. Le cadre de notre monographie ne nous permet pas de nous étendre sur cet établissement. Le seul devoir que nous ayons c'est de fixer, dans cet ouvrage, les grandes lignes de sa fondation et d'indiquer, en laissant de côté la question commerciale, le but qu'il poursuit.

Le jardin d'acclimatation s'ouvre dans le bois de Boulogne, à la porte des Sablons. Son entrée est à 200 mètres de la Porte Maillot.

Hors de Paris, il y touche cependant grâce à son tramway minuscule. Il a été établi sur une concession de vingt hectares que la ville de Paris consentit en 1858 pour 40 années et qu'elle renouvela avant l'expiration de la période précédente et pour une même durée, le 31 Juillet 1882. La première concession qui eût lieu, moyennant une redevance annuelle de mille francs, fut faite à cinq membres du bureau de la société d'acclimatation fondée le 10 Mai 1854. Les concessionnaires étaient MM. le Prince Marc de Beauveau, Drouhin de Luys, le comte d'Espremenil, Isidore Geoffroy de Saint Hilaire et Antoine Passy.

Quant au but que se proposait la société nous allons le voir défini par M. Isidore Geoffroy Saint Hilaire, dans un rapport dont voici un extrait.

« Ce jardin, disait-il, devra être digne par sa tenue, par son
« élégance, de tout ce qui l'entourera, digne aussi de cette élite de
« la population parisienne ou pour mieux dire européenne qui fait
« du bois de Boulogne son lieu quotidien de distraction et de délas-
« sement. Et c'est parceque l'utile y revêtira partout une forme
« agréable qu'il partagera avec toutes les autres parties du bois de
« Boulogne la faveur du public. Nous n'avons pas à créer un second
« jardin des plantes. Ce bel établissement est bien où il est et il

« n'en faut pas un second. C'est un autre établissement et essentiel-
« lement différent, malgré quelques points de rencontre, sur ce
« qu'on peut appeler leurs frontières communes, c'est un jardin
« zoologique d'un ordre nouveau que nous avons à créer au bois de
« Boulogne.

« C'est la réunion des espèces animales qui peuvent donner avec
« avantage leur force, leur chair, leur laine, leurs produits de
« tous genres à l'agriculture, à l'industrie, au commerce, ou encore
« d'utilité secondaire, mais très digne qu'on s'y attache, qui peuvent
« servir à nos délassements, à nos plaisirs, comme animaux d'orne-
« ment, de chasse ou d'agrément à quelque titre que ce soit. »

Un premier capital de un million, augmenté de cinq cent mille
francs en 1886, fut souscrit et les travaux commencés en 1859,
menés rapidement, purent être achevés en 1860. L'Empereur
Napoléon III inaugura lui même le jardin d'acclimatation le
6 octobre 1860.

Son premier directeur fut M. Mittchelle, de Londres, puis
M. Rufz de Lavison auquel succéda M. A. Geoffroy Saint-Hilaire,
M. Porte remplaça en 1893.

Le jardin d'acclimatation prit, à ses débuts, un grand développement. Mais la guerre et la commune l'anéantirent presque
complètement. Le siège de Paris fut surtout fatal à ses pension-
naires. Toutefois les éléphants « Castor et Pollux » produisirent
un résultat. Vendus à la boucherie ils rapportèrent la somme de
27000 francs. On voit que l'élevage des éléphants est plus pratique
que celui des lapins...

A la fin de la guerre, le conseil municipal de Paris, comprit
qu'il ne pouvait laisser péricliter un semblable établissement. Une
subvention lui fut accordée qui jointe à celle que venait de lui
voter la société d'acclimatation, aida au relèvement du jardin. Il
est bon d'ajouter qu'en cette circonstance, les jardins zoologiques
d'Anvers, d'Amsterdam et de Londres contribuèrent par leurs dons
à cette résurrection.

Nous ne pouvons cependant ne pas parler des Serres, qui se
trouvent à gauche du jardin où elles occupent une superficie de
4500 mètres. L'une d'elles, la serre tempérée, est une des élégantes
constructions de ce genre. Vers 1860, elle fut établie au village
de Villiers, par les frères Lemichez et les Parisiens la connurent

sous le nom de Palais des Fleurs. L'entreprise n'ayant pas réussi, l'administration du jardin d'acclimatation, en 1866, se rendit acquéreur de la serre et la fit réédifier sur ses terrains. Sa largeur est de 35 mètres et sa longueur de 70 ; elle sert d'asile aux palmiers et aux végétaux exotiques. La serre froide, abrite les camélias, les rhododendrons, les plantes du cap et de la Nouvelle Hollande. Les serres chaudes, au nombre de 7 et disposées parallèlement, sont consacrées aux plantes des régions tropicales, plantes dont la collection, très riche, offre aux regards du public une variété infinie de tons et nuances. Enfin la moins remarquable de toutes ces constructions, n'est pas la serre boulevard, longue de 50 mètres, large de 21 et haute de 14, régulièrement plantée de lignes de palmiers, qui, à 5 mètres du sol, offre une galerie, soutenue par d'élégantes colonnes, et accessible au public qui désire se rendre au premier étage du hall. Celui-ci est une grande salle, mesurant 40 mètres de longueur sur 30 de largeur, avec 20 mètres d'élévation. Elle peut contenir 4000 personnes assises et 6000 debout. C'est dans ce hall qu'ont lieu les conférences accompagnées de projections lumineuses qui présentent au public les animaux, les plantes, les objets, les sites dont l'entretiennent les conférenciers. C'est encore dans ce hall qu'ont lieu, les dimanches et les jeudis, les concerts dont le programme est généralement composé des œuvres les plus applaudies des maîtres de la musique ancienne et moderne.

A signaler également le Musée de chasse et pêche, dans une galerie longue de 30 mètres, ornée de tableaux, peints par M. Matifas représentant diverses scènes de chasse, et dans les vitrines de laquelle on a réuni les objets servant, ou ayant servi autrefois, à la capture des animaux vivants. Armes de main, armes de jet, fusils, filets, engins de toutes sortes, canots de pêche et de chasse, cannes à pêche, hameçons, harpons, animaux employés pour la chasse, chiens, faucons, guépards, etc., sont présents ou représentés. Cette collection, unique en son genre, met sous les yeux du visiteur à la fois les engins les plus simples, ceux des âges préhistoriques, ceux des âges les plus reculés, à côté des plus perfectionnés. Dans ce musée, le matériel des hommes de l'âge de pierre vient prendre sa place à côté de celui du chasseur et du pêcheur moderne le plus raffiné.

L'Administration du Jardin d'Acclimatation a, dans un but instructif, quelque peu dépassé les limites du programme dont nous avons donné un extrait au début de ce chapitre.

Elle a voulu faire connaître au public parisien quelques-unes de ces peuplades dont les livres de Gustave Aymard, de F. Cooper, et les relations des voyageurs, seuls, nous faisaient connaître les mœurs et les coutumes. C'est ainsi qu'ont eu lieu les exhibitions ethnographiques suivantes : Les Nubiens, 1877. Esquimaux, 1877. Gauchos, 1878. Lapons russes, 1878. Nubiens, 1879. Fuégiens, 1881. Galibis, 1882. Cinghalais, 1883. Araucaniens, 1883. Kalmoucks, 1883. Peaux-rouges, 1883. Cinghalais, 1886. Achantis, 1887. Hottentots, 1888. Cosaques circassiens, 1888. Lapons norvégiens, 1889. Somalis, 1890. Dahoméens, 1891. Caraïbes, 1892. Païe-Pi-Bri, 1893. Derviches, 1899.

Il est bien inutile d'établir une comparaison entre cet établissement et le Jardin des Plantes, puisque ses fondateurs ont justement voulu éviter une confusion en ne désirant acclimater que les espèces utiles, où facilement domesticables. Néanmoins, le Jardin d'Acclimatation possède quelques espèces, peut-être en dehors de ce programme, mais que nous signalerons parce qu'elles nous offrent l'occasion d'une mention particulière :

Parmi les volières, on rencontre des petits pavillons rustiques dans lesquels sont installés divers oiseaux. Dans l'un d'eux, on peut remarquer les grands-ducs qui ont appartenu à Gustave Doré et qui furent donnés après sa mort au Jardin d'Acclimatation. Dans un autre pavillon, on voit un harfang de Norwège ou chouette des neiges. Cet oiseau, très rare, remplace celui que tua méchamment, dans le courant de juin 1884, un anglais, M. L... Pour ce délit, le Tribunal correctionnel de la Seine condamna l'insulaire à 200 fr. d'amende et 800 fr. de dommages-intérêts.

On ne saurait trop applaudir à la rigueur des juges, si l'on songe que les animaux du Jardin zoologique d'Acclimatation sont, en quelque sorte, confiés à la garde des visiteurs de l'établissement.

RÉSUMÉ

Au début des recherches qui nous ont conduit à l'exécution de cet ouvrage, on nous disait, à peu près généralement : *Mais Neuilly n'a pas d'histoire !.. c'est une ville de création contemporaine sur laquelle il n'y a rien et ne trouverez rien à dire !!...*

Sans doute, en tant que ville, Neuilly n'a pas une ancienneté se perdant dans la nuit des temps, mais que de souvenirs historiques sont attachés à son territoire, et combien de cités, plus anciennes, n'ont point sa richesse !... Depuis Saint-Louis qui, pour se rendre à l'abbaye de Longchamps passait par Neuilly, tous les Rois de France, ou à peu près, ont laissé de leur passage un souvenir ineffaçable : Philippe-le-Long meurt à Longchamps ; Louis XI crée, pour Olivier-le-Daim, la charge de grand-maître du Bois de Boulogne. La race des Valois se livre à son goût pour la construction. Les Bourbons, bien qu'ayant une préférence marquée pour les côteaux de Saint-Germain, n'abandonnent pas complètement Neuilly, et si Madrid ne leur sert plus de résidence, ils l'attribuent à d'autres personnages.

A la suite des Rois, une foule de grands seigneurs viennent habiter Neuilly. Quand nous disons Neuilly, nous voulons dire Villiers-Neuilly, et tout ce qui en composait le territoire : Le Roule, les Ternes. Or, si l'on consulte les registres paroissiaux, si l'on interroge les documents les plus anciens, partout on trouve indiquée la prédestination de Neuilly à devenir une résidence essentiellement aristocratique et artistique. A côté des noms des *Conti, Montmorency,* d'*Estrées,* de *Noailles, Schomberg, Mirepoix, Roquelaure, Chevreuse,* on en relève d'autres peut-être d'un ordre inférieur dans la naissance, mais d'une position sociale au moins égale : ce sont les *Voyer d'Argenson,* les *Maurepas,* les *Rosambo,* les *Montyon,* etc., etc.

En regard de cette aristocratie, il en est une autre, celle de l'esprit, qui manifeste ses préférences pour Neuilly. Elle comprend : *Pascal, Bossuet, Boileau, La Bruyère, Sébastien Vaillant* qui devint directeur du jardin des plantes. Attiré à Neuilly en 1692, il y exerça la chirurgie, toutefois il continua d'étudier la botanique et pour ne pas manquer les leçons de M. de Tournefort, Sébastien Vaillant se rendait tous les jours à pied à Paris... *Voltaire* et tous ses amis de l'encyclopédie, dont les premiers volumes furent cachés au château de Neuilly. *Diderot, Grimm,* le *Président Hénault, Jean-Jacques Rousseau* attiré à la fois par le bois de Boulogne et par la présence de Madame d'Houdetot au château des Ternes, *Bernardin de Saint-Pierre, Adamson, Millin de Grandmaison*, etc., etc.

Mais, ce qu'il y a de plus remarquable dans l'histoire de Neuilly, c'est que, cinq fois en cinquante-trois ans, le sort de la France s'est décidé sur son territoire. En 1795, Murat enlève les canons de la plaine des Sablons, les conduit à Bonaparte et lui permet de faire le 13 vendémiaire. A partir de ce jour, le jeune général marche à grands pas vers son impériale destinée. En 1814 et en 1815, le dernier coup de canon qui clôt l'ère des batailles de l'Empire, qui met fin à l'épopée de Napoléon et qui enfonce les portes de la France pour permettre aux Bourbons d'y rentrer, ce dernier coup de canon est parti du pont de Neuilly. En 1830, dans son parc, à Neuilly, le duc d'Orléans signe son adhésion à la Lieutenance Générale du Royaume, en attendant que la Couronne en fît Louis-Philippe, Roi des Français. En 1842, sur la route de la Révolte, l'héritier du trône fait une chute, et sous son poids la tombe s'ouvre et le reçoit avec « une partie des destinées de sa famille », disent les politiques. Enfin, en 1848, une horde furieuse, ivre de pillage et de vin, promène la dévastation et l'incendie sur le château de Neuilly et constate aux yeux de la France la chute de la dynastie d'Orléans qui emporte dans l'exil ce nom de Neuilly désormais consacré par le malheur. !

Et Neuilly, nous disait-on, n'a pas d'histoire !

*
* *

Village connu par le bon ratafia qui s'y fabrique : ainsi s'exprimait l'abbé d'Expilly lorsqu'il rédigeait, pour son dictionnaire, une notice, très courte d'ailleurs, concernant Neuilly. Où est ce temps ? Que de changements survenus depuis. Tout s'est modifié, transformé, dans cette localité à laquelle, aujourd'hui, nulle autre des environs de Paris ne saurait être comparée. La renommée du ratafia est elle-même disparue, éteinte : *Sic transit gloria mundi.*

Maintenant, Neuilly est une ville bien supérieure par le nombre de ses habitants à plus d'un de nos chefs-lieux de département. Sa situation près du bois de Boulogne, son parc, ses jardins, en ont fait une ville aristocratique où certaines industries ne sauraient être exploitées sans lui faire perdre son caractère, son cachet, son élégance. Est-ce à dire que Neuilly refuse un asile aux industriels ? Non, seulement si l'on y produit des spécialités, elles ne sont pas de nature à nuire à la ville. Bien au contraire. A qui n'est-il pas arrivé d'avoir, tout à coup, dans Neuilly, le visage caressé par une brise parfumée ? Tantôt des senteurs de violette, de rose, d'héliotrope, flottent dans l'air, vous enveloppent ainsi que le parfum que laisse évaporer la fleur frôlée en son plein épanouissement. Nous avons lu, dans l'un des nombreux dictionnaires qu'il nous a fallu consulter, qu'à Neuilly on cultivait la rose. Tout d'abord, cette indication ne nous parut pas erronée. Nous trouvâmes en elle la justification de ces effluves qui, les soirs d'été, flattent l'odorat des promeneurs. Mais non, la rose ne fut jamais à Neuilly l'objet d'une spéculation. Et les parfums qui, à notre avis, constituent un charme de plus à l'avantage de Neuilly, proviennent des parfumeries disséminées dans la ville. C'est de là que, le soir, s'échappent des émanations que la brise emporte sur ses ailes, qu'elle abandonne au hasard de son vol capricieux, et qui errent alors jusqu'à ce qu'elles se confondent avec celles qui montent des parterres ou qui viennent des bois.

Située à la porte de Paris, en communication directe avec cette ville, au moyen de six ou sept lignes de tramways et du chemin de fer, Neuilly offre à sa population tous les avantages réunis de la capitale et de la campagne. C'est ainsi qu'un grand nombre de chefs de maisons de commerce et d'industries de Paris habitent Neuilly où ils constituent une sorte d'aristocratie, qui par sa position sociale, l'intelligence et la fortune, marche de pair avec celle de la noblesse.

La Littérature fût, comme on l'a vu, représentée de tout temps, dans la population de Neuilly :

Millevoye, dont tout le monde connaît les élégies, ne fit que passer dans notre ville. Sa santé était gravement compromise et les médecins l'envoyèrent respirer l'air pur de Neuilly. Il y prit une maison qui recueillit ses dernières inspirations. Pressentant sa fin prochaine il écrivit les vers suivants :

> La fleur de ma vie est fanée ;
> Il fut rapide mon destin!
> De mon orageuse journée
> Le soir touche presque au matin.

Après lui vinrent : Alexandre Dumas : Théophile Gautier ; sa fille Judith, son gendre Catulle Mendès ; P. Dalloz du *Moniteur* ; Xavier Eyma, du *Figaro* ; Bénard du *Siècle* ; E. Bersier, qui occupait les loisirs que lui laissaient ses fonctions de pasteur, à rédiger une correspondance pour le *Journal de Genève* ; Alexandre Flan ; Plunkett, directeur du *Palais-Royal*, Verteuil, secrétaire général des *Français* ; Mlle Sasse qui épousa Castelmary ; Mme Doche et sa sœur Mme Plunkett ; M. Persiani, des *Italiens* ; Mme Edile Riquier, des *Français* ; Mlle Talmond, de l'*Opéra-Comique* ; Lovely, des *Variétés* ; Bréval ; Régnier, des *Français* ; Gueymard, de l'*Opéra* et sa femme Mlle Gueymard-Lauters ; Sainte-Foy, de l'*Opéra-Comique*, etc., etc.

Mais il fut une autre artiste qui, elle aussi, habitait Neuilly, et dont le récent incendie du *Théâtre-Français*, avec son infortunée victime, évoqua, en notre pensée, le souvenir lamentable. Nous voulons parler d'Emma Livry, que Théophile Gautier appelait « l'idéal dansant ». C'était le 15 novembre 1862, pendant une répétition de la *Muette de Portici* à l'Opéra, Emma Livry s'approcha trop de la rampe et, soudainement, le feu prit à ses jupes de gaze. Effrayée, elle s'enfuit ; sa course activa les flammes, puis elle tomba... Transportée à son domicile, à Neuilly, elle vécut huit mois encore... mais dans quelles souffrances, dans quel martyre!!... Elle était déjà célèbre, elle mourut et... la pauvre enfant n'avait pas encore vingt ans !...

*
* *

Tous ceux qui portaient les noms que nous venons de citer — à l'exception de deux ou trois — ne sont plus. La vie est un fleuve qui roule des existences humaines et les use, les déchire parfois, aux aspérités de son cours.

A ces noms, d'autres ont succédé, et, actuellement Neuilly compte, dans sa population, une véritable pléiade de personnalités qui, de temps en temps, par quelque production de l'esprit, du talent, de la science, attirent sur elles les regards du public. Si difficile, et si délicate surtout, que soit l'énumération de ces noms, nous allons cependant la tenter. Mais, de grâce, que l'on ne nous tienne pas rigueur d'une omission, car nous l'aurons commise bien involontairement.

Or, parmi les journalistes, littérateurs, auteurs dramatiques qui ont choisi Neuilly pour résidence, nous avons relevé les noms suivants : Madame la comtesse de Martel, dont tout le monde connaît le pseudonyme *Gyp* ; Frédéric Passy, Prestat, président du Conseil d'administration du *Figaro* ; Maurice Barrès ; Gaston Calmette ; Camille Debans ; François de Nion ; Tristan Lambert ; Hector Depasse ; de Braisne ; comte de Grandeffe ; Henri Corbel ; Eric Bernard ; Marc Sonal ; Lintilhac, un poète... et chef adjoint du cabinet du Ministre de l'Instruction |publique ; Emile Corra ; comte Robert de Montesquiou ; Oscar Méténier ; Fulbert Dumonteil ; Georges Bonamour ; Georges d'Heylli ; Charles Grandmougin ; Nicoulleau ; Maurice Vaucaire ; Paulian ; Maurice de la Fargue.

Les artistes peintres dont nous allons citer les noms, ne sont pas tous domiciliés à Neuilly, mais ils y possèdent, au moins, un atelier : MM. Benjamin Constant ; Albert Aublet ; Chartran ; L. Dumoulin ; Habert ; Jules Aviat ; Dubufe ; Madame Guyon ; MM. Dagnan Bouveret ; Courtois ; Bastien Lepage ; Schommer ; Cortazzo ; von Stettein ; Domingo ; Swiller.

Moins nombreux sont les sculpteurs : MM. Lormier ; Gaudez ; Mérel ; Granet ; Cochi.

Les artistes dramatiques et les artistes lyriques sont également en petit nombre, surtout si l'on considère la longue liste que nous avons donnée deux pages plus haut : MM^mes Thénard, des *Français* ; Marie Laurent ; Jeanne Hading ; Rachel Boyer ; Maria Mariani ; Diéterle et enfin MM. Falconnier des *Français* et René Luguet...

L'armée est représentée par quatre anciens officiers généraux : les généraux du Barail, ancien ministre de la guerre ; Gérard ; Pothé et Henrion Berthier. Le général Campenon qui fut également Ministre de la guerre, est décédé à Neuilly.

Enfin, nous terminerons par cette constatation, que quatre hommes politiques seulement ont fixé leur domicile à Neuilly. Ce sont MM. Rouvier, ancien ministre des Finances, Ursleur, Rolland et Pascal Grousset, députés...

*
* *

Ici, où nous devrions écrire le mot : Fin, nous avons cru devoir ajouter quelques lignes toutes personnelles :

Dans ce modeste ouvrage, pour lequel nous réclamons du lecteur la plus grande indulgence, nous nous sommes efforcé de mettre en lumière tout ce qui intéresse l'Histoire de la ville de Neuilly. Sommes-nous parvenu à ce résultat ? Nous le croyons sincèrement... En tout cas, nous avons tout fait pour cela.

Enfin, nous avons été aidé, de différentes manières dans notre tâche, par un certain nombre de personnes qui, comme nous, ont cru à l'utilité de ce livre. Nous ne saurions donc mieux le terminer qu'en mettant dans cette dernière page, et à l'adresse de ces personnes, l'expression de notre vive gratitude.

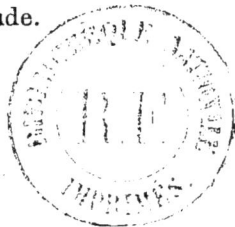

FIN.

IMPRIMERIE A. LANIER.-AUXERRE

TABLE DES MATIÈRES

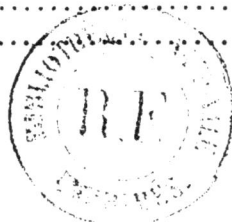

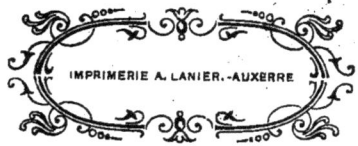

IMPRIMERIE A. LANIER.-AUXERRE

www.ingramcontent.com/pod-product-compliance
Lightning Source LLC
Chambersburg PA
CBHW060350200326
41519CB00011BA/2095